21 世纪全国高等医药院校规划教材

循 证 医 学

主　编　陈金玲

副主编　吴金辉　吕　芳

编　委　（排名不分先后）

韩晓英　曹　荣　康　蕾　徐　宁

夏一鑫　秦　明　赵艳宏　范晨荟

郑　义　张爱华　朱　佳　刘光翀

中国医药科技出版社

图书在版编目（CIP）数据

循证医学/陈金玲主编．-北京：中国医药科技出版社，2006.8
ISBN 978 - 7 - 5067 - 3490 - 5

Ⅰ．循... Ⅱ．陈... Ⅲ．循证医学

Ⅳ．R4

中国版本图书馆 CIP 数据核字（2006）第 087867 号

出版　中国医药科技出版社
地址　北京市海淀区文慧园北路甲 22 号
邮编　100082
电话　发行：010 - 62227427　邮购：010 - 62236938
网址　www.cmstp.com
规格　787 × 1092mm $\frac{1}{16}$
印张　13$\frac{1}{4}$
字数　339 千字
版次　2006 年 8 月第 1 版
印次　2013 年 1 月第3次印刷
印刷　北京印刷一厂
经销　全国各地新华书店
书号　ISBN 978 - 7 - 5067 - 3490 - 5
定价　25.00 元
本社图书如存在印装质量问题请与本社联系调换

出 版 说 明

　　随着我国高等教育改革的深入，我国的高等医学教育在教学体制、教学理念、学科设置和教学内容等多方面都取得了长足的进步。21 世纪的医学教育将更加注重人才的综合培养：不仅要培养学生具有学科专业知识和能力，而且要具有知识面宽、能力强、素质高的特点，注重创新精神、创新意识、创新能力的培养。

　　教材建设是教学改革的关键环节。长期以来，医学教育教材的单一已不能体现各高校的办学特点，也不能体现教学改革与教学内容的更新。教材的多元化和具有地方性特色是教材建设的必要手段。因此，为了适应 21 世纪医学教育发展的需要，我们组织有关专家编写了这套"21 世纪全国高等医药院校教材"。

　　本套教材的编写是在充分向各医学院校调研、总结归纳的基础上开展的。在编写过程中特别注重体现各学科的基本理论、基本方法和基本技能，力求体现内容的科学性、系统性、实用性和可读性，最大程度地满足师生们的要求。在基本理论和基本知识上以"必须，够用"为度，并作适当扩展；重点强调基本技能的培养，突出实用性。本套教材紧扣人才培养目标和教学大纲，适当兼顾各校学生不同起点的要求，以确保教材的实用性和通用性，可供高等医药院校临床、基础、预防、护理、口腔、药学、检验、卫生管理等专业使用。

　　该套教材汇集了各学科相关专家多年来教学经验和实践经验，在编写过程中付出了大量心血，也做了很多有益的尝试和创新。衷心希望这套教材能够为我国的医学教育贡献一份力量。当然，由于时间仓促，不可避免地还会存在各方面不足，欢迎各院校师生批评指正。

编　者

目　　录

绪　　论 …………………………………………………………………………… 1

　第一节　EBM 产生的背景 ………………………………………………… 1

　　一、信息技术的发展及信息爆炸 ……………………………………… 1

　　二、人类疾病谱发生变化 ……………………………………………… 1

　　三、临床科研方法学兴起 ……………………………………………… 2

　　四、Meta 分析引入临床研究 ………………………………………… 2

　　五、临床经济学的发展对临床医疗实践提出新的要求 ……………… 2

　　六、制药业的蓬勃发展给临床决策带来困惑 ………………………… 2

　　七、临床证据的出现 …………………………………………………… 3

　第二节　EBM 的核心思想 ………………………………………………… 4

　第三节　EBM 在国外的发展 ……………………………………………… 5

　第四节　EBM 在国内的发展 ……………………………………………… 6

　第五节　EBM 的创始人 …………………………………………………… 7

　　一、科克伦 ……………………………………………………………… 7

　　二、费恩斯坦 …………………………………………………………… 8

　　三、萨科特 ……………………………………………………………… 9

上　篇　循证医学的概念及方法学基础

第一章　循证医学的概念 …………………………………………………… 11

　第一节　循证医学的基本概念 …………………………………………… 11

　第二节　循证医学实践的基础 …………………………………………… 12

　　一、高素质的临床医生 ………………………………………………… 12

　　二、最佳的研究证据 …………………………………………………… 12

　　三、临床流行病学的基本方法和知识 ………………………………… 13

　　四、患者的参与 ………………………………………………………… 13

　第三节　循证医学实践的类别 …………………………………………… 13

第四节　循证医学实践的方法 ……………………………………… 14
第五节　循证医学实践的目的及其对临床医学的影响 …………… 15
　　一、循证医学实践的目的 ………………………………………… 15
　　二、循证医学实践对临床医学的影响 …………………………… 16

第二章　问题的提出 ……………………………………………………… 17

第一节　概述 …………………………………………………………… 17
　　一、找出临床问题的重要性 ……………………………………… 17
　　二、找准临床问题应具备的条件 ………………………………… 18
第二节　寻找循证医学临床问题的方法 …………………………… 19
　　一、临床问题的类型 ……………………………………………… 19
　　二、临床问题的构建形式和方法 ………………………………… 20
　　三、针对病人实际情况提出问题 ………………………………… 22
　　四、为临床科研提出问题 ………………………………………… 23

第三章　证据及证据的检索 …………………………………………… 24

第一节　证据的种类和分级 ………………………………………… 24
第二节　证据的来源 ………………………………………………… 26
　　一、一级来源证据 ………………………………………………… 26
　　二、二级来源证据 ………………………………………………… 28
第三节　证据的检索 ………………………………………………… 30
　　一、基本思路 ……………………………………………………… 30
　　二、基本步骤 ……………………………………………………… 31

第四章　个体化原则与统计方法学原则 …………………………… 37

第一节　个体化原则 ………………………………………………… 37
　　一、生物学依据 …………………………………………………… 37
　　二、病理生理学依据 ……………………………………………… 38
　　三、社会－心理及经济特点 ……………………………………… 38
　　四、应用研究证据要权衡利弊 …………………………………… 39
第二节　统计学方法 ………………………………………………… 39
　　一、临床证据的数据资料类型 …………………………………… 39
　　二、证据资料的质量判断 ………………………………………… 41
第三节　统计学方法的正确抉择 …………………………………… 43
　　一、数据资料统计描述的基本要求 ……………………………… 44
　　二、有关统计学假设检验方法的正确抉择 ……………………… 45

第五章　系统评价 ……………………………………………………… 49

第一节　系统评价概述 ……………………………………………… 49

一、系统评价的概念 …………………………………………………… 50

二、Meta 分析与系统评价的区别与联系 ………………………………… 50

三、叙述性文献综述与系统评价的区别与联系 ………………………… 51

第二节 系统评价的基本方法 ……………………………………………… 51

一、有对照的临床试验研究的系统评价 ………………………………… 51

二、其他类型的系统评价 ………………………………………………… 57

第三节 评价系统评价的基本原则 ………………………………………… 58

一、系统评价的结果是否真实 …………………………………………… 59

二、系统评价的结果是否重要 …………………………………………… 59

三、系统评价的结果是否适用于我们的患者 …………………………… 60

第六章 Meta 分析 …………………………………………………………… 61

第一节 概述 ………………………………………………………………… 61

一、基本概念 ……………………………………………………………… 61

二、与传统文献综述的区别 ……………………………………………… 62

三、进行 Meta 分析的指征 ……………………………………………… 62

第二节 Meta 分析的步骤和方法 ………………………………………… 63

一、拟定研究计划 ………………………………………………………… 63

二、收集资料 ……………………………………………………………… 63

三、根据入选标准选择合格的研究 ……………………………………… 64

四、复习每个研究并进行质量评估 ……………………………………… 64

五、提取变量，填写记录表，建数据库 ………………………………… 64

六、计算各独立研究的效应大小 ………………………………………… 64

七、异质性检验 …………………………………………………………… 65

八、计算合并后综合效应的大小 ………………………………………… 65

九、敏感性分析 …………………………………………………………… 65

十、总结报告 ……………………………………………………………… 66

第三节 Meta 分析常用统计方法 ………………………………………… 67

一、两均数之差的合并和一致性检验 …………………………………… 67

二、两率之差的合并和一致性检验 ……………………………………… 69

三、病例-对照研究 OR 值的合并和一致性检验 ……………………… 70

第四节 偏倚及其检查 ……………………………………………………… 71

一、偏倚的种类 …………………………………………………………… 71

二、偏倚的检查 …………………………………………………………… 73

第五节 Meta 分析展望 …………………………………………………… 75

下篇 循证医学的分析

第七章 临床诊断性研究的开展 ··· 77

第一节 诊断试验研究设计的基本原则 ··································· 78

一、金标准 ··· 78

二、选择研究对象 ··· 78

三、估算样本量 ··· 79

四、诊断试验临界值的制定 ··· 79

五、诊断试验结果的测量 ··· 80

第二节 诊断性研究的评价方法及评价指标 ··························· 81

一、诊断试验评价的四格表 ··· 81

二、诊断性试验的评价指标及临床意义 ····························· 81

第三节 参照试验 ··· 86

第四节 提高诊断试验效率的方法 ·· 87

一、筛检试验时选择患病率高的人群（高危人群） ··············· 87

二、采取联合试验 ··· 87

第五节 评价诊断试验的原则 ·· 88

第六节 医学论文中诊断试验评价的常见方法学错误 ·············· 90

一、金标准选择缺陷 ··· 90

二、研究对象选择缺陷 ··· 91

三、金标准比较方法缺陷 ··· 92

四、诊断性试验评价指标缺陷 ··· 94

第八章 如何正确开展临床疗效研究 ··· 96

第一节 临床疗效研究的设计要点 ·· 96

一、明确研究对象，确保研究对象对目标人群的代表性 ········· 97

二、在均衡和齐同的条件下设立对照 ································· 97

三、选择合适的研究设计方案 ··· 97

四、估算样本量 ··· 97

五、疗效考核指标的确定 ··· 98

六、防止沾染与干扰 ··· 98

第二节 影响临床疗效的因素 ·· 99

一、干预措施 ·· 99

二、疾病的自行缓解 ··· 99

三、霍桑效应 ·· 99

四、安慰剂效应……………………………………………………… 100

五、其他…………………………………………………………… 100

第三节　评价临床疗效研究结果的几个指标……………………… 100

一、95％可信限（95％CI）………………………………………… 100

二、临床意义的评价指标…………………………………………… 101

第四节　随机对照试验……………………………………………… 103

一、概述…………………………………………………………… 103

二、设计方法……………………………………………………… 104

三、应用范围……………………………………………………… 104

四、数据的统计分析……………………………………………… 104

五、RCT方案的优点及缺点……………………………………… 105

六、RCT试验的一些特殊模式…………………………………… 106

第五节　非随机同期对照试验……………………………………… 107

一、概况…………………………………………………………… 107

二、设计方法……………………………………………………… 107

三、NRCCT设计方法的优缺点…………………………………… 107

第六节　配对设计…………………………………………………… 108

一、设计方案……………………………………………………… 108

二、配对设计的类型……………………………………………… 108

三、配对设计资料的统计分析方案……………………………… 109

第七节　交叉对照试验……………………………………………… 111

一、产生背景……………………………………………………… 111

二、设计方法……………………………………………………… 111

三、应用范围……………………………………………………… 112

四、统计分析……………………………………………………… 112

五、交叉对照设计的优点………………………………………… 112

六、交叉对照设计的缺点………………………………………… 112

第八节　历史对照研究……………………………………………… 113

一、定义…………………………………………………………… 113

二、设计要点……………………………………………………… 113

三、应用范围……………………………………………………… 114

四、历史对照研究的优点………………………………………… 114

五、历史对照研究的缺点………………………………………… 114

第九节　序贯设计、成组序贯设计与期中分析…………………… 115

第十节　Zelen设计………………………………………………… 115

第十一节　叙述性研究……………………………………………… 116

第十二节　临床试验中的随机分组方法…………………………… 116

第十三节　临床疗效研究的评价标准……………………………… 117

第十四节　医学期刊中有关临床疗效研究论文中的常见错误…… 119

第九章　如何正确开展临床病因学研究……………………………………… 126

　第一节　随机对照试验设计方案…………………………………………… 127

　第二节　队列研究…………………………………………………………… 129

　　一、基本定义……………………………………………………………… 129

　　二、特点…………………………………………………………………… 129

　　三、资料收集……………………………………………………………… 129

　　四、队列研究的样本量估算……………………………………………… 130

　　五、结果分析……………………………………………………………… 130

　　六、前瞻性队列研究的优点……………………………………………… 131

　　七、前瞻性队列研究的缺点……………………………………………… 131

　　八、应用范围……………………………………………………………… 131

　第三节　病例对照研究……………………………………………………… 132

　　一、基本概念……………………………………………………………… 132

　　二、病例对照研究的基本特点…………………………………………… 132

　　三、病例对照研究的设计要点…………………………………………… 132

　　四、资料分析……………………………………………………………… 136

　　五、病例对照研究的优点………………………………………………… 138

　　六、病例对照研究的缺点………………………………………………… 139

　　七、病例对照研究的适用范围…………………………………………… 139

　　八、病例对照研究论文的评价…………………………………………… 139

　第四节　嵌入式病例对照设计……………………………………………… 140

　第五节　病因学研究中的偏倚及其控制方法……………………………… 141

　　一、选择性偏倚…………………………………………………………… 141

　　二、测量性偏倚…………………………………………………………… 142

　　三、混杂偏倚……………………………………………………………… 143

　第六节　因果联系的判断标准及评价原则………………………………… 146

　　一、因果联系的结果是否来源于真正的人体试验……………………… 146

　　二、因果联系的联系强度如何…………………………………………… 146

　　三、因果联系的时间顺序是否合理……………………………………… 147

　　四、因果联系的一致性如何……………………………………………… 147

　　五、是否存在剂量、时间 – 效应关系…………………………………… 147

　　六、因果联系是否符合流行病学规律…………………………………… 148

　　七、因果联系的生物学依据是否充分…………………………………… 148

　　八、联系的特异性如何…………………………………………………… 148

　　九、对所研究的因果效应，有无类似的因果联系的证据……………… 148

第十章　如何正确开展疾病的预后研究……………………………………… 149

　第一节　常见的预后因素…………………………………………………… 149

第二节　疾病预后研究常用的研究方案及评价指标……………… 150

第三节　疾病预后研究的注意事项……………………………… 152

一、研究对象应处于其病程早期的同一起始点………………… 152

二、确定研究对象的来源……………………………………… 152

三、随访要力争完整…………………………………………… 152

四、盲法评定结果……………………………………………… 153

第四节　随访资料的生存分析…………………………………… 153

一、随访资料的记录（数据结构）…………………………… 153

二、生存时间（完全数据、截尾数据）……………………… 154

三、死亡率、死亡概率、生存概率…………………………… 155

四、生存率、生存曲线………………………………………… 155

五、半数生存期………………………………………………… 156

第五节　生存率及其标准误……………………………………… 156

一、乘积极限法………………………………………………… 156

二、寿命表法…………………………………………………… 157

三、k 年生存率与半数生存期估计…………………………… 158

四、生存资料的基本要求……………………………………… 159

第六节　生存曲线比较的假设检验……………………………… 159

一、log - rank 检验…………………………………………… 159

二、Breslow 检验……………………………………………… 161

三、注意事项…………………………………………………… 161

第七节　COX 回归分析…………………………………………… 161

一、COX 回归简介……………………………………………… 161

二、COX 回归因子筛选………………………………………… 162

三、拟合多因子模型…………………………………………… 164

四、危险效应指标……………………………………………… 165

五、COX 回归生存率…………………………………………… 165

第八节　预后研究的评价原则…………………………………… 166

第十一章　临床经济分析………………………………………… 167

第一节　概述……………………………………………………… 167

一、进行临床经济分析的必要性……………………………… 167

二、临床经济分析的重要性…………………………………… 168

三、临床经济分析的局限性…………………………………… 168

四、临床经济分析的类型……………………………………… 168

五、临床经济分析的条件……………………………………… 169

第二节　临床经济分析的基本方法……………………………… 169

一、费用分析…………………………………………………… 169

二、效果分析…………………………………………………… 171

三、费用 – 效果分析 ·· 172

四、费用 – 效益分析 ·· 173

五、费用 – 效用分析 ·· 176

六、临床经济评价综述 ·· 177

第十二章　循证医学的应用 ·· 181

第一节　循证医学在诊断中的应用 ·· 181

一、提出临床上需要解决的问题，寻找最恰当的相关资料 ········ 181

二、用恰当的主题词进行计算机资料的检索 ························ 181

三、评价文章的科学性 ·· 182

四、估计临床应用的指标 ··· 182

五、将临床研究结果用于自己的病人 ·································· 183

第二节　循证医学案例分析 ··· 184

附录Ⅰ　循证医学信息资源 ··· 189

附录Ⅱ　循证医学名词术语中英文对照 ····································· 193

附录Ⅲ　循证病案撰写模式 ··· 199

绪　论

循证医学（evidence - based medicine，EBM）是近十余年来在临床医学实践中发展起来的一门新兴临床学科，旨在促进将医学研究的最佳成果，应用于临床医疗实践，推动医疗质量的提高和临床医学的进步。因此，引起了医学界很大的兴趣，而且在许多学科范围内纷纷冠以"循证"二字，例如：循证医学实践、循证护理、循证精神卫生、循证口腔病学、循证管理……。

为什么现在人们十分热衷于"循证"呢？最重要的恐怕是提示人们在医学实践中务必要遵循科学的原则和依据办事，不能单凭临床经验或陈旧的或不够完善的理论知识指导临床实践。否则，就会影响医疗质量的提高，甚至导致不良的后果。为此，本章将重点论述循证医学的基本概念、基本的实践方法以及其对临床医学的意义和影响等。

第一节　EBM 产生的背景

一、信息技术的发展及信息爆炸

近年来，随着计算机与网络技术的发展，医学信息的存贮与传播变得越来越便捷和普及。以美国国立医学图书馆制作的 Medline 文献数据库为例，每年有近 40 万条医学文献呈现在用户面前，中国生物医学文献数据库也以每年 16 万条文献量的速度递增。世界上与医学有关的光盘数据库还有《荷兰医学文摘》、《化学文献》、《美国科学引文索引》、《美国生物学文摘》等数据库。面对这些浩瀚的医学文献，临床医生必须学会利用现代化的计算机手段，快速地从光盘数据库及网络中获取最新临床科研结果。同时，由于医学期刊数量剧增，文献的质量良莠不齐，医生必须具备分辨好坏的能力。

二、人类疾病谱发生变化

近几十年来，威胁人类健康的一些重要疾病已由单因素疾病逐渐转变为多因素疾病。随着医学自身的发展，人们对传染病的认识不断深入，许多传染性疾病得到控制，在人类疾病死亡谱上由过去以传染性疾病占首位，现已经转变为肿瘤、心脑血管疾病、糖尿病等多因素疾病为主要致死性疾病。多因素疾病的诊断治疗比单因素疾病要复杂得多。对这类疾病的控制往往要依靠临床试验的宏观证据来解决。

三、临床科研方法学兴起

20世纪80年代以来，欧美发达国家的临床医生越来越注重临床科研方法学问题。随机对照试验（Randomized controlled trial，RCT）在这些国家开始得到临床医生的广泛认可，并开展了大量单中心及多中心RCT临床试验。这些多中心临床试验所得出的结论与药理学实验的结论有所不同，很多从理论上应该有效的疗法被临床试验证实无效，很多过去认为无效或疗效一直不肯定的方法被证明有效。上述情况使临床医生开始意识到，临床决策应以临床的宏观证据为依据。

四、Meta 分析引入临床研究

Meta分析作为一种研究方法于20世纪70年代开始出现于医学健康领域，80年代关于Meta分析的研究报告开始增多，并逐渐应用到临床医学的各个领域。90年代初，国内学者开始利用Meta分析方法开展疾病的诊断、治疗、干预及决策等临床各领域的研究，并取得了一些令人欣喜的成果。这种对文献定量分析的系统评价方法，比以往的文献综述更具客观性。

五、临床经济学的发展对临床医疗实践提出新的要求

医疗费用的增长，使各国政府不得不努力寻求更合理、更有效的医疗服务。同时，医疗保险业的兴起，也强烈要求医院为患者提供有效的价廉的诊断治疗措施。

六、制药业的蓬勃发展给临床决策带来困惑

近二三十年来，世界各国很多大的财团投资于制药业，使临床新药越来越多，特别是对同一类药、同一种作用机制的药物，临床医生在选择时感到困惑。根据药理学理论推理回答不了这个问题，只能依靠临床试验来解决。

七、临床证据的出现

大样本的临床 RCT 及 Meta 分析的结果，临床医生不得不承认，单凭推理或病理生理学理论来指导临床行为有时是不可靠的。从理论上认为有效的疗法，在临床实践中不一定真正有效。下面列举几个生动的例子予以说明。

1. 心肌梗死后心律失常是否应常规应用Ⅰ类抗心律失常药

过去的临床药理实验表明，恩卡尼（Encainide）和氟卡尼（Flecainide）能降低 AMI 病人室性心律失常的发生率。1987～1988 年，欧美多中心合作进行了著名的"心律失常抑制试验"，即 CAST 试验。从选择的 2315 例研究对象的结果发现，服药组病死率明显高于安慰剂对照组（分别为 4.5% 和 1.2%），从而否定了这一疗法，美国随即禁止恩卡尼的生产，并限制了氟卡尼的应用。

2. 阿司匹林对急性心肌梗死的疗效

阿司匹林对冠心病心肌梗死的疗效直至 80 年代初期仍有较大争论。为此，欧美等多国组织了 ISIS-2 多中心临床试验，观察了 17000 例病人，结果证实口服阿司匹林（162.5mg/d×4 周）可显著降低 AMI 患者发生心肌梗死后 35 天的病死率，减少非致命再梗死。1988 年，ISIS-2 多中心临床试验结果发表以后，在世界范围内开始广泛使用阿司匹林治疗 AMI，使用率高达 70%～80%，AMI 临床治疗水平无疑大大提高。

3. 胺碘酮对恶性心律失常的预防作用

对 3 个关于胺碘酮预防性用于心肌梗死和心力衰竭的临床试验的逐个病人资料进行 Meta 分析表明，与安慰剂相比，胺碘酮可使与心律失常相关的猝死降低 30%，并使总病死率下降 13%，从而明确了胺碘酮作为心肌梗死或心力衰竭病人恶性室性心律失常预防性用药的益处。

4. 高血压最佳治疗方案——HOT-Plendil 随机试验

该试验是迄今世界上最大规模的高血压治疗试验研究，研究目的是为了寻找一个最佳的降压水平，即血压降到一个怎样的最合适水平，才能把心血管疾病的危险性降到最低。HOT 的试验设计较以往的临床试验设计更严谨，研究结果表明，在一个合理降压范围内，血压降得越低越好。HOT 研究结果还表明，要想达到满意的血压控制，往往需要联合用药。长效钙拮抗剂（CCB）降压效果较肯定，血管紧张素转换酶抑制剂（ACEI）对降压之外的其他临床指标可能起较大的作用，但在达到理想血压方面不足，常常需要联合用药，高血压病人的靶器官保护必须经过有效降压和改善其他临床指标两种途径来达到。

5. 颈总动脉内膜切除术是否能降低缺血性脑卒中的发生率

曾有报道认为，颈总动脉内膜切除术可降低缺血性脑卒中的发生率。为验证这一手术的疗效，20 世纪 80 年代初先后开展了以下三个多中心临床试验：①欧洲颈动脉手术试验（ECST），有 80 个中心，1150 例患者参加；②北美颈内动脉剥离术临床试验（NASCET），有 50 个中心，659 例患者参加；③美国退伍军人医疗中心试验（VA），有 50 个中心，189 例患者参加。这几个多中心临床试验的最终结果肯定了手术的疗效，使之得以推广。

6. β受体阻滞剂与充血性心力衰竭

药理实验证明，β受体阻滞剂可抑制心肌收缩，不利于充血性心力衰竭的改善。但多中心临床试验却肯定了β受体阻滞剂的疗效，使临床决策由不用β受体阻滞剂转为合理使用β受体阻滞剂。

7. 调脂类药物用于急性心肌梗死的二级预防

1994 年在《The Lancet》上发表的 4S（Scandinavian simvastatin survial study）试验，1995年在《American Journal of Cardiology》上发表的 LIPID（Long – term intervention with provastatin in ischemic disease）试验，以及 1997 年在《The Lancet》上发表的 CARE（Cholesterol and recurrent events trial）试验等，这些多中心试验的结果表明，他汀类药物用于心肌梗死的二级预防，可降低心脏事件的发生率和总死亡率，从而确定了调脂药物在心肌梗死二级预防中的重要地位和安全有效性。

8. 硝苯地平用于高血压的安全性

1995 年以前在世界范围内存在着有关 CCB 治疗高血压安全性的争论。硝苯地平是第一代短效二氢吡啶类 CCB，用于高血压病的治疗，由于其降压效果明显，对肝、肾、骨髓等器官无毒性不良反应，大多数病人可以耐受，在 20 世纪 80 年代国内外应用极为广泛，甚至被推广用于治疗急性心肌梗死、心绞痛和心力衰竭。但是，经多个 RCT 的 Meta 分析表明，硝苯地平虽能有效降低血压，但同时增加病人发生心肌梗死及死亡的风险，从而使硝苯地平在临床上的应用受到很大限制。以后人们对这个临床问题又从事了大量的临床研究。2000 年 4 月在《The Lancet》发表的 INSIGHT 试验结果表明，硝苯地平控释片用于高血压病人是安全的，单一用药可有效控制血压的病人达 78%。硝苯地平在不同时期的临床应用情况充分显示了临床试验的宏观证据对临床用药的重要影响，同时也促进厂家对新药的研制与开发。

以上证据说明，临床医生在作临床决策时，不能仅凭药理实验、病理生理等理论推理。

第二节　EBM 的核心思想

在 20 世纪 90 年代初期，国外即有许多内科医生提出"EBM"这个概念。1995、1996年连续两年间《British Medical Journal》上开始出现大量述评（Editorial）和评论（Comments）来论述这一理论。其中，最有影响的关于 EBM 的论述，首推 David Sacket 在该刊上发表的一篇述评，题目为："Evidence based medicine：what it is and what it is not"。他对 EBM 的英文定义为："Evidence based medicine is the conscientious, explicit, and judicious use of current best evidence in making decisions about the care of individual patients. The practice of evidence based medicine means integrating individual clinical expertise with the best available external clinical evidence from systematic research."

EBM 的核心思想是对患者的医疗保健措施做出决策时，要诚实、尽责、明确、不含糊、明智、果断地利用当前的最佳证据。EBM 实践就是通过系统研究，将个人的经验与能获得的最佳外部证据融为一体。EBM 强调，任何医疗决策的确定都要基于临床科研所取得的科学的最佳证据，即临床医生确定治疗方案、专家确定治疗指南、政府制定卫生政策都应根据现有的最佳证据来进行。证据是 EBM 的基石，它主要来源于医学期刊的研究报告，特别是 RCT 等设计合理、方法严谨的临床研究，以及对这些研究所进行的 Meta 分析。EBM 指导临床实践时，最关键的内容就是根据临床所面临的实际问题，进行系统的文献检索，了解相关临床问题的研究进展，并对相关研究结果进行科学评价，以获取最佳证据。EBM 特别强调证据的可靠性，即证据必须是来源于设计严谨、方法科学可靠的临床研究报告。

EBM 是一种思维方法，是一种临床医学的模式，它是相对于经验医学而言的。在过去的临床实践中，我们虽然也在"循证"，但是，人们并没有像现在这样，研究如何快速地从全世界范围内获取最新的临床宏观证据，也没有注重用严格的方法学原则去评价这些证据，

展望 21 世纪，临床医学的发展将从微观上，即分子生物学、基因水平不断深入，这个领域的新成果不断涌现，对人们从微观水平认识疾病起到了决定性的作用；从宏观水平上研究疾病，这就是 EBM 的发展，即从群体的宏观水平研究临床决策证据，以科学的证据指导临床实践。EBM 的发展与每位临床医生的日常工作已经密切相关。

第三节　EBM 在国外的发展

1992 年，《Journal of American Medical Association》发表了 EBM 工作组对 EBM 的全面阐述（JAMA，1992，268：2420～2425）。1995 年以后，国际上其他著名的医学期刊，如《British Medical Journal》、《The New England Journal of Medicine》、《The Lancet》、《Annal of Internal Medicine》等纷纷发表有关 EBM 的述评及评论，并在全世界范围内兴起了一股 EBM 的热潮。20 世纪 90 年代中期，EBM 在发达国家得到了前所未有的高度重视和日益普遍的应用。

1992 年在英国伦敦成立了以已故临床流行病学家 Cochrane 的名字命名的"Cochrane 中心"，旨在收集世界范围的 RCT，并对其进行 Meta 分析，即将各专业的 RCT 集中起来进行 Meta 分析，向世界各国临床医生提供临床决策的最佳证据。1993 年 10 月，正式建立了世界范围的 Cochrane 协作网，并迅速在全世界引起热烈的响应。到 1996 年为止，全世界已成立了 13 个 Cochrane 中心。

《British Medical Journal》编辑部在 2000 年初出版了一本书，即《Best Clinical Evidence》（《最佳临床证据》）。这本书主要介绍当前根据临床试验或系统评价所取得的最新的临床证据，每半年更新一次。此外，由美国医学会和《British Medical Journal》联合创办了《Evidence - based Medicine》杂志，这是 EBM 发展的又一里程碑。目前，国外越来越多的临床决策开始从基于专家意见，转向基于临床证据。

Cochrane 协作网的工作，特别是由其生产出来的系统评价，是 EBM 证据的重要来源之一，但是 Cochrane 中心并不等于 EBM 中心，它不能代表 EBM 的全部内涵。

在英国、澳大利亚、美国等发达国家，EBM 普遍应用到临床实践。EBM 与医学各个

领域相结合，产生了循证医疗（Evidence – based health care）、循证诊断（Evidence – based diagnosis）、循证决策（Evidence – based decision – making）、循证医疗卫生服务购买（Evidence – based purchashing）等分支领域；EBM 与临床各专业结合，产生了循证外科（Evidence – based surgery）、循证内科（Evidence – based internal medicine）、循证妇产科（Evidence – based gynecology & obstetrics）、循证儿科（Evidence – based pediatrics）、循证护理（Evidence – based nursing）等分支学科。

第四节　EBM 在国内的发展

近几年来，国内部分心血管临床专家及临床流行病学专家开始大力宣扬 EBM 思想。有关 EBM 的论文开始出现在中文医学期刊。EBM 的中译名有许多，包括"循证医学"、"实证医学"、"求证医学"、"证据医学"，多倾向于用循证医学，国内目前尚无系统的参考文献及书籍。为帮助我国培养 EBM 高级人才，澳大利亚 Cochrane 中心受世界 Cochrane 协作网的委托，于 1998 年到 2001 年 4 月在中国举办了四期培训班。中国 Cochrane 中心也于 1998 年在成都华西医科大学成立。中国 Cochrane 中心的成立，标志着我国临床医学正在走近 EBM。广东省卫生科技发展"十五"计划及"2015 年发展规划"中将 EBM 列为广东省未来 15 年重点发展的六项关键技术之一，并予以重点扶持，广东省循证医学中心已于 2000 年 7 月依托中山医科大学成立。

目前，国内临床医学模式仍停留在传统的经验医学模式，多数医疗单位的临床研究仍停留在叙述性临床病例总结的水平，临床研究方法十分混乱，许多先进的方法不会用，不了解，只能总结临床经验，从模糊的经验中来，到模糊的经验中去，走不出模糊的怪圈。同时，临床医生也深刻体会到，临床研究因为方法学的落后，研究水平很难跟基础研究相比。

EBM 在我国临床诊治实践、撰写论文、开展临床科研等方面的应用还非常薄弱，要从根本上改变这一状况，除普及有关 EBM 的知识外，我们还应该注重采取一些切实可行的措施，诸如有关部门应长期面向临床医生提供 EBM 的必要咨询服务及临床科研方法学的培训，让更多的临床医生学会开展临床科研，学会用正确的方法学原则去评价证据，将 EBM 所取得的证据应用于临床，参与临床科研研究，为 EBM 提供证据，从而推动中国临床医学的发展。

2000 年初以来，国内众多医学杂志，包括中华医学系列杂志，开始大力宣传 EBM 思想，并结合临床各科的临床实践，纷纷以述评的方式在杂志上发表专家论文，引导临床医生接受 EBM 思想。但就目前国内的总体现状来看，EBM 还是一个新领域，特别是在如何提供证据、产生证据方面，所开展的临床科研工作远不能满足 EBM 方法学的要求。这也是我们编写本书的初衷。

第五节　EBM 的创始人

循证医学（Evidence – Based Medicine，EBM，港台地区也译为证据医学）的概念，最先出现于 20 世纪 90 年代初的美国，此后，循证医学的浪潮席卷了整个医学界与全世界。英国著名医学杂志《柳叶刀》把循证医学比作临床科学的人类基因组计划。美国《纽约时报》则将循征医学称为震荡与影响世界的伟大思想之一。循证医学的三位创始人：科克伦、费恩斯坦和萨克特。

一、科克伦

第一位循证医学的创始人科克伦（Archiebald L.Cochrane，1909～1988），是英国的内科医生和流行病学家。他在 1972 年发表的世界医学名著《疗效与效率》（Effectiveness & Efficiency）中记载了数则意味深长的亲历趣事。第二次世界大战期间，他曾作为军医在英国军队中从军服务，但不久便被德军俘虏，后来在战俘营中从事医疗工作。当时战俘营里正流行白喉，而药品又极其缺乏。起初，他估计战俘营将会因白喉流行造成数百人的死亡，但结果却仅有 4 人因此丧命，而且，其中 3 人还有枪伤。这件事促使他注意到人所具有的自然康复能力是十分强大的，并由此对医疗的有效性产生了怀疑。正是为了消除这种怀疑，他开始倡导并实施临床随机比较试验（randomized controlled trial，RCT）。临床随机比较试验现已成为循证医学的重要方法之一。

另一则趣事也发生在当时的战俘营。一位哭泣叫喊不停的苏联战俘，经他检查后被诊断为胸膜炎。一开始他认为是胸膜炎的疼痛引起了士兵的哭叫，但是，战俘营中连一粒止痛片也没有，在绝望中，科克伦本能地坐到了患者的床上，把士兵抱在自己的怀里。于是，奇迹发生了：士兵立刻停止了喊叫！就这样，直至数小时后平静地死去。最后，他认为这个患者不是因为身体上的痛苦而哭叫，而是在于孤独而引起的精神上的痛苦。由此，他又开始思考正确与适合的医疗服务，其内容将包括什么？药物治疗难道能够解决具有思想与情感的人的所有疾病？

1993 年在英国成立了一个国际性的非营利性的循证医学学术团体，这就是科克伦协作网（The Cochrane Collaboration）。为了纪念循证医学思想的先驱、已故的科克伦，协作网决定以他的名字命名该团体。科克伦协作网的实体包括科克伦中心、协作评价组、方法学组、领域和网络组。目前已在全世界建立了包括中国在内的 14 个科克伦中心。

科克伦协作网遵循科克伦说过的三句名言。

第一句话是"有效的治疗全部免费"。现行的英国国民健康保险制度（National Health Service，NHS），始于 1948 年，也是世界上发达国家的国民健康保险制度的样板。针对"治疗全部免费"，科克伦却说"有效的治疗全部免费"，也就是只限于有效的治疗，才是免费的。这句话反映了他如何更有效地使用有限的医疗资源的思想。科克伦认为，资金如被用于无效的医疗活动就等于浪费；而且，这种浪费在客观上还降低了国民健康保险事业的效率，最后损害国民的身体健康。

第二句话是"随机化临床试验是重要的"。要证明哪种治疗是有效的，就要进行临床试验。在临床试验中只有运用随机化分组，才能避免分组时产生的选择性偏差（selection bias），才能使对照组与试验组之间的背景因素保持平衡，最后才能进行正确的比较，得出确切的评价。随机不等于随便，随机化是一种数学的概念与方法。如为了区分治疗组与对照组，可用抛硬币以硬币落下来的两个面决定分组，这是一种最简单的随机化方法。当然，医生绝对不会当着病人的面来抛硬币，他们会用其他方法，如查随机数目表等在暗地里"抛硬币"。1948 年，英国在世界上第一个实施了临床随机比较试验，那次试验肯定了链霉素治疗肺结核的疗效，从此谱写了人类治疗肺结核的新篇章。在某种意义上也可以说，随机化比较试验正是英国具有悠久历史传统的哲学思想——经验主义与怀疑论的反映。

第三句话是"所有随机比较试验要定期及时地予以整理与归纳，并接受专家们的评估"。循证医学的实施过程有三个环节：即科学证据（evidence）的制作、传播与使用。进行随机比较试验是为制作证据。但各种随机比较试验，由于有多种因素的影响，既会有质量较高的，也会有质量较差的，有时甚至还会有结论互相矛盾的。对于这些，一般的证据使用者（如临床医生、药师、医药卫生管理者和患者等）是没有能力评判的。循证医学要求将确切的证据及时地传播给使用者，因此，这第三句话的实质是讲证据的传播，其内容包括：①所有的随机比较试验，所以是全面的证据；②经过专业人员的整理与归纳，所以是简单明了、容易接受的证据；③按规则定期进行整理与归纳，所以是及时的证据；④接受专家们的评估并对可信度予以适当的分级，所以是确切的证据。

二、费恩斯坦

第二位循证医学的创始人费恩斯坦（Alvan R. Feinstein, 1925 ~ ），是美国耶鲁大学的内科学与流行病学教授，也是现代的临床流行病学（clinical epidemiology）的开山鼻祖之一。循证医学当然不是无本之木，就实质而言，其方法与内容即来源于临床流行病学。费恩斯坦在美国的《临床药理学与治疗学》杂志上，以"临床生物统计学"（Clinical Biostatistics）为题，从 1970 年到 1981 年的 11 年间，共发表了 57 篇的连载论文，他的论文将数理统计学与逻辑学导入到临床流行病学，系统地构建了临床流行病学的体系，被认为富含极其敏锐的洞察能力，因此为医学界所推崇。

费恩斯坦的主要著作有：1967 年出版的《临床评价》（Clinical Judgement），1985 年出版的《临床流行病学》（Clinical Epidemiology）等，均是在发达国家备受好评的名著。接触过费恩斯坦和读过他的论文或著作的人，都承认他非常聪明，思想锐利深刻。其锐利深刻的程度以致一般的人难以跟随上他的思想锋芒。但许多人又觉得他的思想缺乏广度，原因据说是因为他太聪明与深刻了。费恩斯坦是一位严谨的学者，他对自己导入了深奥的数理统计学与逻辑学的挚爱的临床流行病学，总是抱着一种"懂的人自然会懂"的态度，他从不作出哪怕是片言只语的浅显的说明与解释。换言之，他不擅长或不愿意用通俗的语言来推销他的临床流行病学。这就使得普通的人认为他孤傲与冷淡，对他只能敬而远之。

三、萨科特

第三位循证医学的创始人萨科特（David L. Sackett，1934～），也是美国人，

他曾经以肾脏病和高血压为研究课题，先在实验室中进行研究，后来又进行临床研究，最后转向临床流行病学的研究。20世纪80年代初，他任教于加拿大的麦克玛斯特大学（McMaster University），在该大学的医学中心，他组织了一批临床流行病学专家率先对住院医师举办了临床流行病学原理与方法的培训，取得了良好效果。1995年，萨科特转到英国的牛津大学任教授，这让他获得了更大的活动空间。1997年他主编的《循证医学》一书更是被译为多种文字，在世界范围内被广泛地阅读。

萨科特与费恩斯坦不同：他性格温和，待人亲切，因此不管到哪里，他都是很得人缘。他还富有组织能力，又颇务实，所以是一位天生的组织者与领导人。可以这样说：正是由于萨科特，才让内容艰深、一般人难以理解的临床流行病学，成功地穿上了循证医学这件漂亮的外衣，在全世界得到了推广。

1991年在萨科特的发动下，由美国内科医师学会（American College of Physicians，ACP）编辑出版的《美国内科学年鉴》（Annals of Internal Medicine）杂志社，又增加出版了一本名为《美国内科医师学会杂志俱乐部》（ACP Journal Club）的杂志。该杂志刊载的是一种二次性文献的摘录（所以冠名为杂志俱乐部），对国际上著名的30余家医学杂志上发表的内科临床研究论文，由专业人员按照一定的条件进行筛选，以结构性摘要的形式加以归纳，再予以专家评论。这本杂志的性质，十分符合诊务繁忙、没有时间系统阅读医学杂志的临床内科医生的胃口。既重视证据的制作，也重视证据的传播，这是循证医学区别于以往医学思想的特点。循证医学（Evidence-Based Medicine）一词，正是在该杂志上，1991年由加拿大的尼特（Gordon H. Guyatt）发表的一篇短文中才首先提出的。

《美国内科医师学会杂志俱乐部》创刊后，影响力不断增强，1995年，文献摘录的范围已从原先的内科发展到临床各科。也就是在1995年，杂志最后发展至由美国内科医师学会与英国医学杂志出版集团（BMJ Publishing Group）共同组织与发行为《循证医学》杂志（Evidence-Based Medicine）。这里要特别提出的是：从《美国内科医师学会杂志俱乐部》到《循证医学》杂志，从1991年至1999年，萨科特一直担任着这两本杂志的主编职务。他的才华、他的学术水平以及他的社会活动能力在此得到了充分展示。循证医学也是凭籍《美国内科医师学会杂志俱乐部》与《循证医学》杂志，才得以率先提出，并以此作为学术交流与传播的平台，广为人知，走向世界。

循证医学是一种伟大的思想。那么，它到底伟大在哪里？这是一般人首先会产生的疑问。

循证医学的思想和严格的方法学为临床研究提供了新思路，它提倡的随机对照试验及系统评价等对临床医疗产生了划时代的影响。以心血管疾病为例，20世纪80年代以来，众多的临床试验报道逐一评价和再评价了治疗急性心肌梗死、心力衰竭等重要心血管疾病的系列药物，其中，最明显的例子就是利多卡因预防急性心肌梗死后的心律失常。利多卡

因是一种具有抗室性心律失常作用的药物。从急性心肌梗死的病理生理机制推测，心肌梗死患者发生室性心律失常，是导致猝死的重要危险因素，故以前认为对急性心肌梗死者，需要使用利多卡因抗心律失常。因此，利多卡因曾是治疗该病的常规用药。然而经临床随机对照试验，证明该药虽能抑制急性心肌梗死后心脏传导系统异常诱发的室性心律失常，却增加了病人的死亡率。换言之，使用利多卡因对急性心肌梗死患者是有害无益的。循证医学的实践颠覆了许多诸如此类的医学界以往认为正确的治疗方法，开启了人类审视自身医疗活动的新视角。

　　循证医学对于各国政府的医药卫生管理部门，制定政策法规也具有指导意义和参考价值。运用循证医学的方法，有助于制定出一个切合自己国情的、科学合理的健康保险基本药物目录，从而提高国民健康保险制度决策的效率。这也正是科克伦讲的那句名言"有效的治疗全部免费"的意蕴所在。

　　正如前面已述的，循证医学的实践不外乎科学证据的制作、传播与使用。在界定证据的使用者范围时，循证医学认为广大的患者与医生和药师等专业人员一样重要，他们也是证据的主要使用者。世界各国所有接受各种健康保险服务事业的广大消费者，均有权利使用经过专业人员整理归纳而简明易懂的、以及经过专家评估而确切的证据，来维护自己的健康，并节约开支。

　　从科克伦把哭泣的苏联士兵抱在怀里开始，循证医学就注定不仅仅是一种医学方法，它同时也是一种充满人文关怀的慈爱思想。这一震荡医学界、影响全世界的人类智慧与爱的花朵，是在科克伦、费恩斯坦和萨克特三位园丁的辛勤哺育下，从临床流病学之本上抽发新枝，苗壮成长，绚丽开放，流芳世界。

上　篇　循证医学的概念及方法学基础

第一章　循证医学的概念

第一节　循证医学的基本概念

循证医学是遵循证据的医学，是指临床医生在获得了患者准确的临床依据的前提下，根据自己纯熟的临床经验和知识技能，分析并找出患者的主要临床问题（诊断、治疗、预后、康复……），应用最佳、最新的科学证据作出对患者的诊治决策。因此，这种决策是建立在科学证据的基础之上的，同时在患者的合作下接受和执行这种诊治决策，从而尽可能地取得最好的临床效果。这种临床的医疗实践，就称为循证医学。

根据这个概念，循证医学的实践，应包括三个组成部分：

1. 患者　患者生了病要去找医生医治，期望能获得最好的医疗服务而恢复健康。

2. 医生　医生要正确地诊疗患者，首先要正确、完善地了解与掌握病史和体征以及相关的临床资料，然后要充分地应用自己的临床经验和医学理论知识，以卓有成效地解决患者的问题，自己不足之处还需要不断地更新与丰富自己的知识以及掌握新技能。

3. 证据　要去发掘和掌握当前的医学研究成果并精选出的最佳证据。三者的有机结合方能对患者的诊治作出正确的决策从而取得临床的最佳效果。

循证医学实际上是临床医生诊治患者的一个临床实践过程，是一种精益求精的认识患者及其所患疾病的本质，从疑难乏知的临床问题中去求知和理解新知（寻找最佳证据），然后应用真知（最佳证据）去联系患者的实际并卓有成效地解决患者的问题，以期望取得最佳效果的过程。因此，循证医学也可以认作是属于临床医生从事临床医疗实践的行为科学范畴。

第二节 循证医学实践的基础

循证医学并非抽象的概念,它有自己的学术及其实践的基础,这里可概括以下几个方面:

一、高素质的临床医生

临床医生是实践循证医学的主体,因为对疾病的诊断和对患者的任何处理都是通过医生去实施的。因此,医生的水平,包括医学理论知识、临床技能以及临床经验尤为重要,而且还必须不断更新和丰富自己新理论和新知识。此外,还必须具备崇高的医德和全心全意为患者服务的精神,这些都是临床医生实践循证医学的必备条件。因此,如果临床医生素质不高,即使有最佳的证据和条件,他(她)们也是不可能真正地实践循证医学的。

二、最佳的研究证据

最佳的临床研究证据是指对临床研究的文献,应用临床流行病学的原则和方法以及有关质量评价的标准,经过认真分析与评价获得的新近最真实可靠,且有临床重要应用价值的研究成果或称证据(current best evidence)。应用这些证据指导临床医疗实践,将会有助于取得更好的临床效果。

当前,经过专家严格筛选和评价的新近最佳证据(current best evidence),国际上主要有四大来源:

1. 美国内科学杂志(Annals of Internal Medicine)发表的 ACPJC 附刊 主要提供临床科研最佳研究成果的二次摘要并加以专家简评。但近年来与英国循证医学杂志合并故停刊,但此前的证据仍很有价值。网址:http://www.acponline.org。

2. 循证医学杂志(Evidence – Based Medicine)为英国医学杂志社主编出版,系双月刊,主要提供临床医学研究的最佳证据,为二次发表的摘要文献加专家评述。网址:http://cebm.jr 2.ox.ac.uk。

3. Cochrane 图书馆(Cochrane Library)当前主要提供有关临床随机对照治疗性研究证据,以及高质量的系统评价(Systematic review)等,而且这些证据都会随着研究而不断深化,将所获得的新成果每年更新。网址:http://www.cochranelibrary.org。

4. 临床证据(Clinical Evidence, A compendium of the best available evidence for effective health care)这是由美国内科学会和英国医学杂志联合主编的最佳研究证据集,每年出两集,为综合性简明文献摘要及分析评价资料,内容颇为丰富,涉及到临床有关学科和某些对人类健康为害颇重的疾病之病因、诊断、防治、预后以及卫生经济评价等研究成果,对指导循证医学的临床实践有着十分重要的应用价值。网址 www.clinicalevidence.org。

上述四大最佳证据资源，是经过不同学科专家从国际著名杂志的文献库以及若干研究成果中严格精选，并精加工再生产出来的，质量高而且真实性好，同时具有临床重要的实用价值的证据资源，是实践循证医学的重要武器。

三、临床流行病学的基本方法和知识

临床流行病学的基本理论和临床研究的方法学是实践循证医学的学术基础。因为要想筛选最佳的证据，必然要看其研究的设计是否科学合理；要严格地评价文献的质量，务必要掌握临床流行病学对研究质量的严格评价学术标准；要分析医学文献所报道的研究结果的真实性，就务必要分析在研究中和文献里是否存在有关偏倚（bias）和混杂因素（confounder）的影响及其可被接受的程度；要想评价医学文献的临床重要意义，也必然会涉及其终点指标的意义，定量测试指标的准确程度及其临床价值，对研究中涉及的各种类型的资料做科学分析、整理及评价，还必须掌握统计学方法的正确应用。此外，还会涉及研究的证据（成果）卫生经济学的分析与评价，以及被采用或推广的适用意义。

上述诸方面因素是临床流行病学所研究的核心内容，自然也是循证医学所必备的基本理论、基本知识和基本方法。否则，要想卓有成效地去实践循证医学，恐怕是会遇到某些障碍的。因此，掌握和应用临床流行病学研究的方法学是卓有成效地实践循证医学的关键之一。

四、患者的参与

人患病之后总会是要就医的，而且对自己所患的疾病和对健康的恢复是极为关注的。因此，对医生必寄以重望；医生的任何诊治决策的实施，都必须通过患者的接受和合作，才会取得相应的效果，于是医患间平等友好合作关系和医生诊治决策的正确与否，是成功实践循证医学的又一关键之一。因为任何科学的医疗决策，如果患者不予合作和接受则是不可能奏效的。所以，循证医学的实施是要求医生充分地关心与爱护患者，尊重患者的人权和正当的权益，要与患者友好合作，这样才可能保证有效的诊治措施取得患者的高度依从性（compliance），从而产生最佳效果。

上述四大因素为循证医学实践的基础，缺一不可，它们是有机结合的循证医学的整体框架。从中可以清晰地看出，实践循证医学是临床医学领域里的一个庞大的系统工程，所涉及的专业范围较广，是众多学者共同劳动的总体结晶。

第三节　循证医学实践的类别

循证医学实践可分为两种类型：循证医学最佳证据的提供者（doer）和最佳证据的应

用者（user）。

最佳证据的提供者，是由一批颇具学术造诣的临床流行病学家、各专业的临床学家、临床统计学家、卫生统计学家和社会医学家以及医学科学信息工作者，共同协作，根据临床医学实践中存在的某些问题，从全球年逾 200 余万篇的生物医学文献中，去收集、分析、评价以及综合最佳的研究成果（证据），为临床医生实践循证医学而提供证据。因此，证据提供者是循证医学的组成部分，没有他（她）们的辛勤劳动就不可能做到循证医学实践。

专家不仅提供最佳证据，他们还承担了如何将这些优秀成果（证据）推广到临床循证医学实践中去应用的艰巨任务。这就要涉及对医学生的循证医学教育，以及对临床医生进行循证医学实践的培训和宣传。只有将最好的研究成果最大程度地利用于广大患者的医疗及防病治病服务，只有广大的临床医生能掌握与应用循证医学临床实践的理论与方法，并能进入到主动性与创造性相结合的自我教育和提高的良性循环，才能达到循证医学真正的目的。

最佳证据的应用者，为从事临床医学的医务人员，包括医疗管理和卫生政策的决策者，为了对患者诊治决策以及卫生管理和政策决策的科学化，都应联系各自的实际问题，去寻找、认识、理解和应用最佳最新的科学证据，作到理论联系实践，方能取得最好的结果。

证据的提供者和应用者，除了都具有临床的业务基础之外，也要具有相关学科的知识和学术基础，只是要求的程度有所不同。当然，证据的提供者本身也可以是应用者；而应用者本身的深化发展，又可以成为提供者。

第四节　循证医学实践的方法

根据国外实践循证医学的教学培训与临床经验，归纳成为"五步曲"的循证医学实践方法，每个步骤都具有丰富的内涵和科学的方法，它们之间是互相联系的一个完整的整体，如果在任何方面存在着缺陷或不足，都会影响循证医学实践的质量。

1. 找准患者存在的且应解决的临床重要问题

在循证医学的临床实践中，首先应该找准自己的患者究竟存在什么重要的临床问题？用现有的理论知识和临床技能是否可以有效地解决？如果棘手，这就是循证医学应该回答与解决的问题了。

找准患者存在的需要回答和解决的临床问题，是实践循证医学的首要关键环节，如果找不准或者根本不是什么重要的问题，那么就会造成误导，这就像一个临床科研选题的差误，必然会造成研究的结果毫无价值一样。

为了找准重要的临床问题，应该强调的是临床医生必须准确地采集病史、查体及收集有关实验结果，占有可靠的一手资料，充分应用自己的理论、临床技能和经验、思维性以及判断力，经过仔细分析论证后，方可准确地找出临床存在而需解决的且必须回答的疑难问题。

2. 检索有关医学文献

根据第一步提出的临床问题，确定有关"关键词"应用电子检索系统和期刊检索系统，检索相关文献，从这些文献中找出与拟弄清和回答的，与临床问题关系密切的资料，作为分析评价之用。

3. 严格评价文献

将收集的有关文献，应用临床流行病学及 EBM 质量评价的标准，从证据的真实性、重要性以及实用性作出具体的评价，并得出确切的结论。这里将有三种结果：其一，质量不高的文献，当弃之勿用；其二，研究的证据尚难定论，当作参考或待进一步研究和探讨；其三，属最佳证据，则可根据临床的具体情况，解决患者的问题，用以指导临床决策。如果收集的合格文献有多篇的话，则可以作系统评价（systematic review）和 Meta 分析（Meta – analysis）。这样的评价结论则更为可靠。

4. 应用最佳证据，指导临床决策

将经过严格评价的文献，从中获得的真实可靠并有重要的临床应用价值之最佳证据，用于指导临床决策，服务于临床。反之，对于经过严格评价为无效甚至有害的治疗措施则予以否定；对于尚难定论并有期望的治疗措施，则可为进一步地研究，提供信息。

将最佳证据用于对自己的患者作相关决策时，务必遵循个体化的原则，要对具体的情况作具体分析，切忌生搬硬套。此外，还要有涉及到患者接受相关诊治决策的价值取向和具体的医疗环境及条件，只有三者的统一，才可能使最佳决策得以实施。

5. 总结经验与评价能力

通过对患者的循证医学临床实践，必然会有成功或不成功的经验和教训，临床医生应进行具体的分析和评价，认真地总结，以从中获益，达到提高认识、促进学术水平和提高医疗质量的目的；此为自身进行继续教育和提高自我临床水平的过程。对于尚未或难于解决的问题，会为进一步地研究提供方向。国外通过随机对照试验证明了 EBM 自我继续教育方式远优于传统的继续教育，进而作为培训临床专科医生的重要手段。

第五节　循证医学实践的目的及其对临床医学的影响

一、循证医学实践的目的

循证医学实践有着强烈的临床性。提高临床医疗水平，最有效地服务于患者，同时也培养高素质的临床医务人员，促进临床医学发展等为循证医学实践的根本目的。

由于循证医学的概念被人们热情地日趋泛化，似乎包含了医疗卫生各个学科领域，甚至超出了它们的本身而成为当今"震荡世界的伟大思想之一"。毫无疑问，循证医学实践，在使用最现代化的科技信息手段，发掘与评价当今医学研究产出的最佳人类知识，遵循科学的客观规律，作到将先进的理论有机地联系实际，解决具体的临床问题，从而使人们的认识提高到一个新的水平。实际上这是人类本身实践着的科学发展观和认识世界的一个客观过程。只不过是在当今信息科学、人类生物科学、医学等领域知识爆炸和经济全球化的条件下，使得人们认识和改造世界的水平达到了一个新的高度而已。任何不尊重知识、凭经验或感觉，不按事物发展客观规律决策办事，导致临床医疗的失误实在是太多了。因此，把循证医学当成一个"伟大思想"来推广应用是完全可以理解的了。

但是，从实践循证医学的本身，其目的归纳如下：

(1) 加强临床医生的临床训练，提高专业能力，紧跟先进水平。循证医学要求临床医生要具有过硬的临床能力、敬业和创新上进精神，同时要有高尚的道德情操，并以患者为中心和尊重患者本身的价值取向的服务热情。通过具体的 EBM 实践，提高医学教育水平并培训高素质的临床医生。

(2) 弄清疾病的病因和发病的危险因素。弄清了有关疾病的病因或危险因素的证据，有利于指导健康者预防发病的一级预防；对于已发病而无并发症的患者，也有利于作好预防并发症的二级预防；对于有并发症的患者，也有利于指导三级预防达到降低病死率或病残率的目的。

(3) 提高疾病早期的正确诊断率。循证医学的特点，是要对严重危害人类健康的或预后较差的疾病，掌握与综合应用诊断性试验的证据，要力争作出早期正确的诊断，为有效地治疗决策提供可靠的诊断依据。

(4) 帮助临床医生为患者选择最真实、可靠、具有临床价值并且实用的治疗措施；此外，还能指导临床合理用药，避免药物的不良反应。

(5) 改善患者预后。分析和应用改善患者预后的有利因素，有效地控制和消除不利于预后的因素，以改善患者预后和提高其生存质量。

(6) 促进卫生管理决策。应用最佳的研究证据于卫生管理，可促进管理决策的科学化。循证医学的发展对未来临床医学的影响无疑是巨大的。

二、循证医学实践对临床医学的影响

循证医学实践对临床医学的影响可大致概括为以下几个方面：

1. 促进临床医疗决策科学化避免乱医乱治，浪费资源，因而可提高临床医疗水平，促进临床医学发展。

2. 促进临床教学培训水平的提高，培训素质良好的人材，紧跟科学发展水平。

3. 发掘临床难题，促进临床与临床流行病学科学研究。

4. 提供可靠的科学信息，有利于卫生政策决策科学化。

5. 有利于患者本身的信息检索，监督医疗，保障自身权益。

最后，引用国际临床流行病学及循证医学创始人 Sackett 对循证医学实践者的四项要求作为本章的结束语：①必须作踏实的临床基本训练，正确地收集病史、查体和检验，掌握患者的真实情况，方能发掘临床问题；②必须将循证医学作为终身自我继续教育，不断丰富和更新知识；③保持谦虚谨慎，戒骄戒躁；④要有高度的热情和进取精神，否则就要成为临床医学队伍的落伍者。

第二章 问题的提出

临床医师对病人的诊治过程是一个不断提出问题、寻找方法、最后解决问题的过程。对一个患者实践循证医学的第一步就是找出临床问题,构建一个需要回答的问题。能否找准患者急需解决的问题,对于循证医学的临床实践至关重要。

第一节 概述

一、找出临床问题的重要性

1.找出临床问题是实施循证医学的第一步　临床医生在每天面对患者时,应善于在临床实践中观察,发现问题和提出问题。只有提出了问题,才有可能带着问题去寻取证据,再根据可信度最强的证据并结合自己的临床经验和病人意愿最后解决临床问题,使患者得益。因此找出问题是循证医学临床实践的起点,找不准问题,就不能提出合适的问题,第一步走不好,必将影响循证医学后面几步的实施。构建一个可以回答的问题可帮助临床医生更好地制定收集证据的策略,便于回答和解决临床问题。当收集不到科学性强的证据时,临床医生可以根据此问题,提出进一步研究计划,作为研究者,通过研究,提供证据。

2.医学发展的需要　没有问题,不经过思考、总结、实践,医学就不可能进步,患者也不可能得到最好的诊断和治疗。临床医生不要以为根据自己在医学院学到的知识就足以回答每一个临床问题而不再学习,对于某一问题的答案随着医学的发展是会发生改变的,对一个临床问题认识的不断升华才能使之逐渐接近真实。

例如在教科书"诊断学"中一直将黄疸加无痛性胆囊肿大,即 courvoisier 征,作为胰头癌病人的重要体征介绍给学生,这是否是一成不变的定律呢?该体征用来诊断胰头癌是否敏感而且特异呢?这是在诊断学教科书上所没有学到的。提出这样的问题也是对 1890年瑞士外科医生 courvoisier 提出的此征的重新评价。临床观察发现此体征在早期胰头癌中并不常见,进一步研究发现此体征用于鉴别良恶性胆道梗阻的价值并不高(阳性似然比

2.6)，部分胆石症病人也可出现此征。同时，此体征在诊断肝外胆道梗阻性黄疸时的敏感度也较低（37%），因此 courvoisier 征阴性时并不能排除胰头癌的诊断。从目前临床情况看，此体征对于胰头癌诊断的临床价值较 100 年前有所降低。这是 100 多年来医学诊断技术进步的结果，因为随着影像学技术的发展，B 超、CT、MR、EFRCP 和超声内镜的应用，在患者尚未出现 courvoisier 征前，就已经被诊断出胰头癌。由此可见，终生学习是必不可少的，只有不断提出问题，寻找答案，才能使医学发展和进步。

3. 循证医学所赋予的任务 EBM 实践应以患者和以解决患者所患疾病存在的重要临床问题为中心。为此，无论是临床医生或 EBM 的学习者务必抓住患者的临床关键的难题，而这些难题关系患者的安危，对 EBM 实践者而言，则往往是乏知的。因此，EBM 的第一关键是找准患者存在的、而医生必须回答的临床难题。

二、找准临床问题应具备的条件

1. 对患者的责任心 对患者有责任感，关心患者，同情患者的医生，会以患者为中心考虑问题，也会在与患者的交谈和观察中发现更多的临床问题。

2. 要有丰富的医学基础知识和临床医学知识 人体无论哪一系统的疾病都有其规律，不了解病因、发病机制和临床表现，不熟悉各种诊断试验和辅助检查的特性、适应证，不了解各种药物的治疗机制，其药理作用及可能发生的不良反应，碰到一个具体的患者，就不可能提出适当的问题。因此具备系统扎实的医学知识是找准临床问题的必要基础。

3. 具有一定的人文科学及社会、心理学知识 随着医学模式的改变，许多患者疾病的发生与心理、精神因素有关。也有一些疾病的发病虽然与此关系不大，如慢性肝病、肿瘤，但患者在患病后对疾病的认识和心态会影响其病情及预后。因此，要在这方面去发现问题，了解患者对此病的想法和期望及其忧虑所在，还要了解患者的社会经济状况及家庭负担等。具备一定的人文科学、社会和心理学知识，才能与不同性格的患者顺利沟通，交流思想，从而发现患者在心理上存在的问题，并帮助解决，这本身也是治病的一部分。

4. 扎实的临床基本技能．包括如何接触病人，采集病史，全面的体格检查和对诊断试验的选择与鉴别能力。对病人务必弄清病史，要认真查体，了解入院时情况，如疾病的严重度，掌握重要的阳性体征和阴性体征。了解与疾病有关的实验室和辅助检查资料的结果。在此前提下才可能找出病人迫切需要解决的问题。

5. 临床综合分析的思维和判断能力 应用已掌握的医学理论知识和临床经验，结合患者的临床资料进行综合分析、逻辑推理，从错综复杂的线索中去伪存真、去粗取精，找出主要矛盾，并加以解决的临床思维过程，也是找准临床问题，做出决策的必备条件。

上述五点是寻找和提出临床问题的重要的必备条件，任何一点不具备，均不利于找准病人的临床问题。

第二节　寻找循证医学临床问题的方法

一、临床问题的类型

由于 EBM 实践者可以是医学生直至高年资的临床医生，鉴于层次与阅历不一，在临床实践中即使面临同一患者，由于视角与水平不一，发现和提出的临床问题（clinical question）会大不一样，这些问题可大致概括为两个方面：

（一）一般性的问题

主要由 EBM 初学实践者提出，除了具备基础医学知识外，往往需要有关人文科学、社会、心理学的知识。

1. 涉及患者的一般知识性问题，如患者的性别、年龄等。

2. 涉及有关所患疾病的基本问题，如某个具体的患者，存在什么临床问题，在什么地方、何种环境下发病，何时发病，如何发病，有关因素是什么等等；此外，患者的主要临床表现又是什么。初学者有兴趣也会提出一些未知的欲求解答的问题。

（二）特殊的临床问题

这是临床医生对患者的诊治过程中，在充分掌握了患者的病史、临床体征、有关检查资料之后，通过临床综合分析，从专业角度所找到的问题。

1. 患者存在的特殊问题　这些问题不解决则必影响对病人的正确临床处理。例如一个肝硬化患者，近期来腹水明显增多，对于这个患者，提出"其腹水有无感染"就是一个十分重要的临床问题，不能确定其是否合并自发性腹膜炎，就无法对其进行正确的治疗。

2. 干预　如何作出相应的干预，这往往涉及病因、危险因素的暴露干预、诊治、预后、病人的依从与理解等。例如对一例消化性溃疡患者进行治疗时，必须先对病因提出问题，患者有无幽门螺杆菌感染，有无服用非甾体消炎药的病史，有无其他应激状态等，这些都影响到治疗方案的选择。对于慢性活动性病毒性肝炎病人的治疗，患者的依从性与理解就更显得重要。

3. 干预措施的选择　干预措施也有许多种，每一种措施都有其利和弊，这就存在如何比较抉择的问题。如对恶性肿瘤患者采取手术还是化疗，还是介入性治疗或放疗，不仅要根据疾病病情的分析，解决关键问题，将各种措施的利与弊罗列出来进行比较，还要考虑到患者经济能力与家属沟通进行决策。

4. 干预的最后结局问题　这是作为 EBM 实践者追求最佳结局所感兴趣的问题。结局可以是症状体征的改善或者是生存率、死亡率和致残率，使用不同的结局指标，找出的问题也不尽相同。

总之，以上这四个环节是一个有机整体，作为 EBM 实践者在发现临床问题时，一定要牢牢掌握。

（三）患者所关心的问题

应结合患者的具体情况提出问题。例如同一疾病的不同年龄段的患者所关心的问题是不同的。一项 1012 名乳腺癌妇女的研究发现，不同年龄段的妇女关心的治疗结局是不同的。70 岁以上的妇女最关心的是癌症治愈和转移的可能性；小于 50 岁的妇女关心的是治疗对其性功能的影响；有阳性家族史的妇女最关心的是该病是否有遗传性。因此应针对不同患者的不同情况提出临床需要解决的问题。

二、临床问题的构建形式和方法

（一）临床问题的构建形式

现在许多学校已开展以问题为中心的学习，即 problem - based learning，这里的"问题"（problem）是指患者存在的一种症状或体征，例如有无黄疸或其他情况。而本文中所指的"临床问题"是一个可以回答（answerable）的问题（question）。例如"对这位黄疸患者在选择辅助检查时，B超和 CT 哪一项更好？"。因此，尽管"problem"和"question"均可翻译成"问题"容易混淆，但两者内涵完全不同。下面讨论如何构建临床问题（question）。

1. 有关一般性临床问题的构建　一般性问题是与患者或患者所患疾病有关，即一般知识性问题，由以下二部分构成。

（1）由问题的词根（谁、什么、何处、何时、怎么样、为什么）加上动词构成：这些常常在患者入院时通过询问病史和体格检查可以得到。例如对每一项主诉都应包括症状发生的部位、严重度、数量（如出血量）、起病情况（急性还是慢性、持续性还是进展性）、在什么情况下发生、加重和缓解因素、相关的其他症状等；了解以往是否发生过与主诉相同的情况；曾经做过哪些检查；是否曾经有过治疗及如何治疗；对其预后有意义或对主诉疾病治疗有影响的过去史情况；这些相关疾病的治疗情况等。例如呕血作为一个动词，就必须弄清谁呕血（患者的性别、年龄特征），呕血的性质（颜色、量、次数），何时、何地发生呕血，呕血时病人有无其他症状及什么是发生呕血的主因和诱因及其基本病变等。

（2）一种疾病或疾病的某一方面：例如"什么原因引起发热？""急性胰腺炎通常在何时发生并发症？"等等。

2. 特殊性的临床问题　在临床实践中，患者与医生均会在诊断、治疗、预后、预防、病因等各个方面提出许多需要解决的临床问题。例如患者常常会问医生"我患的是什么病?"（诊断问题）、"我为什么会患这个病?"（病因问题）、"这个病应该用什么方法进行治疗"（治疗问题）、"这个病对我健康有多大影响，会不会影响我的寿命?"（预后问题）。医生在诊治不同疾病以及同一疾病的不同患者时，提出的问题可能各不相同，归纳起来包括以下几个方面：

（1）病人本次入院或来门诊求诊需要解决的问题以及在入院后由于病情变化产生的新问题。医生可以对患者发生的每一项症状或体征提出问题。例如对于上述的呕血患者，在求诊时急需解决的主要问题是止血及弄清呕血原因；在出血停止后，患者又出现了计算能力下降、昼夜颠倒、扑翼样震颤，此时患者需要解决的紧要问题就是弄清是否出现了肝性脑病，并对此采取措施。也可以在正确获取和合理解释病史和体检有关新发现的过程中，提出问题。例如一位中年男性，因发现黄疸而求诊。在体检时扪及胆囊肿大而无压痛（Courvoisier 征），提出的问题应为"此征对于梗阻性黄疸和肝细胞性黄疸的鉴别诊断是否有意义"，进一步可提问其对于鉴别肝外梗阻的原因，即结石引起还是肿瘤引起有否帮助。

（2）诊断方面的问题：对于初学者在诊断方面常常提出的问题是某个体征、症状或某项实验室和辅助检查对于该病的诊断效率，即提出有关诊断试验的敏感度、特异度和似然比等问题；而对于有多年临床工作经验的医生常常提出的问题是某项检查对于鉴别诊断方面的意义。通过病史询问和体检，医生会有一个诊断假设。为了证实该假设，医生可能会进行一些实验室或辅助检查来肯定或排除此诊断假设，此时针对诊断试验指标如敏感度、特异度、似然比等可提出问题，对其正确性、可靠性、可接受性、费用及安全性方面也可提出问题。例如对上述黄疸病人的体征（Courvoisier 征阳性）及鉴别诊断所采用的 B 超、CT、MRCP 等均可作为诊断试验并提出相应的问题。进一步找出最适用于患者的检查方法。

例如对一位呕血患者，为了寻找出血部位和原因，是否应作急诊胃镜检查？仅凭此一点就可以找出许多临床问题，如"急诊胃镜检查对诊断上消化道出血的敏感度和特异度如何"，"急诊胃镜检查对此患者带来的风险有多大"，"对肝硬化患者和非肝硬化患者带来的利和弊有无差别"，"急诊胃镜检查的诊断结果是否会影响到医生对治疗方案的选择"，"有无其他可供选择的诊断措施"，等等。

在选择诊断试验前，还应对患者的验前概率，即患者在没有做此项诊断检查前患病的可能性大小提出问题，对于上述呕血患者在没有做急症胃镜检查前，应判断出由食管静脉破裂出血引起呕血的概率有多大？这就与患者的基本情况有关，如果这位患者有肝硬化病史，则食管静脉破裂出血的可能性较大，如果以前有过类似出血史，而且胃镜已证实是由食管静脉曲张引起，则其验前概率就更高。根据验前概率，就可以提出问题，即"做急症胃镜检查的结果是否影响对此患者所采取的治疗措施?"相反，如果该患者为一老年患者，无肝硬化病史，长期服阿司匹林，据此判断其因食管静脉出血的概率就较小，而急症胃镜的结果可用来证实或排除食管静脉出血，其诊断结果对其治疗方案选择的影响较大。此外，如果已经对患者作出了初步诊断，还可以提出问题即"能否通过某项诊断试验确定该病的严重程度，又用何种指标来测量随访病人在治疗后的改善情况"等。

（3）治疗方面的问题：如何选择利大于弊的治疗手段？如何从效果和成本的经济学角度选择治疗方案？特别是如何对目前的常规疗法提出质疑，提出的问题包括根据患者目前病情可以采用什么治疗方法，该治疗方法的有效性如何？有什么不良反应？还有什么替代治疗手段？哪一种方法更有效而花费最少？该治疗对患者的生存质量有何影响？治疗后对患者的预后影响如何？患者对治疗手段的依从性和可接受性如何？例如上述患者诊断为胰腺癌，则根据疾病的严重度选用外科手术或姑息疗法。如果采用后者，为了减轻黄疸危害和提高生存质量，可以通过内镜放置内支架引流减轻胆道梗阻，使黄疸缓解。提出问题是"安置金属支架，还是塑料支架，何者为佳"，"为加强支持治疗对病人是否要给予静脉内营养"等等。

而对于食管静脉出血的肝硬化患者，在其出血停止后，为了预防再次出血，可供选择的方案有外科分流或断流手术治疗，内镜下圈套或注射硬化剂，口服β受体阻滞剂、介入疗法等。此时必须根据患者情况将这些措施预防再出血的效果、风险、后遗症、疗程以及对生存率的影响、费用等逐项罗列出进行比较选择。找到证据后，医生应结合患者病情提出建议，并在征求患者意见的基础上，作出决策。

（4）病因方面的问题：包括怎样识别疾病的原因及其发病的危险因素？其发病机制是什么？例如对于胰腺癌患者提出病因问题包括：发病的原因是什么？有无遗传因素？发生胰腺癌的危险因素是什么？是否与喝咖啡或与饮酒有关等等。

（5）预后方面的问题：如何来估计临床病程和预测可能发生的并发症和最后结局。针对不同的结局测定指标可以提出不同的预后问题。例如上述预防食管静脉再出血的干预措施，对"再出血的发生率"和"患者的生存率"两种预后效果是否不同？

（二）提出临床问题的参考方法

当在临床实践中遇到患者存在的难题，EBM 实践者要解决它（们）却存在知识能力不足时，这就要找准问题并记录下来，然后通过自己的临床思维，进行整理，将其排序，先抓好关键问题，并作出如何解决这个（些）问题的策略计划，有的放矢地去查阅文献，然后进行文献评价，选择最佳证据，以解决患者的问题。这里在找临床问题的方法上，要掌握的是：①涉及的问题一定是与患者的诊治处理和对病人健康恢复最相关的；②涉及的问题一定是与实践 EBM 提高医疗水平最为相关的；③涉及的问题一定是临床上最感兴趣的、最有用的；④涉及的问题往往也是实践 EBM 中最为常见的。

如果 EBM 实践者在临床医疗日常工作中，对各种不同患者的难题做到日积月累，并不断用最佳证据予以解决，终身坚持，必成名家，并对 EBM 作出更大的贡献。

三、针对病人实际情况提出问题

上述这两种类型的问题几乎包括了所有需要提出的临床问题（question）。对于学生来讲前一类一般性的背景问题可能多一些；对于有经验的医生来讲可能后一类问题多一些。有些问题不需要进一步查资料就可以回答，但就教学而言，有必要提出，让学生了解如何针对病人实际情况提出可回答问题。

为了进一步了解病人的情况（一般性问题）和对病人做进一步处理（特异性问题），在上述工作基础上可以书写教育处方（educational prescription），即提出患者急需解决的临床问题（question），以便进一步寻找答案。教育处方提出的可回答的问题必须十分具体。例如一位重症胰腺炎病人，在讨论治疗措施时，不能提类似"重症胰腺炎病人如何治疗"的问题，因为这样的问题范围太宽，如果据此去检索文献，会有上千篇文章，最终无法归纳总结来回答此问题。因此，提出的问题必须具体到某一项措施，例如有人提出"对重症胰腺炎患者是否需要用静脉内营养或肠内营养"的问题，结合患者实际就可以这样提出问题："全胃肠外营养和肠内营养对于急性重症胰腺炎在降低感染发生率、减少并发症发生率、缩短住院时间和降低死亡率方面，哪一种方法较好?"为回答这个问题，可以用检索词"parenteral nutrition or TPN and enteral nutrition and acute severe pancreatitis"检索文献，寻找答案。由此可见，构建的问题必须包括对象（某种疾病、症状或患者）、需要比较的措施，这样查找出来的结果，才能对临床医师作决策有所帮助。

四、为临床科研提出问题

临床实践是临床科研选题的丰富源泉，日常医疗实践中，无时无刻不面临许多上述的诊断、治疗、病因、预后等问题，不少诊断方法和治疗手段有待于进一步的科学评价。从临床需要出发提出问题，用可靠的方法进行研究，以得到可靠证据回答所提出的问题，解决临床问题，再用于指导他人的临床实践。

总之，要提出一个好的临床问题，需要具备系统扎实的基础与临床专业知识和技能，深入临床实践，善于思考，跟踪本专业研究进展，学会从患者的角度考虑，就易提出构建良好的问题。

第三章　证据及证据的检索

　　循证医学的实践过程，就是结合医生自身的临床经验与外部的最好证据对患者进行医疗干预。临床经验、外部证据和病人权益三者构成了循证医学核心的等边三角形。因此，证据及其质量是循证医学的核心之一，而如何获取高质量的临床证据，是循证医学必须探讨的主要内容。

第一节　证据的种类和分级

　　从广义的角度看，只要是医学基础研究或临床上存在的知识，都可视为证据。大规模多中心临床试验得出的结果是证据，一组临床病例观察甚至是个案报道也是证据；动物实验结果是证据，实验室的观察也是证据；正确的结果是证据，错误的结果也有可能被当成正确的证据，因此，临床证据是多样性也是无穷性的。

　　但从循证医学的角度看，并非医学基础研究或临床上存在的知识，都可视为循证医学的证据。因而，循证医学在提到实践过程中的证据时，基本是加有"最佳"限定词的。问题在于，如何从大量的临床文献中发现最佳的证据并加以应用。Sackett 等提出了根据证据可靠性进行分级的评价法。而所谓的可靠性，主要根据证据的类型、研究的设计、方案实施严谨性和生物统计学的应用来衡量。

　　不同临床问题证据可靠性的评估有不同的标准，但其基本要点均是以研究类型和相应的统计学基本原则来确定的。在根据证据的 5 个级别进行证据的分级后，仍必须根据自己的专业知识、统计学知识和流行病学知识等对证据的实用性、科学性、可靠性和有效性进行评价（表 3-1）。

表 3-1　证据的级别与水平

推荐级别	证据的水平	防治与病因	预　　后	诊　　断	经济分析
Ⅰ级	Ⅰa	同质性 RCTs 的系统评价	同质性前瞻性队列研究的系统评价或有试验基础可靠的临床指南	同质性一流水平的诊断性试验的系统评价或有试验基础可靠的临床指南	同质性一流水平的经济研究的系统评价
	Ⅰb	可信区间小的 RCT	追踪率≥80%的前瞻性队列研究	全部患者均同步做金标准和诊断试验检查且作独立的盲法比较	全部可靠的备选结果对适当费用测量的比较分析,包括将临床可观察到的变异结合到重要变量中的敏感性分析能鉴别: 1. 成本低其结果佳的程度 2. 成本高其结果差的程度 3. 成本相同其结果好坏的程度
	Ⅰc	全或无效应	全或无效应的病例系列:如具有某些预后因素的系列患者,要么全部避免某种特殊结局;要么则全部呈现某种特殊结局(如死亡)	绝对的特异度高即阳性患者则可确诊;绝对的敏感度高即阴性者则可排除	
Ⅱ级	Ⅱa	同质性队列研究的系统评价	1. 同质性回顾性队列研究 2. 随机对照试验中对照组为未治疗者的同质性系统评价	同质性的但水平低于Ⅰ级的诊断性研究的系统评价	同质性的但水平低于Ⅰ级的经济学研究的系统评价
	Ⅱb	单个的队列研究(包括低质量 RCT 如追踪率 < 80%者)	1. 回顾性的队列研究 2. 在 RCT 中未作治疗的对照组患者之追踪结果 3. 验证尚未确认的临床指南	1. 均同步作了金标准及诊断试验,也进行了独立盲法比较但研究对象局限且不连贯 2. 验证尚未确认的临床指南	若干备选结果对适当费用测量的比较分析,包括将临床可观察到的变异结合到重要变量中的敏感性分析。
	Ⅱc	"结局"性研究*	"结局"性研究*	—	—

推荐级别	证据的水平	防治与病因	预　后	诊　断	经济分析
Ⅲ级	Ⅲa	同质性病例－对照研究的系统评价	－	－	－
	Ⅲb	单个病例－对照研究	－	研究对象并未全部作金标准检查，但作了适当指标的独立盲法比较	没有准确的成本测量但对重要临床变量作了敏感性分析
Ⅳ级		病例系列报告、低质量队列研究及病例对照研究	病例系列报告、低质量的预后队列研究	没有独立利用金标准或未作盲法试验	无敏感性分析
Ⅴ级		专家意见（缺乏严格评价或仅依据生理学/基础研究/初始概念）	同左	同左	专家意见（缺乏严格评价或仅依据经济理论）

注：凡是非同质性的系统评价，在证据水平上均要减低。

* "结局"性研究是描述、解释、预测某些干预或危险因素对最终结局的作用与影响的一类研究，最终结局不同于中间结果或临床结果，主要包括生存与去疾病生存、健康相关生存质量、卫生服务满意度、经济负担等。

第二节　证据的来源

根据临床证据的类型，证据的来源有两方面，即一级来源证据（primary resources）和二级来源证据（second resources），也称为原始研究证据和二次研究证据。

一、一级来源证据

一级来源证据所提供的证据为原始研究证据。最有名的收集一级来源证据的数据库为美国的"医学索引在线"（Index Medicus Online，Medline）、欧洲的 Embase 数据库（Embase Database）和中国的"中国生物医学文献数据库"（Chinese Biomedical Literature Database，

CBM）和"中国期刊全文数据库"。这些综合性医学文献库的特点是收录的文献范围广泛、质量不一，收录的条目数量巨大，包罗万象，鱼龙混杂。必须通过检索与筛选，方能找到与决策有关的高质量证据。

（一）医学索引在线

MEDLINE 是美国国立医学图书馆建立的文献库。其收录的题目多种多样，诸如微生物学、医疗卫生服务、营养、药学和环境卫生等。其涵盖的领域包括解剖学、有机体、疾病、化学品与药物、技术和设备、精神和心理、生物科学、物理学、社会科学和教育、科学技术、农业、食品、工业、人文学、信息科学和通信、医疗卫生等。其中 70% 的条目收有摘要。收录时间范围从 1966 年至今。其免费查询的网址为 http://www.ncbi.nlm.nih.gov/PubMed/。

（二）EMBASE 数据库

EMBASE 相当于欧洲的 MEDLINE。它和 MEDLINE 收录的杂志既有重叠，又有不同。该文献库的重点是药物和药学，与药物有关的内容超过 40%，同时也包括健康政策、药物和酒精依赖、心理学、法医学以及污染控制等人类医学的其他方面。它收录以欧洲为主的世界各国文献，收录的时间范围从 1974 年至今。可在互联网上在线进行文献题目的查询。其网址为 http://www.healthgate.com/embase/search–embase–pre.shtml。

（三）中国生物医学文献数据库

中国生物医学文献数据库是中国医学科学院信息研究所（ISTIC）开发研制的面向生物医学领域的文献数据库。网上数据库目前仍在试运行。该数据库收录了自 1983 年以来 1000 多种中国期刊，以及汇编、会议论文的文献题录等。收录学科涉及基础医学、临床医学、预防医学、药学、中医学、医院管理及中药学等生物医学的各个领域。其网址为 http://flower.imicams.ac.cn/。

（四）中国期刊全文数据库

中国医院知识仓库（China Hospital Knowledge Database，简称 CHKD）是中国知识基础设施（China National Knowledge Infrastructure，简称 CNKI）工程的重要知识仓库之一，包括医药卫生期刊全文数据库、医药卫生博硕士论文全文数据库、医药卫生重要报纸全文数据库等，涵盖了基础医学、临床医学、中国医学、诊疗技术、特种医学（如军事医学、航海医学等）、预防保健、药学、医疗器械、管理、医学教育等医药卫生各个领域。收录了自 1994 年以来 700 多种医药类专业期刊的医学全文文献，以及 2300 多种非医药类期刊所提供的文献、280 多种专业报纸及与其相关的其他报纸、医学博硕士论文、我国重要的医药卫生会议论文以及部分医药卫生类工具书、教材等。首次推出的 CHKD 收录了 1994 年至今的各类医学文献达 160 多万篇。日更新千余篇，年更新量约 30 万篇。其网址为 http://

www.cnki.net/index.htm。

二、二级来源证据

二级证据为对原始文献研究证据进行了处理的二次研究证据，与循证医学相关的二次研究证据需满足一定的质量标准，经过整理和质量评估，与临床决策直接相关。这类证据的文献数据库最著名的有 Cochrane 图书馆、最佳证据等。

（一）Cochrane 图书馆

Cochrane 图书馆由英国 Cochrane 中心委托 Wiley InterScience 公司出版，是一个提供高质量证据的数字化文献库，主要包括《Cochrane 系统评价全文库》、《Cochrane 有效评价文摘库》、《Cochrane 临床试验中心登记库》、《Cochrane 评价方法学文献库》、《卫生技术数据库》（Health Technology Assessment Database，HTA）、《NHS 经济学评价文献库》（NHS Economic Evaluation Database，NHS EED）等数据库，还包括解读文献和系统评价手册、循证医学和文献评价名词解释、"网络证据"等其他资源。网址为 http://www.thecochranelibrary.com。

1. Cochrane 系统评价全文库　《Cochrane 系统评价全文库》（Cochrane Database of Systematic Reviews，DSR）收录了由 Cochrane 主持制作的关于医疗卫生服务效果的系统评价（Systematic Reviews，SR），其内容增长很快，而且每季度更新一次，至 2004 年 12 月已收录有 3788 条系统评价记录。文献库条目分为两类：一类是已经完成的系统评价全文；另一类是正在或将要进行的系统评价的研究方案，研究方案包括内容概要和预期发布全文的日期，提示该评价在不久的将来完成。目前的评价范围几乎覆盖医疗卫生实践的所有领域。

CDSR 收录的系统评价是根据 Cochrane 协作网组织编写的《系统评价制作和撰写手册》（The Reviewer's Handbook）进行制作和更新的。该手册是由 Cochrane 评价协作组织编写，全面介绍了 Cochrane 系统评价的方法、步骤和要求，其内容在不断修订和更新。所有系统评价都进行了全面的文献检索，包括人工手检相关的杂志等，系统评价者同时也负责收集未来新的证据和更新评价。

2. 有效评价文摘库　作为对 CDSR 的补充，《有效评价文摘库》（Database of Abstracts of Reviews of Effects，DARE）收录了世界各国非 Cochrane 组织发表的质量较高的系统评价的论文摘要，该文献库的内容包括对论文的质量评估、统一格式的文摘、背景介绍和简单的评述，述评摘自《美国内科医师学会杂志俱乐部》，已收载有 5009 条记录。

3. Cochrane 临床试验中心登记库　《Cochrane 临床试验中心登记库》（The Cochrane Central Register of Controlled Trials，CENTRAL）目前收录了近 44 万项临床试验（截至 2004 年 12 月），并提供了文献的具体来源。收集和登记临床试验是为了加速制作系统评价的步伐和提高系统评价的质量，该项工作由 Cochrane 协作网和国际社会其他力量共同组织和协调。通过对世界各国医学杂志进行系统手工检索和对各种相关文献库的检索，其中包括研究生论文和学术会议文摘等非常规文献，既最大限度减少了文献的遗漏，又防止了同一研究的多次重复报道。

4. Cochrane 评价方法学数据库《Cochrane 评价方法学数据库》（Cochrane Review Method ology Database，CRMD）是一个总结证据和进行系统评价方法学论文的文献库，同时也收集了大量关于随机对照试验方法的科学论文，以及系统评价的优缺点方面的文章。

（二）最佳证据

《最佳证据》（Best Evidence）收集了《美国内科医师学会杂志俱乐部》和《循证医学》杂志的全部内容。

这两个杂志定期从全世界 90 多个最好的临床期刊中，按照严格的研究设计标准，遴选出一定数量的最新的系统评价和原始研究论文，然后由相关领域的国际专家对论文的主要内容进行总结和评述，它们属于新型的证据概要式的杂志。

（三）循证医学评价

循证医学评价（Evidence Base Medicine Reviews，EBMR）由 Ovid 科技公司出版，有在线和光盘两种形式，它将 Cochrane 图书馆中的 Cochrane 系统评价全文库、有效评价文摘库和最佳证据三个数据库集为一起，并与 Medline 和 Ovid 收录的杂志全文链接，这一特点使用户可方便地同时获得二级和一级来源证据。EBMR 被认为是目前集中了临床实践和研究的最好证据的数据库。

（四）指南数据库

国立指南数据库（National Guideline Clearinghouse，NGC）由美国卫生健康研究与质量机构、美国医学会、美国卫生健康计划会联合制作，而指南数据库（Guidelines）由英国牛津医学科学研究院制作。这两个数据库均为循证临床实践指南数据库，都拥有很高可信度的循证医学临床证据，在临床实践中价值很大。

（五）正在进行中的研究注册目录

这类文献库对正在进行中的研究进行登记，通过它们还可以找到其他专业研究登记文献库。

1. 英国国家研究注册目录　《英国国家研究注册目录》（The National Rearch Register，NRR）收录了英国 NHS 资助的正在进行和最新完成的研究项目。首次发布的 NRR 包括 28 000 多个研究项目，还收录了英国医学研究资助局（Medical Research Council）登记的临床试验和国家医疗卫生证据回顾和传播中心（CRD）注册的评价。网址为 http://www.doh.gov.uk/nrr.htm。

2. 正在进行中的卫生服务研究项目　《正在进行中的卫生服务研究项目》（Health Services Research Projects in Progress，HSRProj）收录了正在进行中的卫生服务研究项目，包括卫生技术评估以及临床实践指南的制定和使用方面的研究。最初只收录美国的研究，现在已扩展到全球范围。每季度更新添加大约 350 个项目，目前有大约 5000 条记录。HSR-Proj 提供了由美国政府和私人研究基金会资助的正在进行中的研究项目的记录，每条记录包括：项目概要、研究和资助机构的名称、研究负责人的姓名和地址、项目开始和结束的年份、研究设计和方法的信息。其网址为 http://www.nlm.nih.gov/hsrproj。

第三节 证据的检索

一、基本思路

寻找符合循证医学证据的基本思路可以按照上文所提的证据级别进行。即在寻找证据时，首先应寻找可靠的系统评价，因为它综合了所有相关的原始研究，为医学决策提供了最全面、最可靠的证据。如果无相关的系统评价，应寻找相关的可靠的原始科学研究。如关于干预措施的效果，应寻找高质量的大样本随机对照试验。而预后研究，除了大样本随机对照试验外，还应寻找高质量的队列研究。

假如未发现上述类型的研究，搜寻范围应扩大到目前正在进行的科学研究。由于人们近来对临床试验的重视，出现了临床试验注册数据库。注册的临床试验不仅是已完成并发表的研究，还包括已启动但尚未完成和发表的研究。正在进行的研究说明相关问题是一个带有普遍性的重要问题。因此，决策者应随时关注这些研究的动向，并随时根据其结果制定相关决策。

检索证据的前提是提出问题。虽然提出问题似乎并不是一个复杂的过程，但这一过程非常重要也不容易。一个理想的临床问题应包括患者或人群、干预措施或暴露因素、结局和对比四要素，然后围绕该问题寻找相关的证据以得出最接近四要素的答案。

从检索策略（searching strategy）的角度看，证据的检索实际上就是一系列同义词和关联词的串联性组合。用 MEDLINE 的检索语言，就是把关于一种研究设计（或一类临床问题）的所有可能的同义词和关联词，用"或"连接起来进行检索。如临床试验的同义词有：随机临床试验、随机对照试验、对照试验、前瞻对照试验等，关联词包括：试验、随机分组、盲法、双盲、安慰剂等。

检索策略大致可以分为以下几类：①检索一类研究的策略，如系统评价、临床试验和临床指南等；②检索一类临床问题的策略，如病因，诊断、疗效、转归、经济学评估和卫生需求等；③专门用于检索《Cochrane 临床试验注册目录》和《Cochrane 其他系统评价文献库》等循证医学特别相关的文献库的检索策略。

不同检索策略的敏感度（sensitivity）和特异度（specificity）各不相同。敏感度高的检索策略，漏检率低但假阳性率也高；特异度高的检索策略，漏检率高却假阳性率低。敏感度与特异度均低，则为低质量的检索策略。因此，证据检索的基本思路，应先用敏感度高的策略，在此基础上，再采用特异度高的策略。

得到检索结果后还应对其真实性（validity）、可靠性（reliability）和实用性（applicability）进行评价，评价结果为最好证据则可进行应用。如评价结果不理想，则选择第二个数据库进行再检索。通常数据库的选择顺序为 MEDLINE、Cochrane 图书馆、循证医学评价、指南数据库。

检索者可根据不同需要对选择顺序进行调整，如需原始资料进行二次研究的应首选 Medline，Embase，CBM 等；需要对在研项目进行追踪的可选择 NRR 数据库；而需要二级研究证据解决临床问题的则应首先选择 Cochrane 图书馆、循证医学评价、指南数据库等。

二、基本步骤

从综合性医学文献库里检索医学决策相关的证据，应限定以人为基本单位的研究，如系统评价和临床试验。应首先检索系统评价，如果没有，再查原始研究，然后根据决策问题的性质，用主题词和关键词限定检索的范围。目前有很多专家设计的、经过检验的检索策略，读者可以借鉴。

（一）计算机检索

1. 确定检索策略
（1）分解词汇：确定检索策略的第一步是对所提出的临床问题进行仔细分析，将其分解为几个独立的词汇。
（2）词汇转化：参考将要检索的数据库词典，选择与已分解的独立词汇最相适应的词汇进行转化。目前最常用的计算机检索的数据库为 MEDLINE 数据库，它所使用的检索词汇为美国国立医学图书馆编制的医学主题词（MeSH）。随着循证医学的发展，Evidence - Based Medicine 已成为 MeSH 词表的主题词之一。
（3）词汇组合：根据需要采用 And、Or 或 Not 对词汇进行最佳组合，进行检索。
（4）检索的限定：数据库为检索者提供了很多检索限定项目，可根据需要进行选择，如出版年限、出版类型、语言、年龄组、性别等。通过主题词和文献类型等进行限定检索、再加上自由词检索可较方便地获得所需信息。
2. 应用检索策略进行检索　检索策略确定后，即可在所选最有可能得到该证据的数据库内应用，进行检索。
3. 检索的敏感度与特异度　得到初次检索结果后，即可明确得知本次检索的范围是否合适或过宽、过窄，并对检索策略的敏感度与特异度做出评价和调整，进行必要的再检索。

特异度高的检索得到的文献较少，省时、省力、准确性高，但可能丢失部分有价值的文献。敏感度高的检索可在所检数据库内得到全部或近全部的相关参考文献，但对证据的使用者来说较费力，且要用大量的时间去剔除部分不适用的文章。因此应根据检索目的适当调整敏感度与特异度。提高敏感度可通过增加自由词和同义词或"＊"号截断来实现。提高特异度可通过减少自由词和增加主题词及检索限定来实现。

（二）计算机检索实例

1. MEDLINE 计算机检索　目前在因特网上能够检索 MEDLINE 数据库的 Web 站点很多，检索方法也多种多样，其中隶属美国国立医学图书馆（NLM）的国家生物技术中心（NCBl）开发的 PubMed 网络检索系统最受欢迎。

截至 2004 年 12 月，PubMed 共收录了 20 世纪 60 年代中期以来 70 多个国家出版的 4800 种生物医学杂志共约 1.2 千万篇摘要，并与相关杂志的网址建立了链接。通过与这些站点的链接，可以检索到这些杂志的更多信息，其中有的还提供免费的全文服务。PubMed 可检索的数据库有 MEDLINE 和 PreMEDLINE 等，PreMEDLINE 有以下特点：它能从整个记录加工完毕追溯到进入 MEDLINE 数据库之前的该记录最基本的引文信息及摘要，并且每日更新，而 MEDLINE 数据库的记录为每周更新。

（1）PubMed 的检索提问框：对 PubMed 进行检索时在每屏中均可见到检索提问框，框内可输入一个或多个检索词。多个检索词之间可选用以下逻辑运算符进行不同组合检索：①AND（逻辑与）检出结果需同时含有两个或多个检索词；②OR（逻辑或）检出文献可同时含或只含两个或多个检索词中的一个；③NOT（逻辑非）检出文献是在含检索词 A 的记录中去掉含检索词 B 的记录。

（2）通过特色功能按钮进行检索：在检索提问框的下方还有 Limits，Preview/Index，History 和 Clipboard 四个功能按钮，每个功能按钮各有不同的特殊功能。

1）Limits（对检索进行限制）：鼠标点击 Limits，用户可对特定的检索范围进行限制。PubMed 设计了 9 种限制。

①对字段进行限制，默认状态是"All Fields"，对所有字段进行检索。可供选择的限制字段有 Author Name、Journal Name、Language、Publication Types、MESH Terms、Subheading、Title Word 等。

②对文献类型进行限制，默认状态是"Publication Type"，对文献类型不加限制。可供选择的文献类型有 Clinical Trial、Editorial、Letter、Meta – Analysis、Practice Guideline、Randomized Controlled Trial、Review 等 7 种。

从 PubMed 所提供的可供限制检索的文献类型，可以看出这些文献类型对循证医学研究很有帮助。但应注意对文献类型进行选择只针对 MEDLINE，不针对 PreMEDLIN 数据库。

③Language（语种），在"Language"下拉菜单中只列出了经常检索的几种。默认状态是对语种不加限制。

④Age（年龄），默认状态是对年龄不加限制。对年龄进行限制只是针对 MEDLINE 数据库。

⑤Gender（性别），对性别的选择也只针对 MEDLINE 数据库，默认状态是对性别不加限制。

⑥Human or Animal（人或动物），用于检索特定的研究对象，可用鼠标选择人或动物。默认状态是对人或动物不加限制。

⑦Subsets（子库及扩展库），可供进行限制的数据库有：AIDS、AIM、Dental、MEDLINE、Nursing、PreMEDLINE、Publisher 和 PubRef。PubRef 是一个扩展库，PubMed 只是

PubRef 的一个子库，PubRef 包括的范围除生物医学外，还包括物理学等。

⑧Dates（日期），日期包括记录入库日期和出版日期。

Entre Date（记录入库日期）：可在近 30 天以来至 10 年以来的范围内进行选择。

Publication Date（出版日期）：可选择日期范围，年为 4 个字符，月和日分别为两个字符。月和日填与不填均可。

⑨Only items with abstracts（选择有摘要的记录），用鼠标点击"only items with abstracts"前的方框，可选择有摘要的记录。

注意：只要用鼠标选择了检索词输入框下 Limits 按钮前面的小方框（在小方框内作标记），并且对检索范围进行了限制，以后所有的检索均按已作改动的限制范围进行检索，去除小方框内已作的标记则不对检索范围进行限制。

2）Preview/Index（对检索结果进行预览或进行索引检索）：在得到检索结果后，用鼠标点击检索提问框下的"Preview/Index"可得到两类提示：

①Most Recent Queries，列出了最近 3 条检索结果，最近检索结果列在最上面，用鼠标点击检索结果的条数可显示检索结果。用"＃"符号加上检索结果的序号可进行组合检索，如（＃2OR＃3）aspirin。

②Add Term（s）to Query or View Index 向用户提供追加检索词并进行组配检索的功能。追加的检索词可通过下拉式菜单进行限定字段检索；检索词输入后可通过鼠标点击"AND"、"OR"、"NOT"可将本次检索与上一次检索结果进行组合检索。点击"Preview"可预览检索结果（可从屏幕预览检索结果为多少条记录，也可利用屏幕的功能对检索策略进行进一步完善）；

点击"Index"可得到检索词按字母顺序排列的轮排表。用户可通过下拉式菜单对检索词进行选择（可在按下 Ctrl 键后用鼠标连续对方框的检索词进行多选），并可选择逻辑运算符与上一次检索结果进行组合检索。

3）History（检索史）：点击"检索史"功能按钮可浏览检索结果，历次检索结果最多可以显示 100 条。在检索提问框内可利用检索结果序号进行检索结果间的组配检索。

4）Clipboard（剪贴板）：剪贴板可用来收集用户已选的记录，然后用于打印、存盘或联系订购全文，剪贴板内最多可贮存 500 个记录。一旦将记录存到剪贴板，可用鼠标点击 Clipboard 功能按钮浏览存在剪贴板的内容。

（3）Clinical Queries（临床提问）：PubMed 在 McMaster 大学研究工作基础上设计了一个为临床医生服务的临床检索界面 Clinical Queries，其包括治疗、诊断、病因和预后四个临床领域的检索策略，用户可以根据自己的实际需要，选用不同敏感度的检索策略。Clinical Queries 位于主页右侧，鼠标点击 Clinical Queries 即可显示该模式的检索提问框。

应用此模式检索可快速了解涉及临床问题的一个大概情况。该模式列有 Therapy（治疗），diagnosis（诊断）、etiology（病因）和 prognosis（预后）四种与临床问题关系最密切的类目。检索时，只需在检索框内输入检索词，然后鼠标选择 therapy、diagnosis、etiology、prognosis 这一排选择按钮的其中之一，再用鼠标点击另一列的 Sensitivity（敏感度）或 Specificity（特异度）。选 Sensitivity，可扩大检索范围，提高查全率；选 Specificity，可缩小检索范围，提高查准率。

Clinical Queries 是一个非常有用也极为方便的检索高级别论证强度证据的工具，它包括了临床问题种类、系统评价和医学遗传学三大项，由于检索策略基本确定，它的可变部分只在检索词，因此特别适合工作繁忙的临床医生。

（4）MeSH Browse（医学主题词浏览器）：PubMed 可通过 MeSH（Medical Subject Heading）Browser 进行检索。MeSH Browse 位于 PubMed 主页左侧。

当在 Enter a term to look up in MeSH 后面的文本框中输入一个词后，用鼠标击 Browse，可显示这个主题词的树状结构。此时可用鼠标选择主题词的树桩结构中的任一主题词。用鼠标击屏幕上的［Detailed Display］可显示能与该主题词组合的全部副主题词。

1）对主题词进行基本检索：例如检索有关 Arrhythmia 的所有内容（即包括 Arrhythmia 的所有的下位词）。在出现主题词树状结构时选［Add to Query］，然后出现以下提示：Current Query 此时选"Return to PubMed"按钮即可得到检索结果。

2）对主题词进行详细检索：例如只检索 Arrhythmia 药物治疗的文献，可按以下步骤进行检索：

在主题词树状结构时选［Detailed Display］，在 Restrict the search to the following sub headings 之下，列有能与该主题词进行组合的全部副主题词，这时可对副主题词加以选择（可多选），用鼠标点击该词前面的方框。选屏幕上的"Add"按钮，再选下一屏的"return to PubMed"按钮即可得到检索结果。

3）对主题词进行限制：如需将检索范围限制在主要主题词字段以提高查准率，用鼠标再点击"Restrict Search Major Topic Heading only"前面的方框。

系统在检索某一主题词时会自动进行扩充检索以扩大查全率，如不需对主题词进行扩充检索，用鼠标点击"Do Not Explode this term"的方框即可。

注：检索 PreMEDLIN 收录的文献最好用基本检索模式进行检索，因这些文献的主题词标引等加工工作还有待完善。

（5）Journal Browser（期刊浏览器）：在主页右侧点击 Journal Browser 即可进入"Journal Browser"，使用期刊浏览器可在检索提问框内录入需要查的杂志名的一个或几个词（可用截词符"＊"或通配符"?"替代字母），或杂志的 ISSN 号，或 MEDLINE 缩写，即可查到该杂志正规的全称、缩写形式和 ISSN 号的一览表。

在 Journal Browser 中可以见到"a list of journals with links to publisher web site"，用鼠标点击该提示，可浏览已与 PubMed 建立链接的所有生物医学杂志的网址。

（6）SUMSearch 是另一个非常好的计算机检索，为美国内科学会 SUMSearch 检索界面。以前叫 Smart Search，是美国内科学会提供的一个实验性检索界面。使用时，用户只需限定检索问题的性质，如诊断和治疗，并输入有关问题的关键词，如肝炎，搜索引擎将自动从 MEDLINE 和其他文献库里检索出高质量的文献。本搜索界面还与 DARE、美国国家指南信息中心和默克医疗手册直接相连，提供这些文献库的检索结果。SUMSearch 的网址是：http：//sumsearch.uthscsa.edu/。

2.Cochrane 图书馆计算机检索

（1）Cochrane 图书馆的光盘屏幕界面简介：Cochrane 图书馆的屏幕分为功能按钮、索引窗口和文献窗口 3 个部分。索引窗口和文献窗口之间还有调节两个窗口显示比例的 3 组箭头按钮。

索引窗口列出了 Cochrane 图书馆各数据库的名称，数据库名后括号内的数字为各库记录总数和命中记录数。用鼠标双击该数据库名或用鼠标单击该数据库名之前的红色箭头，即可逐层展开该数据库的从属部分；双击数据库的从属部分将显示命中记录的题目，其中新的系统评价将显示红底白字"New"，内容已更新的系统评价将显示蓝底白字"Update"。

文献窗口显示该记录的全文或摘要。

索引窗口和文献窗口之间有 3 组功能按钮，Outline（大纲按钮）允许检索者使用鼠标选择 Cochrane 图书馆系统评价的全文、研究方案、摘要等大纲标题进行快速浏览和定位。Find（查找按钮）在检索到 1 个记录之后，允许从该记录中查找检索者感兴趣的词汇，并用粉红色显示。该功能对于检索者判断检索结果是否符合需要十分有用。Back（后退按钮）用于退回显示前一个记录。

（2）Cochrane 图书馆的检索：一旦对 Cochrane 图书馆进行检索，将同时对上述所有的数据库进行检索。检索时可使用截词符"＊"进行截词检索；对多个检索词可加双引号进行短语检索或使用 NEXT 和 NEAR 命令进行检索。

Cochrane 图书馆的检索方式分为 Simple Search（简单检索）、Advanced Search（高级检索）和 MeSH（主题词检索）3 种模式。

1）Simple Search：对检索词进行检索时，将对数据库的各文本字段进行检索。任何字段只要有检索词出现其中，该记录即被命中，并用红色显示。

如果用多个检索词进行检索，Cochrane 图书馆自动在词与词之间用"AND"逻辑运算符相连。因此对词组进行检索时应给词组加上双引号，如："lung cancer"。也可使用逻辑运算符"AND"、"OR"和"NOT"。

应注意检索词必须≥3 个字母，若检索词超过 16 个字母，将被截段进行检索；而数字将忽略不检。杂志名和主题词可用连字符保持检索词的整体性。如果检索者熟悉主题词检索，可在简单检索模式中输入主题词后加西文冒号，并加"ME"（主题词 MeSH 的缩写），如 gene：ME。

Cochrane 图书馆也可用 NEAR 运算符进行相邻检索，NEAR 运算符可将两个检索词的邻近范围限定在 6 个词的范围内进行检索。

当输入检索词后，选择此检索屏幕左下的"New item only"可检索该期光盘的新记录；选择此检索屏幕右下的"Update Item Only"可检索在该期光盘内容得到修正更新的系统评价。

2）Advanced Search：高级检索允许检索者建立更复杂的检索式，该模式能对每一步检索结果进行储存，赋予该检索结果检索序号，并能通过选择位于屏幕右侧的逻辑运算符按钮 AND、OR 或 NOT 建立更复杂的检索式。使用 AND、OR 或 NOT 运算符有两种操作方式：一种是在检索框内输入检索结果的序号（如＃1，＃3 等），并在序号间使用运算符（如：＃1AND＃3）；另一种是按住 Ctrl 键后用鼠标点击 2 个或 2 个以上的检索结果；然后选择位于屏幕右侧的逻辑运算符按钮 AND、OR 或 NOT 进行检索。

高级检索模式可限定字段进行检索，可用来限定检索的字段有 Title，Author，Abstract，Keyword，Source；此外还可对 Publication date（出版时间），Date last updated（最后更新时间）和 New this issue（本期新的记录）进行限定检索。

得到检索结果后，可用鼠标点击检索屏幕下方的"Show the results of the search in the index windows"回到索引窗口，进一步进行浏览、打印和存盘。

Cochrane 图书馆的在线检索需付费。从 2005 年开始，网上在线检索网址为 http：//www.thecochranelibrary.com，界面由 Wiley InterScience 公司提供，在键入检索词后，同样对 Cochrane 图书馆的所有数据库进行检索，命中条目数显示在各数据库，双击该数据库便可显示检索中的内容，十分方便。

3）MeSH thesaurus searching：主题词采用美国国立医学图书馆编制的医学主题词表（MESH）。在主题词的树状结构显示框下有"Singleterm"（检索单个主题词）、"Explode in select tree"（扩展已选择的树）和"Explode in all tree"（扩展所有的树），检索者可根据需要进行选择。

需注意的是，在 Cochrane 图书馆中并非所有的记录都有主题词，因此，在进行主题词检索时尤其需要将主题词检索和自由词检索结合起来制定检索策略。

4）Cochrane 图书馆对 Meta 分析图表的显示功能：Cochrane 图书馆的 CDSR 库不仅有系统评价的全文。而且还包括有系统评价的概要和 Adds－rate 图以显示对每个对照试验进行 Meta 分析的结果。

浏览 Meta 分析的表和图，可用鼠标点击索引窗口和文献窗口之间的 Outline 功能按钮，并点击"Summary of Analysis"。

当用鼠标点击有蓝色下划线的 Meta View Tables and Figures，时，将启动 Meta View 软件，并显示以下信息：

顶部显示系统评价的题目，系统评价中的对比研究用粗体显示，对每一研究内容的结果用普通字体显示，并列在每一个对比研究之下：用鼠标双击每一个对比研究或每一研究内容，将显示该研究进一步的统计分析细节。

第四章 个体化原则与统计方法学原则

第一节 个体化原则

一、生物学依据

任何最佳研究成果可否应用于个体患者的诊治实际，首先应该考虑其生物学的依据（biologic evidence），例如某一药物的治病效应，从发病的生物学机制上是作用在哪个环节？为何有效？为何无效甚至发生不良反应等，均应有生物学依据。

在病原生物学方面，对于感染性疾病具有十分重要的意义。例如：结核病的病原生物体是结核杆菌；病毒性肝炎的病原生物体分别是甲、乙、丙、丁等型的肝炎病毒；乙型肝炎病毒所致的慢性肝炎与肝癌有较强的相关性等等，这些都为病原生物学依据。

在感染性疾病的抗生素治疗方面，例如同一种有效的抗生素治疗同一细菌所致的感染性疾病，其敏感菌株与耐药菌株就会呈现出不同的治疗效果，就要涉及生物学的机制。

在人种或不同的民族往往有着某些生物学方面的差异。在循证医学应用最佳证据的个体化实践中，要予以注意。例如：黑人的高血压发病率较其他人种高且危害重，治疗高血压临床证明有效的β受体阻滞剂、血管紧张素抑制剂，对黑人的高血压治疗较利尿剂的疗效差；血管紧张素酶抑制剂引起的血管性水肿显著，较其他人种的发生率高。反之，我国大凉山地区的彝族人群经调查高血压患病率却很低。因此，在疾病防治中要注意人种与民族的生物学特点。

此外，由于生物学证据的不足，常常使我们对某些疾病的诊断和治疗带来许多困难。例如：恶性肿瘤的诊断，由于缺乏早期特异性诊断方法，对临床早期正确诊断造成了很大困难，进而对临床治疗与预后也有重要的影响，这就需要进一步的研究。

可见，在循证医学实践中证据的应用，其生物学依据是重要的。

二、病理生理学依据

任何证据的应用，都必须考虑患者的病理生理特点。例如：2003 年在我国流行的急性传染性非典型肺炎（SARS），部分中毒症状及肺部炎变损害明显、呼吸功能明显障碍者，适时、适量地应用肾上腺皮质激素治疗，取得了较好的临床效果，挽救了不少病人的生命，此为有效的证据。然而，对于中毒症状以及肺部损害不重、呼吸功能影响较轻的患者，应用激素则应审慎，以避免带来不良的后果。因此，应用任何有效药物的时候，一定要考虑病人的具体病理、生理状况，是否与"最佳证据"的临床资料相吻合。

任何最佳证据的应用，一定要仔细考虑患者由于病理生理损害颇重而致的临床病情的复杂性。因为临床研究的成果，就研究对象而言，相对较为单纯，因而即使是最佳证据，对临床的总体代表性而言，往往有一定的限制。如果面对的对象病情较重或有某些（种）并发症或并存症，则就不会那样简单了。例如：对轻、中型高血压病患者降压的随机对照试验研究，证明了 β 受体阻断剂及血管紧张素酶 Ⅱ 受体阻断剂有良好的降压效果。如果患者是一位重症高血压患者（BP > 180/120mmHg），或者伴有心脑靶器官损伤者。此时，宜注意被引用的资料（证据），有无轻、中、重型病例的分层比较证据，如有重型或伴有有关并发症且又与该患者病情相似，那么相应的证据就有被采用的价值。否则，应另作考虑。

改善患者的预后，提高病人的生存质量的目的，要求我们将多种相关因素的研究证据，结合患者疾病的病理生理特点进行具体分析和评价，以估计可能发生某一事件的概率并有针对性的指导干预，从而防止或降低不良事件的发生，以达到改善患者预后的目的。

三、社会 - 心理及经济特点

在不同的社会和经济环境里，对有关疾病的诊断及治疗性研究的最佳证据，当其用于具体患者常有着很大差异。例如：在发达国家或地区对冠心病的诊断可以应用冠脉造影的"金标准"进行诊断，可以采用冠脉搭桥手术或安置支架进行有效的治疗。然而其费用之昂贵加之要求高档的仪器设备和医技手段，非一般不发达地区或平民所能承担和接受。反之，在发展中国家或贫困地区对一些急性传染病、呼吸道感染、地方病、妇幼疾患、营养不良、急性腹泻等防治性研究，这些成果在发展中国家及贫困地区实践循证医学有用，而在发达国家则未必都有重要价值。因此，在应用最佳研究证据的时候，即使某些有效的诊治措施符合患者的实际，自然还要考虑社会经济因素。

患者是否愿意接受"最佳证据"，医生是否能认真负责地实践循证医学，这就会涉及到患者以及医生的心理状态及依从性的问题，如果医生高度负责，对先进的研究成果接受的敏感性高，就会更好地应用最佳证据为自己的患者处治。在这种情况下，建立良好医患关系，患者愿意接受治疗，依从性好，自然会取得良好的效果。否则是难以奏效的。

因此，在最佳证据用于具体的患者的时候，一定要尽一切努力地改善患者对接受治疗的依从性；办法是要了解患者的心理与所处的社会状态，要给患者进行接受治疗的医学知识教育；要倾听患者对治疗的意见和解除可能存在的顾虑；在治疗中要给患者提供方便的服务，尽量地减少患者及其家属对接受医疗的某种不便；不断地加强交流，从而保持与发展良好的心理状态和合作关系；这是实践循证医学的重要基础之一。

四、应用研究证据要权衡利弊

最佳证据是否可以用于对个体患者的医疗决策，自然要考虑拟采用的诊治措施能给患者带来多大的利益，同时还要考虑它们被应用后可能产生哪些不良反应及其对患者造成的危害程度。因此，拟对患者采用的诊治措施，必须对利、弊关系作客观的评估。只有利大于弊方可采用。

所谓"利大"，指的是对患者拟用的新的诊治措施；其临床意义显著。

显著的临床意义或称价值，一定有其量化的指标。常用者，在病因及危险因素方面有相对危险度（relative risk，RR）、归因危险度（attribute risk，AR）、病因学分数（etiologic fraction，EF）、比值比（odds ratio，OR）等；在诊断学试验方面有敏感度、特异度、准确度、患病率、预测值、似然比等指标；在治疗方面；有治愈率、有效率、病死率、绝对危险降低度（absolute risk reduction，ARR）、相对危险降低度（relative risk reduction，RRR）、与对照组比较，需要治疗的例数才取得 1 例最佳效果（number needed to treat，NNT）等。关于药物不良反应（adverse drug reaction，ADR），在循证医学个体化的实践中，要予以高度重视，需要掌握其不良反应及其程度有多大？重要事件（如致残、致死）率有多大？试验组与对照组比较其不良反应的危险度增高了多大？治疗多少病例才发生一例重要的不良事件（NNH）？有了这些指标和数据，就可以比较试验组和对照组的利弊比（LHHH）通常用1/NNT：1/NNH 比值表示，如 1/NNT 越大，1/NNH 越小，则越佳。

第二节　统计学方法

一、临床证据的数据资料类型

临床研究和实践所用证据的数据类型，形式多样，从不同的角度描述各种临床现象的本质。

（一）分类变量资料

所谓"分类变量"资料（categorical variable），就是按照研究对象的某种属性进行分类，其基本观察单位就是个体。例如性别可分为男性与女性，年龄段可分为青壮年与老年，病情严重程度可分为轻、中、重，并发症可分为有或无等。可见，这类资料中个体分类的基本属性是：性别、年龄段、病情程度以及有无并发症，分类的属性，本身并不是精确定量，只能定性描述，所以，这种分类资料又称为计数资料。

在临床研究资料中，常用来描述试验组和对照组中事件发生率的大小，如有效率、痊愈率、病死率、发病率、相对危险度、绝对危险度、诊断试验的敏感度、特异度以及相关的比值等 。进而用来统计推断两组或多组之间有多大差异？有无统计学意义等。

（二）数值变量资料

所谓数值变量资料（numerical variable）就是临床研究中能被准确测量的各种指标，所测得数值是可以"度、量、衡"的，因此又称为计量资料。例如体温、身高、体重、血压、血脂、血糖等等。这类变量的数值大小及其分布都有一定规律，如有的服从正态分布，有的是非正态分布。

数值变量资料较之分类资料更能准确描述事物的变化本质，清晰地反映出从量变到质变的界值及不确定的范围及其程度。这样就可能为疾病的早期正确诊断或防治提供较为可靠的信息。例如，当一个个体的血糖值位于正常的高限，也许是糖尿病的早期，当适时地对其进行糖耐量试验，则有利于糖尿病的早期诊断；又如当某一患者的舒张期血压达到 $89 \sim 90mmHg$ 时，则可为高血压的早期诊断提供可能。因此，在有些研究证据中，如出现将数值变量转化为等级分类资料时，毫无疑问，将会不同程度地失去量化的统计信息量，对真实性自然有所影响。这在创证及循证医学实践时，应予考虑。

如果在不同的研究组别中将有关指标的数值变量进行比较，其差值就可作为效应量，应用相应的统计分析方法，用以判断临床及统计学意义。

（三）等级变量资料

在临床研究中，分类变量可以分为多种属性或类别，而且属性或类别间有程度或等级之分，如临床效果"痊愈、显效、好转、无效"，这类变量资料称为等级变量资料。其实质则可归纳于分类变量资料。

根据研究对象具有重要临床意义的特点或指标，有时可将数值变量，依其值的大小转化为等级变量资料，例如：

1. 高血压　I级高血压（轻度）：SBP = 140 ~ 159mmHg，DBP = 90 ~ 99mmHg

II级高血压（中度）：SBP = 160 ~ 179mmHg，DBP = 100 ~ 109mmHg

III级高血压（重度）：SBP > 180mmHg，DBP > 110mmHg

2. 高血脂症　　　　合适范围　　　　　边缘高　　　　　　　高

血清总胆固醇　　< 5.20mmol/dl　　5.23 ~ 5.69mmol/dl　　> 5.72mmol/dl

血清甘油三酯　　< 1.7mmol/dl　　　　　　　　　　　　> 1.7mmool/dl

从例中可以看出这种分类的等级变量资料，对临床病情程度的诊断、治疗及预后的分析评价等有重要的实用价值。

(四) 配对资料

在临床研究的证据中，为消除某种（些）混杂因素的影响，常发现提供的资料是配对的。例如试验组和对照组的研究对象按照性别、年龄、病损程度进行 1:1 或 2:1 不等配对，这种形式为异体配对；另外一种形式，是同体配对，如自身前后对照试验，分别测量同一个体干预前与干预后的一些观测指标，取其差值进行统计描述。例如治疗前 SBP 测量值为 162mmHg，治疗后为 132mmHg，其配对的前后差值为 30mmHg 等，像这类资料就称为配对资料，数据类型可以是分类变量资料，也可为数值变量资料。其价值远优于非配对的、成组设计的变量资料，真实性更好。因此，统计分析方法也有别于成组资料。

(五) 多因素分析的变量资料

在病因、危险因素、疗效或预后的研究证据中，常涉及多因素分析的变量资料，既有分类变量资料，也有一些相关的数值变量资料。在用证与评价证据时，应注意结合变量赋值范围及其意义，判断变量的回归系数及 p 值。鉴于多因素分析比较复杂，需借助计算机统计软件包计算分析得到结果，读者有时不能验算。评价这类结果时，除了考虑统计学意义外，要充分注意临床意义。

二、证据资料的质量判断

当在循证医学实践中拟采用某一证据时，无论采用何种最佳设计方案，甚至被誉为"最佳证据"，亦不能盲从，重要的是分析证据的基础数据资料是否可靠，以及质量的高低。这里应特别注意以下问题：

(一) 资料的完整性判断

所引证据中的入组例数为重要指标，在其结论中是否前后相符？如果试验前后例数不等，应计算丢失率：丢失率 = 100% − （终末例数 × 100/入组例数）%

若试验前后例数一致，则病例资料完整；当丢失率 < 10%，质量基本合格；当丢失率在 10% ~ 20%，甚至 > 20% 时，则资料质量较差，结果往往会偏离真实性。

此外，还应注意设计阶段的重要终末指标，是否存在任意删减，应防止人为偏倚。

(二) 组间的基线资料是否可比

在试验组和对照两组之间的重要临床基线资料是否相对一致，是否可比。例如总例数、性别、年龄、病情程度以及主要影响预后因素等是否在组间存在显著差异。如无显著性差异，则满足均衡性，其试验的结果可信，否则应作统计学分层分析。

（三）重复性检验

1. 对于临床影像学观测指标，如 X 光片、CT、MRI 或者病理资料，除了有明确的诊断标准外，医生的观测诊断水平可能存在某种差异。因此，当将证据应用于临床实践时，应检查证据的原始资料是否作过一致性检验，Kappa 值是多少？可信度有多大？如果没有做一致性检验？若作了一致性检验，而 Kappa 值 < 0.4，则质差，当 Kappa > 0.7 及以上，则质佳。

2. 对于实验室的数据资料，更要注重实验室的操作条件、试剂是否标准化？应用试剂的批内及批间差异系数有多大？是否在容许范围之内。通常差异度应小于 5%。

批内差异度 =（第一次测量值 – 第二次测量值）/第一次测量值

批间差异度 =（第一批测量值 – 第二批测量值）/第一批测量值

（四）缺失值的分析

1. 分类变量缺失值

例如，试验组和对照组各丢失了 10 例，那么可以把试验组丢失的 10 例，当作"无效病例"，而对照组丢失的 10 例，则当作"有效病例"处理，然后再作两两率的比较，如仍有临床及统计学意义，则资料的证据可靠，否则另作考虑。

2. 数值变量资料的缺失值

数值变量资料从证据（论文）提供资料往往是均数及标准差，或者中位数，以及相应 95% 可信区间（95% CI）。若 95% 可信区间，上下限的间隔小、精度高，则意味着数值资料可靠性高，结果可信；反之则精度差，在一定程度上是由于原始数据"丢失"或样本数量较少所致。

（五）精确度分析

对于分类变量资料或者数值变量资料，除了评价各种效应量的测量尺度大小外（如比值比、均数、相关系数），还应该考察和分析其精确度（precision），在循证医学实践用证时是十分重要的。

分析数据资料精确度的方法实际上就是估计可信区间（confidence interval，CD 或可信限 confidence limit，CL）。通常是计算所提供数据的 95% 的可信度范围，因此称为 95% 可信区间 95% CI），"不可信的范围"仅为 5%，若为双侧，则分布高、低两端各为 2.5%。当然也可根据实际需要，选用 90% 或 99% 可信区间。

在循证医学证据中所涉及计算 95% 可信区间的方法如下：

在治疗性研究资料中，常常涉及有关治疗方法的效果比较分析

1. 例 1，某药治疗 60 例患者，其中 24 例有效，其有效率为 40%，其 95% CI 估计过程如下：

$$P = 40\% = 0.4, \ n = 60, \ 标准误 \ SE = \sqrt{\frac{P \times (1-P)}{n}} = \sqrt{\frac{0.4 \times (1-0.4)}{60}} = 0.063$$

则该例有效率的 95% 可信区间为 $0.4 \pm 1.96 \times 0.063$，下限为 0.276，上限为 0.524。

2. 例2，治疗试验分两组，甲组治疗 125 例，病死率为 12%，乙组治疗 120 例，病死率为 25%，则组间绝对危险降低率（absolute risk reduction，ARR）及其 95% 可信区间为：

两组临床治疗性试验的病死率分析

组别	结果		合计	病死率
	死亡	存活		
甲组	15(a)	110(b)	125	12%
乙组	30(c)	90(d)	120	25%

$$ARR = P_2 - P_1 = 25\% - 12\% = 13\%$$

$$SE_{ARR} = \sqrt{\frac{P_1 \times (1-P_1)}{n_1} + \frac{P_2 \times (1-P_2)}{n_2}} = \sqrt{\frac{0.12 \times 0.88}{125} + \frac{0.25 \times 0.75}{120}} = 0.049$$

ARR 的 95%CI 为 ARR $\pm$ 1.96SE$_{ARR}$ = 0.13 $\pm$ 1.96 $\times$ 0.049，则下限为 3.4%，上限为 22.6%。

3. NNT 的 95% 可信区间计算　　NNT 是指需要治疗多少病例才能获得 1 例最佳结果（number needed to treat，NNT），其 95% 可信区间不能直接计算，是利用 ARR 的可信区间上、下限的倒数估算而来。根据例 2 的 ARR，可推算出 NNT 及其 95%CI。

本例 NNT = 1/ARR = 1/0.13 = 7.7，其 95% 的可信区间上限为 1/3.4% = 29.4，下限为 1/22.6% = 4.4

4. 相对危险降低率 RRR 及其 95%CI　　不能直接计算，它用 1 减去相对危险度的 95%CI 值推算出，以例 2 为例：

RRR = 1 - RR = 1 - P$_1$/P$_2$ = 1 - 12/25 = 0.52，RRR 的 95% 可信区间为 0.154 ~ 0.728。

在循证医学应用证据过程中，有时会缺乏 95%CI 资料，这些计算方法可供借鉴。值得指出的是，有些证据特别是 RCT 试验，当其具有临床价值，但无统计学意义，其 P 值 > 0.05 或更大时，这时可以借助 95%CI 进行综合判断，有时是十分有价值的。

（二）样本量的分析

如果设计科学合理，试验的样本量大当然较之小样本的数据资料自然更为真实可靠。但是，临床研究的样本量也不可能都是成千上万例的。这里要强调被引证资料的设计中，样本量是否合适需重点考察最小效应量以及 Ⅰ、Ⅱ 型错误的水平。如一个临床治疗性试验，新药组假设疗效率为 80%，而对照组的疗效为 60%，则试验组比对照组临床效果好 20%，Ⅰ 型（α）错误限制在 < 0.05，Ⅱ 型（β）错误率限制在 < 0.1，这时可应用公式计算样本量，判断每组的样本例数是否合适。若遇到样本量 < 40 例的资料，特别是 P > 0.05 时，无统计学意义，但效应量却又有临床价值时，应计算 β 错误，如果其 > 0.2，则表明样本量不足，扩大样本再试是必要的，而不宜作负性结论。

第三节　统计学方法的正确抉择

在了解了拟用证据的数据资料性质，并确认质量合格之后，还应评价统计学分析方法是否正确。不同类型的资料所选用统计学方法不同，这里只强调统计学方法正确抉择的基本原则与要求。至于具体的公式和运算程序则需参考统计学专著。

统计分析均包括两个方面的内容：统计描述与统计推断，后者又包括假设检验与可信区间估计。

在有关数据资料统计分析时，应首先要明确相关的条件，例如：①数据资料的分布类型，是正态分布，或者呈偏态分布？或属二项分布？②是否满足方差齐性？理论频数是否足够大？

如数值变量的统计描述，不同条件下，描述方式不尽相同：①属于正态分布的数值资料，则用均数±标准差；②属于对数正态分布者，则用几何均数±标准差；③不服从正态分布或对数正态分布者，则选用中位数及四分位间距。

一、数据资料统计描述的基本要求

（一）关于数值变量资料的统计描述

关于数值变量资料的统计描述见表4-1和表4-2

表4-1　数值变量资料的集中趋势表达

指标	作用	适用条件
均数	描述一组资料的平均水平或集中趋势	正态或近似正态分布
中位数	与均数意义相似	偏态或分布未知或两端无界限
几何均数	与一般均数一样	对数正态分布、等比资料

表4-2　数值变量资料的离散趋势指标

指标	作用	适用条件
标准差	描述一组资料离散的程度	正态及近似正态分布
四分位间距	与标准差同义	偏态分布未知或两端无界
极差	与标准差同义	
变异系数	与标准差同义	

（二）关于分类变量资料的统计描述

关于分类变量资料的统计描述见表4-3。

表4-3　分类变量资料的常用表达指标

指标	表达方式	意义
率	事件发生例数/观测总例数	分析事件发生的强度和频率
构成比	单个事件发生例数/多个事件例数的总和	总事件数的各个事件所占比重
相对比	甲事件发生率与乙事件发生率比值	发生甲事件与乙事件相比的倍数值

循证医学实践常见的事件率（eventrate）种类较多，如发病率、患病率、病死率、致残率、有效率等；构成比：如出血性脑卒中，占出血性及缺血性脑卒中例数总和的百分比；而在相对比指标的应用方面更为丰富，如相对危险度（relative risk，RR）、比值比（odds ratio，OR），以及由率及构成比等演化而来的重要临床指标，如某一事件率（死亡、有效、副效应），与另一组相应事件发生率相比而产生的绝对危险度降低率（absolute risk reduction，ARR）、相对危险降低率（relative risk reduction，RRR）；与对照组比较，新的措施需要处理多少例数才能防止一例不良事件的发生（number needed to treat，NNT）等。

二、有关统计学假设检验方法的正确抉择

只有明确了数据资料的性质、质量、分布特点及统计检验的目的之后，方能抉择相关的假设检验之方法。因此，当引用某一证据时，这里提供的简明的方法以帮助评价见表4-4、4-5。

表4-4　数值变量资料比较的常用假设检验方法

分析目的	应用条件	统计方法
单个样本与已知总体均数比较	例数(n)较小,样本来自正态总体	t检验
两组成组资料比较(完全随机设计)	例数(n)>50或者>100以上	u检验
	如果例数(n)较小,来自正态且方差齐性总体	成组设计的t检验
	否则,选用	成组设计的秩和检验
两配对资料比较(配对设计)	配对差值服从正态分布	配对设计的t检验
	否则选用	配对设计的秩和检验
多组资料的比较(完全随机设计)	各组均来自正态总体且方差齐性	成组设计的方差分析
	否则选用	成组设计的秩和检验
配伍资料的比较(配伍设计)	各组均来自正态总体且方差齐性	配伍设计的方差分析
	否则选用	配伍设计的秩和检验

表 5-7 分类变量资料比较的常见假设检验方法

分析目的	应用条件	统计方法
两个率或构成比的比较(成组设计)	* $np > 5$ 且 $n(1-p) > 5$	二项分布 u 检验
	$n > 40$ 且最小 $T^{**} > 5$	四格表的 χ^2 检验
	$n > 40$ 且 $1 < T < 5$	四格表的校正 χ^2 检验
	$n < 40$ 或 $T < 1$	确切概率法
配对资料比较(配对设计)	$b + c > 40$	McNemarχ^2 检验
	$b + c < 40$	校正 McNemarχ^2 检验
多个率或构成比资料比较(成组设计)	少于 1/5 的格子 $1 < T < 5$	行×列表 χ^2 检验
	若有 $T < 1$ 或有多于 1/5 的格子 $1 < T < 5$	确切概率法

注：*n 为样本例数，p 为阳性事件发生率，**T 为理论频数。

(三) 多因素分析及相关要求

疾病的发生、发展、干预反应及其最终的结局，是十分复杂的病理生理过程。受生物、心理、社会环境及经济等多种因素的影响。因此，为了获取影响疾病发病、干预效果、预后等危险或保护因素的相关证据，采用多因素统计分析是必要的。在将这类证据引用于循证医学实践前，应对相关多因素统计分析原则和方法有所了解。

在多因素分析临床研究资料时，应结合某一结果事件，称为应变量，例如冠心病的发病与否，就可作为应变量，用 Y 表示，若发生冠心病，则定义 $Y = 1$；若未发生，则 Y 赋值为 0。那么哪些因素的存在与冠心病的发病有关呢？经较长期的研究发现冠心病的危险因素有高血压、糖尿病、高脂血症、低密度脂蛋白胆固醇增高、血纤维蛋白原含量增高等，这些影响因素就称为自变量，分别用 X_1，X_2，X_3……等表示。这些因素测量尺度与水平以及对导致冠心病的发病的影响力都不一定一致，可在作单因素分析的基础上，对许多可能有意义的（正负效应）因素，作关多因素分析。

分析多因素资料应注意样本量是否足够，以尽可能减少机遇因素的影响，通常要求样本量应为纳入分析的因素数量的 5~10 倍；此外，还应注意相关自变量的赋值与标准化，分类变量及数值变量都可作为自变量纳入，但在分析前应按要求转换为标准数据，建立相应的数据库。

这里就临床研究中最常用的多因素分析方法及其适用范围分别描述如下：

1. 多元线性回归分析的适用范围

(1) 概念　多元线性回归分析用回归方程定量地刻画一个数值变量的应变量（Y）与多个自变量 X_1、X_2、X_3、……、X_p 间的线性依存关系。

$$Y = \beta_0 + \beta_1 X_1 + \beta_2 X_2 + \beta_3 X_3 + \cdots\cdots \beta_p X_p + e$$

其中 β_0 为回归方程的常数项，也称截距，意义同简单线性回归。为 Y 的基线水平量。

β_1、β_2、β_3、……、β_p 为回归系数，如 β_p 是指在 X_p 以外的其他变量固定条件下，X_p 每改变一个单位后 Y 的平均变化量。e 为除去 m 个自变量对 Y 影响后的随机误差，也称残差。

（2）应用条件

①应变量（结果变量）要求是数值变量资料，且满足随机性与独立性，自变量可以是数值变量资料、分类变量资料、等级资料。

②应变量与自变量间具有线性关系。

③残差 e 服从正态分布。

2. Logistic 回归模型及适用范围

（1）概念 Logistic 回归模型是研究分类变量结果与一些影响因素之间的一种多元（变量）统计方法。特点为结果变量为分类变量的资料，自变量可以是分类变量，也可以是连续性变量。

（2）用途

①用于在控制 1 个或多个混杂因素的条件下，探讨某个事件的发生与研究因素的关系。

②探讨各种影响因素间的交互作用。

③可用于筛选危险因素。

④可预测事件发生。

3. COX 风险比例回归模型适用范围

（1）概念 生存分析将事件发生的结果与随访时间两个因素结合在一起进行分析的一种统计分析方法。该模型应变量（结果变量）为病人的生存时间，自变量为分类变量资料或者数值变量资料。

$$H_{(t)} = H_{0(t)} \exp（\beta_1 X_1 + \beta_2 X_2 + \beta_3 X_3 + \cdots\cdots \beta_n X_n）$$

$H_{(t)}$ 为风险函数（风险率或瞬间死亡率），$H_{0(t)}$ 为基准风险函数，是与时间有关的任意函数，分布与形状无明显的假定。X_i 表示与生存可能有关的影响因素。

β_i 分别是回归系数，需要根据实际数据估计得到，在观察时间内不随时间变化。

－$\beta_i > 0$，则 X_i 值越大，病人死亡的风险越大；

－$\beta_i < 0$，则 X_i 值越大，病人死亡的风险越小；

－$\beta_i = 0$，则 X_i 值与病人死亡的风险无关。

（2）用途 根据分析目的，COX 风险比例回归模型可以分为探索性模型与验证性模型，探索性模型主要用于危险因素的筛选；验证性模型，在消除了混杂因素的影响后，探讨生存时间以及事件的发生与研究因素的关系，实现定量化。

多因素分析所获得结果都应计算回归系数的 95% 可信区间，用以判断结果的精确程度。

多因素统计分析一般计算过程较为复杂，需要借助统计分析软件。关键在于按照不同的分析目的、资料特点与应用条件选择恰当的统计学方法，并对结果予以正确的解释。

（四）总体分析与分层分析

有些临床证据，为观察某个新的有效治疗措施的效果，直接将试验组与对照组整体相比，可能不具备统计学意义。读者有可能否定其价值。然而若重新分析资料，如按病情程度进行分层分析或亚组分析，则有可能发现结果有重要的临床与统计学意义。

例如：以 A、B 两种不同手术方式对颅脑血肿患者进行对比临床疗效研究，A 组与 B 组各 490 例，A 术式从临床意义上要优于 B 术式，然 $P = 0.08$，因此直接按整体比较并无统计学意义。当按颅内 CT 片所定量的出血灶大小分为小量、中量和大量三层，仍以死残率作为终点指标，再做分层分析，结果小量与中量的出血灶组在 A 式与 B 式手术的病残率无明显差异；但是在大量出血组 A 术式则显著优于 B 术式，而且依据出血量分层的 Logistic 分析结果，A 组死残率为 B 组的 0.7 倍；出血量每增高一个等级，则死残率危险度平均增加 1.9 倍，而 H 有临床意义及统计学意义（$P < 0.05$）。可见，对于有关证据，有时分层分析方法对判断最佳证据的质量有帮助。

第五章　系统评价

随着医学科学研究的不断进展，医学文献层出不穷。面对巨大的信息量，临床医生和医学研究人员不可能对所有的研究文献逐一进行查寻和评价。因此，文献综述就成为人们获得本专业研究进展和最新信息的重要途径。然而，传统的叙述性文献综述因为方法学上的局限，往往不能提供真正科学可靠的医学信息。近年来，随着方法学的日益完善，采用系统评价（systematic review，SR）的方法，对文献进行系统查寻和严格评价，并在合适的情况下将资料进行整合，从而获得比较客观的结论，用于指导临床循证医学实践和科研工作。

尽管系统评价能很大程度地提高医学信息的可靠性和科学性，但由于系统评价毕竟是对原始文献资料的二次分析和综合，必然会受原始文献的质量、系统评价的方法以及评价者本人的主观认识的制约，因此在阅读与应用系统评价的证据时，仍需要持谨慎的批判态度，不能盲目接受与避免误导。

第一节　系统评价概述

长期以来，医生往往根据个人的临床经验、散在的个案资料或者是非常不严格的临床对照试验结果来为患者制定治疗方案，极易产生偏倚。因为临床经验和个案资料的样本量很小而且缺乏严格的对照，即使是临床对照试验，可能方法不严格，所获得的结论也不可靠。随着方法学的进步，随机双盲对照试验得以广泛开展，为医疗实践提供了越来越多的较为可信的临床证据。但是，由于受人力、物力和时间的限制，大多数临床试验的样本很小，受试对象往往局限于某些特征人群，不足以消除随机误差对结果的影响；而且小样本临床试验的，况且，不是所有双盲随机对照试验都是高质量的，在应用其结论进行临床决策之前，必须对该试验的质量进行评价，不能因为是双盲随机对照试验就盲目地接受和采用。

为了给临床工作提供较为可靠的证据，将多个符合质量标准的随机对照研究收集起来，应用系统评价的方法，进行综合评价，从而获得可靠的证据，以便推广到防病治病的医学实践；借以提高临床医学水平。

历史上为临床工作者收集资料并进行评价的工作可以追溯到 18 世纪。1773 年在爱丁堡出版的《医学与哲学评论》上有文章对当时重要的医学新书予以严格的评价。1904 年著名的统计学家 Karl Pearson 率先报告用正规的统计方法对不同研究的数据进行整合。

1976 年心理学家 Glass、正式提出"Meta 分析"这一术语。3 年以后，英国医生和流行病学家 Archie Cochrane 建议将医学领域里所有相关的随机对照研究收集起来进行系统评价，为临床医疗实践提供可靠的证据。20 世纪 80 年你，Meta 分析逐渐风靡医学界，尤其在心血管疾病、肿瘤和围生医学等方面对治疗方法进行了大规模的系统评价，对改变临床实践和指导临床研究的方向产生巨大的影响，成为临床医学发展史上一个重要的里程碑。

1993 年 10 月成立的 Cochrane 协作网（Cochrane collaboration）是迄今为止专门进行系统评价的最大的国际性合作组织，由 80 多个国家的临床医学专家、医学研究的方法学家、系统评价的专业人员以及临床用户联合组成，受到全世界许多医疗机构、科研基金组织、卫生管理部门，国际组织和大学的广泛支持。它的目标是对所有医疗卫生领域中的干预措施进行系统评价，根据新的研究结果及时更新，并促进系统评价在世界范围内的传播，为指导临床医学实践和制定医疗卫生政策提供高质量的科学依据。Cochrane 协作网的主要工作是由 50 个协作评价组完成的，它们遍布世界各地，在 12 个区域性 Cochrane 中心的支持和协调下工作，分别负责某一领域内的系统评价。Cochrane 协作网的主要产品是 Cochrane 系统评价数据库（Cochrane Database of Systematic Reviews）。截止到 2004 年 4 月，它收录的 Cochrane 系统评价的全文已经超过了 2000 篇，尚未完成的 1400 多篇，该数据库以每年上百篇的速度在增长，同时每年还有几百篇的系统评价得以更新。Cochrane 系统评价数据库和疗效评价文摘数据库（Database of Abstracts of Reviews of Effectiveness）、Cochrane 对照试验核心注册数据库（Cochrane Central Register of Controlled Trials）、Cochrane 方法学评价数据库（Cochrane Database of Methodology Reviews）、Cochrane 方法学注册数据库（Coch rane Methodology Register）以及一些其他资料共同构成 Cochrane 图书馆，通过 CD 光盘和：互联网向全世界的读者提供高质量的最新信息，促进 21 世纪的医学从经验医学向循证医学转化。

一、系统评价的概念

系统评价（systematic review）是一种严格的评价文献的方法，它针对某一个具体的临床问题，采用临床流行病学减少偏倚和随机误差的原则和方法，系统、全面地收集全世界所有已发表或未发表的临床研究结果，筛选出符合质量标准的文献，进行定性分析或定量合成，获得较为可靠的结论。

二、Meta 分析与系统评价的区别与联系

广义上人们常常将 Meta 分析（Meta – analysis）也称为系统评价。实际上，两者是有区别的。Meta 分析是用统计分析的方法将多个独立的、可以合成的临床研究的结果综合起来进行定量合成。而系统评价并不意味着一定要对相关研究的结果进行定量合成，它可以是定性系统评价（qualitative systematic review），也可以是定量系统评价（quantitative systematic review）即包含 Meta 分析。有些研究的设计存在很大的区别，或者研究测量的结果并不相同，在这种情况下将不同研究的结果进行定量合成是不合适的，甚至可能得出错误

的结论。Meta 分析也可以在未经系统分析的情况下简单地将相关研究的结果进行定量合成，尽管合成的结果比单个研究的结果在数学上更为精确，但是由于容易受选择偏倚的影响，获得的结论不一定真实、可靠。因此，要进行高质量的 Meta 分析，必须采用系统分析的方法，减少偏倚和误差的影响。

三、叙述性文献综述与系统评价的区别与联系

传统的叙述性文献综述（narrative review）和系统评价都是对临床研究文献的分析和总结。叙述性文献综述常常涉及某一个问题的多个方面，如糖尿病的流行病学、病因、发病机制、病理生理、诊断、治疗、康复和预防措施等等，也可以只涉及某一个方面的问题如诊断或治疗。系统评价则集中研究一个一个十分具体的临床问题，如糖尿病的治疗或康复，且具有相当的深度。因此，叙述性文献综述有助于了解某一个疾病的全貌，而系统评价则有助于解决疾病诊断或治疗中的某一个具体问题。

叙述性文献综述和系统评价相比，它的主要缺点是主观性强，容易产生偏倚和误差。Mulrow 曾经指出 20 世纪 80 年代中期在几本著名的综合性医学杂志上发表的 50 篇综述中，49 篇既没有说明原始文献的出处，也没有对它们的研究方法进行规范的评估。由于没有统一规范的方法学为基础，综述的作者对应该包括哪些类型的研究、如何平衡这些研究所提供的定量结果等基本问题都会存在分歧。综述的作者常常挑选往往是支持自己观点的原始文献。这样做显然不科学，因为它忽视了不同研究的设计、样本量和效果的强度。在有争论的研究领域，采取传统的叙述性综述的方法，不同的作者往往得到相反的结论。

系统评价则运用一系列预先制定好的系统方案，对相关的研究进行收集、整理、评价和整合，尽可能地减少偏倚和误差，获得较为客观的结论，有利于解决原始研究、传统综述和专家述评之间存在的分歧。

第二节　系统评价的基本方法

系统评价采用严格、系统的方法对结果互相矛盾的多个小样本临床研究进行分析、评价，并在合适的情况下对结果进行合成，为临床实践和制定卫生政策提供客观证据，并为今后的研究工作提供信息；另一方面，如果系统评价的方法不恰当，或者原始文献质差也会产生偏倚，造成误导。

一、有对照的临床试验研究的系统评价

系统评价相当于一个回顾性的观察研究。首先要提出要解决的是什么问题，而后收集和分析有关资料，最后对结果进行解释并获得结论。系统评价的主要步骤分述如下。

（一）提出要解决的问题

系统评价的目的是为临床决策和制定卫生政策提供客观依据，它特别适用于根据临床研究的结果难以确定某些干预措施的利弊关系，或者某些（个）干预措施在临床应用中存在着较大分歧的情况。因此，系统评价的题目主要来源于临床医疗实践的需要。如"在高危人群中服用小剂量阿司匹林能否预防心脑血管病的发生"，"抗凝治疗能否预防缺血性心脏病伴心房颤动的患者发生心脏事件"等。

为了避免重复，在确定系统评价的题目前应该进行全面、系统的检索，了解这个问题的系统评价是否已经存在。如果有，其质量如何？是否已经过时？如果现有的系统评价质量较差或已经过时，则可以考虑再做一个新的系统评价。

一般来说，研究的题目应该符合"FINER"的标准，即"F"可行（feasible）、"I"有趣（interesting）、"N"新颖（novel）、"E"符合伦理（ethical）、"R"有意义（relevant）。其中可行性最难，因为系统评价属于回顾性的观察研究，它受原始研究的质量和数量的限制。对于一个新颖、有趣并且有重要临床意义的研究题目，如果没有足够数量的高质量的原始研究作基础，系统评价也无法进行。

系统评价要解决的问题相对专一，它要求原始研究的设计方案、研究对象、干预措施相似或相同。因此，在确立题目时应该围绕所研究的问题明确以下四个要素：①研究的设计方案：如评价治疗性研究时主要选取随机对照试验，评价关于病因或危险因素的研究时常常选取病例—对照研究或队列研究等；②研究对象：包括研究人群的特征（如所患疾病类型及其诊断标准）和场所；③研究的干预措施或暴露因素：如某种药物、某项诊断试验或疾病的某个危险因素等；④研究的结果：包括结果的类型和所有重要的结果。这些要素对指导检索、筛选和评价原始研究，收集、分析数据以及解释最终的结果十分重要，必须清楚、准确地予以表述。

（二）制定研究计划

系统评价的题目确定后，需要制定详细的研究计划，它的内容包括：

1. 题目　阐明系统评价所要解决的主要问题和次要问题。

2. 背景　对所选题目的临床意义和进行系统评价的理由予以阐述。

3. 方法

（1）检索相关的原始研究：描述检索原始文献的方法和策略，并注明文献的出处（如MEDLINE、EMBASE 等）。

（2）选择合格的原始研究：说明系统评价采用原始文献的纳入标准和排除标准，并对选择标准的合理性予以阐述。

（3）收集原始研究中的资料：确定收集原始研究中的哪些信息（如试验对象的人群特征、干预措施的类型、原始数据、OR 值等），设计资料收集的表格，并描述资料收集的方法（如需要几个核对人、是否采用盲法进行资料收集等）。

（4）统计分析：选择统计分析的模型（固定效应模型或随机效应模型）及合成数据的

方法，说明如何处理原始研究丢失的数据，阐明评价原始研究质量的方案和进行异质性检验、亚组分析、敏感性分析的方法。

研究计划的所有内容都必须在研究开始之前确定下来，这是一个非常重要的原则。严格遵循这个原则可以避免作者在系统评价的过程中，根据原始文献的数据和结果更改系统评价的题目或内容，以免出现偏倚。

（三）检索原始文献

进行系统评价时，应该按照研究计划中制定的检索策略（包括检索工具和每个检索工具的检索方法），全面、系统地收集所有相关的原始文献资料，这是系统评价和叙述性文献综述的重要区别之一。同时，一个高质量的文献检索必须清楚地记录检索策略和原始文献的出处，这样才能够保证重复检索时获得相同的结果，并且最大程度地减少各种形式的偏倚（如语言偏倚、发表偏倚等）。

另外，除了已经发表的原始文献，系统评价还强调作者与同事、专家、政府有关部门、基金会以及药厂广泛联系，收集未发表的文献资料如毕业论文、学术报告、会议论文集、内部资料、其他语种的有关资料以及正在进行的试验研究。未发表的文献资料和已经发表的相比，结果可能会有很大的不同，收集它们的目的是尽可能地减少发表偏倚。

以下介绍一个标准的检索策略，供读者参考。

1. 查阅个人文档 找一篇符合纳入标准的原始文献和一篇相关的综述，从这两篇文章的题目和摘要中找出索引词（如 MEDLINE 中的 MeSH、EMBASE 中的 EMTREE）。

2. 检索适当的电子文献数据库

（1）根据疾病名称和干预措施（或暴露因素）选择 10 到 12 个索引词。

（2）选择用比较一般的索引词（如非甾体类抗炎药）来检索那些用比较特殊的索引词（如布洛芬）标识的文献。

（3）设计检索公式。

（4）确定原始文献的发表年限。

（5）选择部分数据库（如 1999 年至 2004 年的 MEDLINE）试运行这个检索公式。

（6）浏览检索出来的文献，检查是否含有新的索引词。

（7）用含有新检索词的检索公式重复进行检索，直至不再有符合纳入标准的文献出现为止。

（8）用最后修改好的检索公式检索整个数据库。

3. 查阅检索获得的所有研究的参考文献，看其中是否有符合纳入标准的原始文献。

4. 请专家为这个原始文献的列表提补充意见。

5. 手工检索核心期刊。

6. 检索"医学索引"（Index Medicus），查找 1966 年以前的文章。

7. 检索"科学引文索引"（Science Citation Index），查找 1955 年以后的文章。

8. 考虑从以下几个方面获取资料 ①会议论文集；②毕业论文；③专著；④科研资助机构，如基金会；⑤临床试验注册数据库，如 Cochrane 对照试验注册数据库（Cochrane Controlled Trials Register）、美国国立卫生研究院临床研究目录（NIH Inventory of Clinical Stud-

ies）等；⑥政府工作报告；⑦医药公司。

（四）选择文献

选择文献是指通过预先拟定的纳入标准和排除标准，从检索到的所有原始文献中挑出符合标准的文献资料，提高原始研究所采用的研究方法的均质性。纳入标准和排除标准主要是根据研究问题及其构成要素（设计方案、研究对象、干预措施、主要研究结果）来制定的，它包含以下内容：①研究的设计方案：是选择试验研究（临床对照试验）还是非试验研究（病例—对照研究、队列研究、横断面研究）？一般来讲，试验研究可以减少混淆因素对结果的干扰，而非试验研究较容易受混淆因素的干扰，使获得的结果也不肯定。②研究对象：需要对研究的疾病（或其他情况）给予明确的定义，包括疾病的病因、分期、严重程度等；规定研究人群的特征，包括年龄、性别、种族、症状等；规定研究的场所，如社区人群、门诊患者还是住院患者？③干预措施或暴露因素：对干预措施或暴露因素的细节予以规定，如药物剂量、给药时间、给药方式、药物疗程等。④主要研究结果：是选择以病死率为主要结果的研究还是选择以心脏事件的发生率或生活质量为主要结果的研究？⑤对照：是选择内对照研究还是外对照研究？是选择以住院患者为对照的研究还是以普通人群为对照的研究？是选择安慰剂对照（placebo control）研究还是空白对照研究？⑥随机化：是选择随机化研究还是非随机化研究？⑦盲法：是选取盲法研究还是非盲研究？⑧样本量、随诊率、随诊时间：规定研究必须达到的最小样本量、最小随诊率和最短随诊时间。⑨研究的年代：规定研究实施或文章发表的年代。⑩研究多次发表：有些临床研究持续的时间很长，每到一个阶段就会发表一次结果，遇到这种情况就需要规定选择最后一次发表的、样本量最大、包含主要研究结果的那篇文章。例如某系统评价研究"静脉滴注硫酸镁能否降低急性心肌梗死患者的近期病死率"这个问题，如果规定研究设计方案是双盲随机对照研究，研究对象是急性心肌梗死的住院患者，不考虑他们的性别、年龄、症状以及梗死的部位，干预措施是静脉滴注硫酸镁和安慰剂比较，主要结果是 28 天内的死亡率，那么所选的临床研究就必须符合上述条件；口服硫酸镁、将硫酸镁与其他药物相比较、主要结果是急性心肌梗死 28 天后的死亡率或者非双盲随机对照的研究等均不能纳入该系统评价。

选择文献可以分三步进行：①初筛：根据题目和摘要去除明显不合格的文献，对可能合格的文献应该查出全文再进行筛选。②阅读全文：逐一阅读和分析可能合格的文献，确定是否合格。③与作者联系：如果文献中提供的信息不全面或者有疑问时，应该与作者联系，在获得相关信息后再进一步评价以决定文献的取舍。由于在决定纳入或去除文献时难免具有一定的主观性，所以应该有两个人对文献分别进行筛选，并通过讨论或请第三方审核的方法解决分歧。最后，一定要详细记录文献被去除的原因，以便读者判断该系统评价的结论是否客观、是否适用于他们的临床实践。

（五）评价文献的质量

在进行系统评价时需要用临床流行病学评价文献质量的原则和方法对入选文献的研究

质量进行分析评价，即对临床试验在设计、实施和分析过程中产生的偏倚和随机误差进行评估。

临床试验的偏倚主要来源于四个方面：①选择偏倚（selection bias）：是指在抽样和分组时由于随机方法不完善而造成试验组和对照组的研究对象之间存在系统差异，从而夸大或缩小了干预措施的疗效。避免这种偏倚的措施是采用严格的随机方法选择和分配研究对象并对随机方案施行盲法。②实施偏倚（performance bias）：是指在实施干预措施的过程中由于试验组和对照组除干预措施外还接受了其他不同的措施，从而使干预措施的疗效评价受到干扰。避免这种偏倚的措施是采用标准化治疗方案以及对研究对象和干预措施的施行者采用盲法。③随访偏倚（attrition bias）：是指在临床试验的随访过程中由于试验组或对照组中违反治疗方案、退出试验或失访的人数不一样而造成试验组和对照组之间的系统差异。尽量获得失访对象的信息和对失访对象采用恰当的统计学方法进行处理可以减少其影响。④测量偏倚（measurement bias/detection bias/ ascertainment bias）：是指由于测量试验组和对照组结果的方法不一致而造成两组之间的系统差异，这种情况特别容易出现在主观判断研究结果的时候。避免这种偏倚的措施是采用统一、标化的测量方法对结果进行测量以及对研究对象和结果测量者施行盲法。

评价文献质量的方法很多，可以采用清单（checklist）或量表（scale）的形式进行评价。清单中有许多条目，每个条目对原始研究的方法学质量的某一方面予以评价，但是不予评分。量表和清单有所不同，它根据不同条目的重要性给予不同的权重．并且每个条目均对该方面的研究质量给予评分，偏倚越小得分越高。目前已有多种清单和量表用于评价随机对照试验的研究质量，但是由于人们对这些方法有较多争议，所以我们不推荐使用其中任何一种清单或量表，而是建议评价者本人或评价小组根据具体情况进行选择或设计。设计清单或量表时，可以先召集一组专家根据影响研究质量的主要因素选取条目并为每个条目设定权重。条目至少应该包括以下几个方面：①是否在抽样和分组过程中采用了严格的随机方法？②是否对随机分配方案施行了盲法？③是否做到影响研究结果的重要混淆因素在治疗组和对照组分布均匀？④是否对研究对象、干预措施实施者、研究结果测量者采用了盲法？⑤是否采用了恰当的统计学方法处理研究对象违背治疗方案、失访和退出等情况？然后进行预试验，试用这种清单或量表评价 3～6 篇入选文献的研究质量，了解这样评价是否全面、客观并具有可重复性，通过反复讨论、修改和尝试加以完善。正式评价时，应该由几个人对同一篇文献的研究质量独立进行评价，并对评价者施行盲法，即隐去文献中的作者姓名、单位名称、杂志名称、资助来源和致谢等内容，减少由此带来的偏倚。

对文献的研究质量进行评分，还可以用于设定纳入原始文献的阈值，解释不同文献的结果存在差异的原因，并在 Meta 分析和敏感性分析时给予文献不同的权重值。研究质量评分的一个最大的问题是它受原始文献作者写作水平的影响，即便一个研究在设计、实施、测量和分析等方面的质量很高，但是如果作者的文章写得很差，文献质量就不能真实地反映出研究质量的高低，最终获得的评分仍旧很低。

（六）收集数据

收集数据是指根据系统评价想要解决的问题，确定需要从入选的原始文献中收集的信息种类和信息数量，制定表格，收录有关的数据资料。表格的主要内容包括：

1. 一般资料　如系统评价的题目，系统评价的作者或数据收集者的姓名、编码，原始文献的题目、编号、作者、出处和发表时间，收集数据的日期等。如果采用盲法收集数据，则原始文献中的部分内容需要隐去。

2. 原始研究的入选标准　主要是围绕研究问题的构成要素（设计方案、研究对象、干预措施、主要研究结果）来制定的，通常采取"问答"的格式，如问题是"原始研究是随机对照研究吗？"，答案有"是"、"不是"、"不清楚"供选择。

（1）重要的临床特征：研究人群的特征和场所、干预措施、暴露因素或诊断试验、对照设置、结果的判定标准等。

（2）研究方法：盲法、随机过程、随访情况（如随访时间、失访和退出）、统计分析的方法等。

（3）研究结果：分类资料应收集各组的研究人数、事件发生率、比值比（原始值和调整后值）、相对危险度（原始值和调整后值）或率差，连续资料应收集各组的研究人数、均数、标准差或标准误，原始数据，意向性治疗分析（intension to treat，ITT）的结果，亚组分析的结果等。

收集数据的表格需要仔细设计，并通过反复试用和修改加以完善。正式收集数据时，应该由两个人分别独立进行，避免在收集过程中产生错误。用电子表格收集数据有一系列的好处，包括数据采集和录入同时进行、自动发现不同录入者录入数据的不一致之处等。通过收集数据，可以初步了解干预措施的总体效果，评价原始文献的研究质量，通过对比了解不同研究之间存在异质性的原因，并判断研究结果是否适用于临床实践。

（七）分析数据和报告结果

系统评价采用定性或定量的方法对收集的数据进行分析，获得相应的结果。

1. 定性分析（non - quantitative synthesis）　定性分析是采用描述的方法，将每个原始研究的特征按设计方法、研究对象、干预措施、研究结果和研究质量等进行总结并列成表格，了解纳入研究的情况和研究方法的严格性，对比不同研究之间的差异，解释结果，判断是否可以对原始研究进行定量合成。

2. 定量分析（quantitative synthesis）　定量分析包括以下三个方面：

（1）同质性检验（homogeneity test）：又称异质性检验（heterogeneity test），是指对不同原始研究之间结果的变异程度进行检验。如果检验结果没有显著性差异，则可以认为不同研究之间结果的差异是由随机抽样误差造成的；如果检验结果有显著性差异，则应该解释产生异质性的原因，并且不宜将不同研究的结果进行合成。另一种确定不同研究结果是否同质的方法是通过作图观察不同研究结果的效应值和可信区间是否有重叠，如果可信区间差异太大，则不适合将不同研究的结果进行合成。

（2）Meta 分析：进行 Meta 分析时应该根据系统评价的目的和原始资料的类型选择效应变量和统计分析方法。

（3）敏感性分析（sensitivity analysis）：是指通过改变某些可能影响合成结果的重要因素，如采取不同的纳入标准（研究质量、随访情况等）、统计方法（固定效应模型或随机效应模型）或效应变量（比值比或相对危险度）等，观察不同研究的同质性和合成结果是否发生变化，从而判断结果的稳定性和强度。

（八）解释系统评价的结果

解释系统评价的结果（讨论和结论）应该包括以下几个方面的内容：

1. 该系统评价的局限性　包括原始研究的发表偏倚和其他相关的偏倚。

2. 该系统评价的论证强度　取决于原始研究的质量是否存在重大缺陷、合成效应值的大小和方向、是否存在剂量 – 效应关系等。

3. 该系统评价的实用性　在确定系统评价结果的应用价值时，首先应该评价干预措施对患者的利弊，其次应该考虑纳入系统评价的研究对象在生物特征、社会文化背景、依从性、基础危险度和病情等方面是否与你的患者存在差异，是否可以将结果推广到其他人群。

4. 该系统评价的经济学意义　对干预措施的利弊和费用进行卫生经济学分析。

5. 该系统评价对未来医学研究的意义　对临床医学和卫生政策的研究方向具有指导意义。

（九）更新系统评价

系统评价的更新是指在系统评价发表以后定期收集新的原始研究，按上述步骤重新进行分析评价，及时补充新的信息，使系统评价更加完善。

二、其他类型的系统评价

系统评价是一种研究方法，它不仅仅限于对随机对照试验或干预措施的疗效进行评价。系统评价的临床研究可以是随机对照试验，也可以是非随机的临床对照试验；可以对干预措施的疗效进行评价，也可以对诊断试验、卫生经济学分析等进行评价；可以采用原始研究中的群体资料，也可以采用个体资料；可以回顾性地对原始研究进行评价，也可以前瞻性地收集和评价相关的临床研究。因为理论和方法都比较完善且论证强度比较高，所以目前的系统评价大多是对随机对照试验或干预措施的疗效进行评估，其他类型的系统评价如诊断试验、病因学研究、非随机试验等正在研究之中。

（一）采用原始研究中的个体资料进行 Meta 分析

系统评价是将多个原始研究的结果综合在一起进行分析、整理的过程，它的数据可以是原始研究中的群体资料（aggregate data），如事件发生率或结果变量的均数和标准差等，也可以是原始研究中的个体资料（individual patient data，IPD），如每个患者的血压、血脂、结局（如生存、死亡）或是否发生某种并发症等。群体资料往往可以从原始研究的报告中直接提取，而个体资料则需从原始研究的研究人员那里获得。根据 IPD 进行系统评价比其他类型的系统评价需要花费更多的时间、资源和技术，但是它有一系列的优点，比如通过与研究人员联系可以仔细核查并校正资料、明确原始研究中随机化和随访的质量，通过现有的病例记录系统（如死亡登记制度）更新研究对象的随访信息，能够进行生存分析，提高系统评价结果的可信度（power），以及更灵活地进行结果分析和亚组分析等。

基于 IPD 的系统评价和其他系统评价的基本方法相似，都要系统、全面地收集所有相关的研究并对所获得资料的质量进行严格的评价；不同之处是前者所收集的资料不是原始研究的结果，而是原始研究中每个研究对象的原始数据，分析时则采用"意向治疗分析"，最大程度地减少偏倚和随机误差的影响。

（二）前瞻性 Meta 分析（prospective Meta - analysis，PMA）

前瞻性 Meta 分析是指在临床研究完成之前，系统、全面地检索、评价和确定要纳入系统评价的相关研究并追踪它们的进展，待试验结束后对合格的研究进行定性分析和定量合成。PMA 和其他系统评价的基本方法相似，但是因为它可以克服回顾性 Meta 分析的某些缺陷，如 PMA 能够比较容易地收集和分析原始研究中的个体资料、进行"time - to - event"分析和亚组分析、对所有临床试验的结果测量进行标准化、避免发生偏倚等，所以它得出的结果比回顾性 Meta 分析更有说服力。

进行前瞻性 Meta 分析时，为了保证资料检索的完整和全面，需要有相应的方法或机构对所有正在进行和将要进行的临床试验进行注册，并需要试验研究人员的密切配合。1998 年底 Cochrane 协作网成立了 PMA 方法学组，愿意进行 PMA 的研究人员可以和他们进行联系、注册题目并获得相应的帮助。

第三节　评价系统评价的基本原则

系统评价通过系统、严格地检索、评价、合成相关的原始研究，为临床实践和制定卫生政策提供了比较客观的证据，但是因为系统评价往往是对原始研究进行回顾性分析，所以它也有自身的问题和局限性（如偏倚），其结论并非绝对真实可靠。有人从研究设计、不同研究的可合成性、偏倚的控制、统计分析方法、敏感性分析和研究结论的应用性等 6 个方面对随机对照试验的 86 篇 Meta 分析进行了评价，结果发现仅有 24 篇（28%）Meta

分析在上述 6 个方面均达到标准。因此，读者在应用系统评价或 Meta 分析的结论指导临床实践之前，必须对它们的方法进行严格的评价，确定系统评价的结论是否真实、可靠。

评价的基本原则包括：

一、系统评价的结果是否真实

系统评价的结果是否真实（Are the results of this systematic review valid）可从以下方面进行：

1. 是否为随机对照试验的系统评价（Is this a systematic review of randomized trials）随机对照试验是评价干预措施疗效的"标准设计方案"，它能够比较好地控制各种偏倚因素对疗效的影响，所以根据它产生的系统评价被人们认为是论证强度最高的研究证据。非随机的对照试验容易受许多偏倚因素的影响，所以其系统评价的论证强度也必然较低。

2. 系统评价的"方法"部分是否描述了对原始文献的检索、纳入了全部相关的试验及其真实性作了评价（Does this systematic review have a "method section" that describes finding and including all relevant trials and how the validity of the individual studies was assessed）根据系统评价报告的文献检索方法，读者可以清楚地了解到该系统评价是否包括了未发表的文献（发表偏倚），是否包括了多语种的文献（语言偏倚），是否漏掉了其他重要的相关文献等。系统评价收集的文献越系统、全面，其结论受发表偏倚的影响就越小，可信度也就越高。而且要对全部纳入文献的真实性程度进行评价。

3. 不同研究的结果是否一致（Were the results consistent from study to study）如果纳入系统评价的每个原始研究的疗效相似或方向一致，则合成结果的可信度就较高。系统评价应该对原始研究结果之间的相似性进行同质性检验，如果同质性检验有显著差异，则应该解释产生差异的原因并考虑这样合成结果是否合适。

二、系统评价的结果是否重要

系统评价的结果是否重要（Are the valid results of this systematic review important）取决于两个方面：①疗效如何（What is the magnitude of the treatment effect）？②疗效是否精确（How precise is the treatment effect）？

在合成结果时，不能通过简单地比较阳性结果和阴性结果的原始研究的数量来确定系统评价的结论，而是应该根据原始研究的质量和样本量给予权重值，采用合理的结果变量如比值比、相对危险度、均数差、NNT 及其可信区间等，选择适当的统计方法如随机效应模型或固定效应模型对原始研究的结果进行合成，并计算相应的可信区间。

三、系统评价的结果是否适用于我们的患者

系统评价的结果是否适用于我们的患者（Are the valid important results of this systematic review applicable to our patients）？系统评价报告的结果是所有研究对象的"平均效应"，所以在考虑系统评价的结果是否对我们主管的具体患者适用时，应该从以下四个方面进行考虑：

1. 我们的患者是否和系统评价中的研究对象差异过大而不宜采用（Is our patient so different from those in the study that its results can not apply）可以将我们的患者和系统评价中的研究对象进行比较，通过了解他们在性别、年龄、合并症、疾病严重程度、病程、依从性、文化背景、社会因素、生物学特征和临床特征等方面的差异，并结合临床专业知识综合判断系统评价结果的应用性。

2. 系统评价中的干预措施在本地医院是否可行（Is the treatment feasible in our setting）由于技术、设备、社会经济因素等条件的限制，即使系统评价中的干预措施效果明显，可能也无法在自己的医院里实施。

3. 这种干预措施对我们的患者有何利弊（What are our patient's potential benefits and harm from the therapy）我们对任何干预措施都必须权衡利弊和费用，只有利大于弊而且费用合理时干预措施才是有价值的。

4. 对于干预措施的疗效和不良反应，患者自己的价值观和选择如何（What are our patient's values and preferences for both the outcome we are trying to prevent and the side effects we may cause）循证医学强调在制定任何临床决策时都应该综合个人的专业知识和经验、当前最佳的研究证据以及患者的选择进行考虑，应该以"患者"为中心而不是以"病"为中心，强调患者的积极参与。例如：房室结折返导致的室上性心动过速，既可以用药物治疗也可以用射频消融进行治疗；后者是一种有创性的治疗方法，治疗的结局可能是一次治愈，但是在极少数患者也可能出现三度房室传导阻滞，需要安装永久性人工心脏起搏器。选择治疗方案的时候，应该由医生向患者详细介绍每种治疗方法的效果和可能的不良反应，患者根据发病的频率、症状的严重程度、自身的耐受情况和经济条件等进行选择。

第六章　Meta 分析

　　Meta 分析作为系统综述中使用的一种统计方法，过去 20 年间在医学研究领域得到了广泛的应用。以 PubMed 为例，从 1980 年首次检出 6 篇涉及 Meta 分析的文章到 2001 年 12 月，22 年间共检索到近万篇相应文章，且近年来更以每年 1000 余篇的速度问世。但关于 Meta 分析的优缺点、适用性还存在一些争论，目前我国还有滥用 Meta 分析的倾向。鉴于此，本章将主要介绍 Meta 分析的原则和步骤，常用的统计方法，主要偏倚及其检查、控制等以帮助读者正确地选择和使用 Meta 分析。

第一节　概述

一、基本概念

（一）Meta 分析简史

　　Meta 分析的思想最早可以追溯到 17 世纪，在天文和地理测绘学中，人们意识到合并数据可能优于单一的测量结果。1904 年著名的统计学家 Karl Pearson 首次提出数据合并的概念；20 世纪 20 年代 R.A.Fisher 介绍了对若干独立试验结果的户值合并的方法；首次对治疗的有效率进行 Meta 分析的文章发表于 1955 年；70 年代 Meta 分析方法在社会科学，尤其是教育学研究中得到了广泛的应用和统计技术方面的发展；1976 年英国心理学家 C.V.Glass 首次将合并统计量的文献综合研究称为 Meta 分析。20 世纪 80 年代至今，Meta 分析在医学领域的应用越来越普遍，方法学和统计软件也有了长足的发展。

（二）Meta 分析定义

　　Meta 为希腊词，意为 "after, more comprehensive, secondary"，我国曾翻译为后分析、荟萃分析、元分析、综合分析等。1976 年 Glass 提出 "Meta 分析是以综合研究结果为目的而对不同的研究结果进行收集、合并及统计分析的一种方法"。随后，国外其他一些研究者也提出了近似的定义，如"Meta 分析是对先前研究结果进行统计合并和评述的一种新方法"（Sack，1987）；"Meta 分析是用以汇总众多研究结果的各种定量分析"（Hedge，1988）；"Meta 分析是一类统计方法，用来比较和综合针对同一科学问题所取得的研究结果。比较和综合的结论是否有意义，取决于这些研究是否满足特定的条件"（Heiss & Gross，1991）。显然，后一个定义更为明确，它不仅指出 Meta 分析的目的是比较和综合多个同类研究的结果，还进一步指出 Meta 分析具有一定的适用性，澄清了那种任何研究的结果都能进行 Meta 分析的模糊观念。

二、与传统文献综述的区别

Meta 分析从本质上讲是定量化综述，但与传统文献综述又有区别。传统文献综述往往是定性的，且依赖于综述者的主观分析；在复习文献时缺乏共同遵守的原则和步骤，同类文献由不同的研究者进行综述，结果可能大相径庭；此外，综述者常常注重研究结果统计学是否"有意义"，而统计学是否"有意义"取决于研究样本的大小，许多小样本的研究可能得到的是假阴性的结果。

Meta 分析则克服了传统文献综述的上述缺陷，而具有如下功能：①定量综合；②对同一问题可提供系统的、可重复的、客观的综合方法；③通过对同一主题多个小样本研究结果的综合，提高原结果的统计效能，解决研究结果的不一致性，改善效应估计值；④回答原各研究未提出的问题。

三、进行 Meta 分析的指征

近十年来，Meta 分析在医学研究领域虽然受到了日益广泛的重视，但对其应用范围还存在争议，目前认为 Meta 分析主要适用于随机化对照试验（RCT）结果的综合，尤其存在以下指征：①需要做一项紧急决定，而又缺乏时间进行一项新的试验；②目前没有能力开展大规模的临床试验；③有关药物和其他治疗，特别是副作用评价方法的研究；④研究结果矛盾时。

观察性研究结果的 Meta 分析也开展了很多，几乎占发表的 Meta 分析的一半，主要是队列研究和病例对照研究在病因假设的检验或医学干预中的应用。但由于观察性研究很难证明排除了一切偏倚，也不可能完全除去混杂效应，如果研究过程中确实存在相同的系统误差，Meta 分析只会加大这些偏倚，产生统计学上的假象。因此观察性研究资料的 Meta 分析应慎重使用，对 Meta 分析的结果亦应采取科学的态度进行解释，重点应当放在检查研究结果异质性的可能来源上。

第二节　Meta 分析的步骤和方法

一、拟定研究计划

Meta 分析是对已有的研究结果的综合，可以视为证据的观察性研究，因此，像开展其他研究一样，首先要拟定一个详细的课题计划书。计划书中应阐明本次 Meta 分析的目的，检验假设，特殊注意的亚组，确定和选择研究的方法和标准，提取和分析资料的方法和标准等。

首先，研究目的应当简单明确。例如咖啡是否增加心脏病的发病危险，回答这个问题，必须对暴露和结局明确定义，如暴露因素是咖啡还是咖啡因，因为后者还包括茶叶、可乐等；疾病是突发心脏病死亡、心肌梗死、冠心病、心绞痛，还是全部的缺血性心脏病，因为咖啡消费可能只与其中某种疾病有关。综述者必须事先决定是否把本次 Meta 分析限定在二种类别上，还是包括全部的亚类，从而提出一个明确的检验假设。

其次，要根据研究目的确定文献入选和排除标准，如疾病的诊断标准，研究对象的特征，暴露或干预的明确定义，是否排除伴发疾病；研究类型是仅限于随机化对照试验还是包括观察性研究；是选用已发表的文章还是包括未发表的研究；对文章的语种有无限定；观察时间和终点是什么。通常可以定义一个基本的入选和排除标准，待收集资料后进行彻底的敏感性分析，以估计不同的入选标准所得结果的稳定性（robustness）。

第三，拟定一个标准的资料摘录表，从每篇入选的文献中提取相关信息，如杂志名称、作者姓名及单位、研究基金的来源、文章类型（全文或摘要）等一般资料；研究类型、样本量、研究对象基线特征、暴露或干预的内容、结局指标等研究资料。由于一般资料可能影响摘录者对文章质量的评价，是否对摘录者盲这部分内容也应事先规定。如果采用盲法，可以复印原文，将文章标题页的内容覆盖，再由摘录者提取研究资料。

二、收集资料

资料收集的原则是多途径、多渠道、最大限度地收集相关文献。即使利用最好的 Medline 系统进行检索也只能获得 2/5 的相关文献，因此，必须同时利用其他途径广泛收集资料，如参考文献的追溯、手工检索等，特别要注意那些灰色文献（grey literature），如会议专题论文、未发表的学位论文、专著内的章节、制药工业的报告等很难检索到的文献，请教相关领域的专家以获得文献信息也是一个有效的途径。此外，利用近年来国内外发展的各种网上资源也可以获得相关文献。

三、根据入选标准选择合格的研究

通过各种途径，尤其是计算机检索查到的文献可能很多，必须根据本次研究的入选和排除标准进行仔细的筛选，挑出合格的研究进行 Meta 分析。

四、复习每个研究并进行质量评估

Meta 分析是对原有研究结果的再分析，因此，Meta 分析结果的真实性与原各研究的质量密切相关，即只有从高质量的独立研究中才能获得高质量的综合结论。这样一来，复习每个研究并进行质量评估就是必不可少的步骤之一。Guyatt 1993 年提出一种简便有效地评价一篇临床论著真实性和用途的方法；Elwood 也拟定 5 类 20 条标准来评价一个流行病学研究确定因果关联的能力。一般来说，至少应从以下三方面来评估一个研究的质量：①方法学质量：研究设计和实施过程中避免或减小偏倚的程度；②精确度：即随机误差的程度，一般用可信限的宽度来表示；③外部真实性：研究结果外推的程度。

关于低质量与高质量研究如何合并的问题，一些作者建议采用质量评分方法，以排除某些研究，也可用于在分析中给予各研究权重，这一过程包括一组 6～8 人小组，分别复习研究的方法和结果部分，并给研究进行 0.0～1.0 的质量评分，可获得对每个研究所需的最后评分。质量评分可用于调整结果，这是在医学领域所采取的一种改革性复习方法，对每一个随机化试验和治疗相关研究用均数调整的方法进行独立的贴现。但也有一些学者认为质量评分增加了主观标准，常常武断地施与权重，应用这种方法可能严重地混淆异质性的来源，提出应对相关研究的评分内容或条目进行分层分析或做回归分析。

五、提取变量，填写记录表，建数据库

每一个研究都应按事先制定的资料摘录表内容提取相应变量并填表，进一步使用专用的 Meta 分析软件如 Meta View 或其他统计软件如 SPSS、SAS、EXCEL 等建立数据库。需要注意的是对计量资料必须注明单位，如浓度用 mmol/L 还是 mg/dl，以便合并结果时使用统一的单位；比较的两组除了有均数还要有标准差；计数资料也要使用相同的比率来表示，如统一用百分率、千分率或万分率。提取资料和计算机录入时最好由双人独立进行，以保证资料摘录和输入的质量。

六、计算各独立研究的效应大小

数据录入后可以采用相应的公式计算各独立研究的效应大小。通常两组间比较时，连

续变量用平均差值表示效应的大小；二分变量用率差（rate difference）、比值比（OR）、相对危险度（RR）等来表示效应的大小。

七、异质性检验

异质性检验（heterogeneity），即统计量的齐性检验是 Meta 分析重要的一环，目的是检查各个独立研究的结果是否具有一致性。一致性也称为可合并性，是进行 Meta 分析常涉及的问题。由于各独立研究的设计不同，进行试验的条件不同，试验所定义的暴露及测量方法不同，以及协变量的存在均可能产生异质性。异质性的出现应被看作是件有利的事情，不应当回避它，因为通过寻找异质性的来源有助于发现问题，提出问题，有助于开展新的研究。因此，在进行 Meta 分析时要特别注意资料的"可合并性"即异质性，如果原来各个独立研究的结果缺乏一致性，那么，调查者必须谨慎从事，效应的概括也非常有限。

当异质性作用存在时，是否及怎样进行 Meta 分析，还存在争论。一种观点认为剔除结果方向不一致的研究是不恰当的，因为经鉴定超常研究结果带来的偏倚机会很大，这种情况下做 Meta 分析，只是一项计算机化练习，此时应进一步核实资料的可靠性与处理方式，找出异质性的来源，不能轻易剔除，另一种观点是，应对各个独立研究的质量进行评价，如果存在严重问题，要剔除低质量的研究，否则，将不同研究背景的研究结果合并不但无意义，反而容易导致错误的结论；如没有严重问题，则可按相同变量进行分层合并分析或是利用随机效应模型进行合并分析。

八、计算合并后综合效应的大小

经过异质性检验，如果各独立研究的结果是同质的，可以采用固定效应模型（fix effect model）计算合并后的综合效应；如果各研究的结果不同质，还要计算合并后的统计量，可以采用随机效应模型（random effect model）。

九、敏感性分析

敏感性分析是检查一定假设条件下所获结果稳定性的方法，其目的是发现影响 Meta 分析研究结果的主要因素，解决不同研究结果的矛盾性，发现产生不同结论的原因，敏感性分析最常用的方法是分层分析，即按不同研究特征，如不同的统计方法、研究的方法学质量高低、样本量大小、是否包括未发表的研究等，将各独立研究分为不同组后，按 Mental - Haenszel 法进行合并分析，再比较各组及其与合并效应间差异有无显著性。

十、总结报告

最终，要按论文写作的格式要求写出 Meta 分析的总结报告。

1. 材料与方法

此部分要写明文献入选和排除标准、资料来源、统计分析方法等。

2. 结果

此部分一般先要对入选文献的基本情况加以描述，再进行各研究结果的合并和彻底的敏感性分析。可以使用直观的图示方法（图 6-1）表示 Meta 分析的结果。图中水平线代表每个研究的结果，线中间的方块代表研究结果的点估计值，方块的大小代表该研究在 Meta 分析中的权重，线宽代表研究结果的 95% 可信限；垂直线代表"无效应线"，即相对危险度或比值比为 1 的情况；如果一个研究水平线穿过垂直线，表明该研究结果的 95% 可信限包含 1，说明研究的效应在比较的两组间差异无显著性；图中的菱形块代表各个研究合并后的效应估计值，即采用固定效应模型或随机效应模型合并各研究结果后的值，该综合值也可以有 95% 可信限。

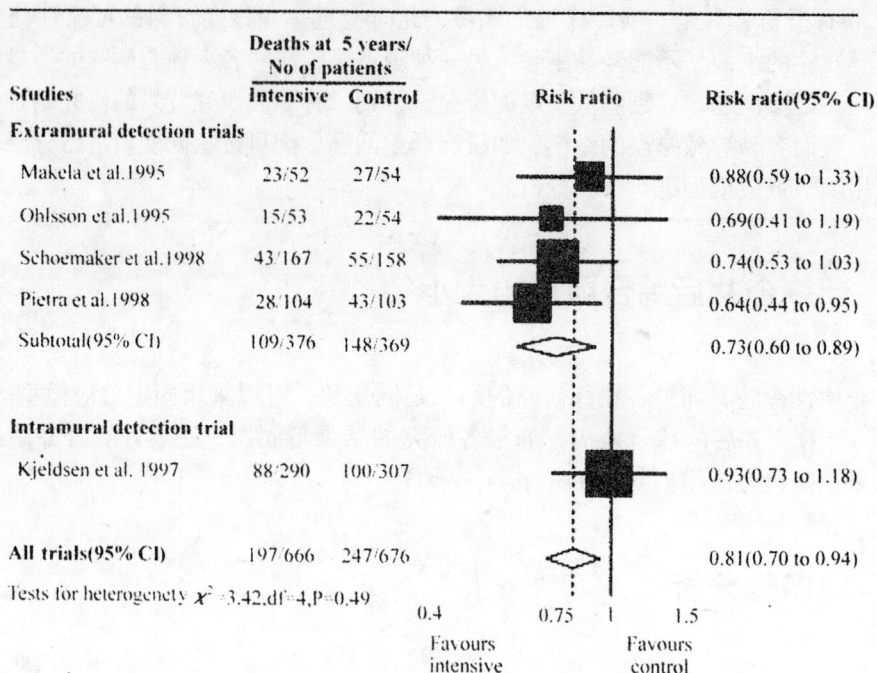

Studies	Deaths at 5 years/ No of patients		Risk ratio	Risk ratio(95% CI)
	Intensive	Control		
Extramural detection trials				
Makela et al.1995	23/52	27/54		0.88(0.59 to 1.33)
Ohlsson et al.1995	15/53	22/54		0.69(0.41 to 1.19)
Schoemaker et al.1998	43/167	55/158		0.74(0.53 to 1.03)
Pietra et al.1998	28/104	43/103		0.64(0.44 to 0.95)
Subtotal(95% CI)	109/376	148/369		0.73(0.60 to 0.89)
Intramural detection trial				
Kjeldsen et al. 1997	88/290	100/307		0.93(0.73 to 1.18)
All trials(95% CI)	197/666	247/676		0.81(0.70 to 0.94)

Tests for heterogeneity $\chi^2 = 3.42$, df=4, P=0.49

0.4　0.75　1　1.5

Favours intensive　　Favours control

图 6-1　结直肠癌术后加强随访的 5 年生存率的 Meta 分析

（AG Renehan，BMJ 2002，324：813）

3. 讨论

此部分应对 Meta 分析中可能存在的偏倚进行详细的讨论。在进行结果的解说时要小心谨慎，不能脱离专业背景。Meta 分析的报告应当详细阐述结果的真实性，以帮助临床医生对"疗效"做出正确的判断，进一步指导临床实践。另一方面，好的 Meta 分析还应详细分析研究的异质性，为医学研究者提供进一步研究的方向。

第三节　Meta 分析常用统计方法

Meta 分析常用统计方法主要涉及两点，一是对各研究结果进行异质性检验（又叫一致性检验、齐性检验），二是根据检验结果选用固定效应模型或随机效应模型对各研究的统计量进行加权合并。

一、两均数之差的合并和一致性检验

（一）加权合并

设 k（$\geqslant 2$）项研究报告中，第 i 项研究对照组和实验组的均数分别为 $\bar{x}_{1i}$ 和 $\bar{x}_{2i}$，方差分别为 S_{1i}^2 和 S_{2i}^2，两组的合并方差为 S_i^2，处理的效应大小（effect size）为

$$d_i = (\bar{x}_{2i} - \bar{x}_{1i}) / S_i \quad i = 1, 2, \cdots, k \tag{6.1}$$

假定第 i 项研究的总体效应为 δ_i，其他随机效应为 e_i，d_i 可写成随机效应模型

$$d_i = \delta_i + e_i, \qquad i = 1, 2, \cdots, k \tag{6.2}$$

其加权均数和估计方差分别为

$$\bar{d} = \sum w_i d_i / \sum w_i \tag{6.3}$$

$$s_d^2 = \frac{\sum w_i (d_i - \bar{d})^2}{\sum w_i} = \frac{\sum w_i d_i^2 - \bar{d}^2 \sum w_i}{\sum w_i} \tag{6.4}$$

δ_i 和 e_i（$i = 1, 2, \cdots, k$）的均值方差估计值分别为

$$\bar{\delta} = \bar{d}, \ \bar{e} = 0$$

$$S_{\hat{\delta}}^2 = \begin{cases} S_d^2 - S_e^2, & S_d^2 > S_e^2 \\ 0, & S_d^2 \leqslant S_e^2 \end{cases} \tag{6.5}$$

$$S_e^2 = \frac{4k}{\sum w_i} \left(1 + \frac{\bar{d}^2}{8} \right) \tag{6.6}$$

加权均数 $\bar{d}$ 的 95% 可信区间为

$$95\% CI = \bar{d} \pm 1.96 S_\delta \tag{6.7}$$

公式（6.3）和（6.4）中的 w_i 为权数，可以是合计例数，也可以是合并方差的倒数 $[n_{1i} n_{2i} / (n_{1i} + n_{2i})]$，或表示研究质量的评分。

当公式（6.5）中的 $S_{\hat{\delta}}^2 = 0$ 时，δ_i 为一常数，公式（6.2）退化为固定效应模型

$$d_i = \delta + e_i \tag{6.8}$$

$\bar{d}$ 的标准误为

$S_{\bar{d}} = 1 / \sum wi$

公式（6.7）相应地改为

$$95\% CI = \bar{d} \pm 1.96 S_{\bar{d}} \tag{6.9}$$

（二）一致性检验

检验的零假设为 $H_0: \delta_1 = \delta_2 = \cdots = \delta_k$，当 H_0 成立时统计量

$$x^2 = kS_d^2 / S_e^2 \tag{6.10}$$

自由度 $v = k - 1$

计算 x^2 值后，可以查 x^2 值表得到相应的 P 值，若 $P \leqslant \alpha$，则拒绝 H_0，支持随机效应模型的假定，使用公式（6.7）估计平均效应大小的 95% 可信区间。反之，若 $P > \alpha$，则支持固定效应模型的假定，使用公式（6.9）计算平均效应大小的 95% CI。

例 6 - 1。为了总结心理治疗对住院天数的影响，对 5 个研究进行 Meta 分析，见表 6 - 1。

表 6 - 1 5 个研究的病人住院天数

研究编号	心理治疗组			对照组			效应		效应尺度加权合并结果		
	N_{1i}	X_{1i}	S_{1i}	N_{2i}	X_{2i}	S_{2i}	$S*$	d_i	w_i	$w_i d_i$	$w_i d_i^2$
	(1)	(2)	(3)	(4)	(5)	(6)	(7)	(8)	(9)	(10)	(11)
1	13	5.0	4.70	13	6.5	3.8	4.27	0.351	6.50	2.282	0.801
2	30	4.9	1.71	50	6.1	2.3	2.10	0.571	18.75	10.706	6.113
3	35	22.5	3.44	35	24.9	10.65	7.91	0.303	17.50	5.303	1.607
4	20	12.5	1.47	20	12.3	1.66	1.57	−0.127	10.00	−1.270	0.161
5	8	6.5	0.76	8	7.4	1.41	1.13	0.779	4.00	3.116	2.427
									−56.75	20.137	11.109

* S 是合并标准差

表 6 - 1 中的（1）-（6）栏从原始文献中摘录，第（7）栏为两组合并标准差，等于两组方差加权平均值的平方根，公式如下

$$S = \sqrt{\frac{(n_{1i} - 1) S_{1i}^2 + (n_{2i} - 1) S_{2i}^2}{n_{1i} + n_{2i} - 2}}$$

第（8）栏为按公式（6.1）计算的各项研究的效应尺度，第（9）栏采用合并方差的倒数作为权重，（9）-（11）栏的合计分别为 $\sum w_i = 56.75$，$\sum w_i d_i = 20.137$，$\sum w_i d_i^2 = 11.109$。根据公式（6.3）和（6.4）可以计算出 5 个研究效应的加权均数和方差分别为

$$\bar{d} = \frac{20.127}{56.75} = 0.355$$

$$S_d^2 = \frac{11.109 - 0.355^2 \times 56.75}{56.75} = 0.0697$$

本例 $k = 5$，代入公式（6.6），得

$$S_e^2 = \frac{4 \times 5}{56.75}\left(1 + \frac{0.355^2}{8}\right) = 0.358$$

由于 $S_d^2 < S_e^2$，$S_\delta^2 = 0$，可认为这 5 项研究的 δ_i 为一常数，采用公式（6.8）计算标准误 $S_d = 1/\sqrt{56.75} = 0.133$，代入公式（6.9）计算加权均数古的 95% 可信区间为

$$0.355 \pm 1.96 \times 0.133 = 0.09 \sim 0.62。$$

因 95% 可信区间不包含 0，拒绝检验假设，可以认为心理治疗对住院天数有影响。

本例一致性检验采用公式（6.10），结果如下

$x^2 = 5 \times 0.0697/0.358 = 0.973$，$P > 0.05$，进一步支持固定效应模型的假设。

二、两率之差的合并和一致性检验

（一）加权合并

设 k（$\geqslant 2$）项研究报告中，第 i 项研究结果的两个率分别为 $p_{1i} = r_{1i}/n_{1i}$，$p_{2i} = r_{2i}/n_{2i}$，其中 r 为事件发生数，n 为观察人数，合并率为 $p_i = （r_{1i} + r_{2i}）/（n_{1i} + n_{2i}）$，率差：$d_i = p_{1i} - p_{2i}$，其加权均数和估计方差分别为

$$\overline{d} = \sum w_i d_i / \sum w_i \tag{6.11}$$

$$S_d^2 = \frac{\sum w_i p_i（1 - p_i）}{（\sum w_i）^2} \tag{6.12}$$

$$95\% CI = \overline{d} \pm 1.96 S_d \tag{6.13}$$

公式（6.11）和（6.12）中的权数为

$$w_i = n_{1i} n_{2i} /（n_{1i} + n_{2i}） \tag{6.14}$$

（二）一致性检验

公式同（6.10）。

例 6 - 2　为了总结针灸治疗卒中昏迷的效果，对 3 个随机化对照试验进行 Meta 分析，见表 6 - 2。

表 6 - 2　针灸治疗卒中昏迷的 3 个研究有效率比较

研究编号	治疗组			对照组			p_i	加权合并结果			
	r_{1i}	$n1i$	p_{1i}	r_{2i}	n_{2i}	p_{2i}		d_i	w_i	$w_i d_i$	$w_i p_i(1-p_i)$
1	22	30	0.73	8	31	0.26	0.49	0.48	15.25	7.32	3.81
2	37	40	0.93	16	30	0.53	0.76	0.39	17.14	6.68	3.13
3	36	85	0.42	16	85	0.19	0.31	0.24	42	10.2	9.09
合计									74.89	24.2	16.03

将表 6 – 2 中的合计值代入公式（6.11）和（6.12），得

$$\bar{d} = 0.323, \quad S_d^2 = 0.0029$$

$$95\% CI = 0.323 \pm 1.96 \times \sqrt{0.0029}$$

即合并有效率为 32.3%（21.8% ~ 42.8%）。

三、病例 – 对照研究 OR 值的合并和一致性检验

（一）加权合并

设各个研究暴露组病例和对照人数分别为 a_i、b_i，非暴露组分别为 c_i、d_i，$OR = (a_i d_i) / (b_i c_i)$。令 $y_i = 1n\ (OR_i)$，写成随机效应模型有 $y_i = \mu_i + e_i$，其加权均数和均数的估计方差分别为

$$\bar{y} = \sum w_i^* y_i / \sum w_i^* \tag{6.15}$$

$$S_{\bar{y}}^2 = (\sum w_i^*)^{-1} \tag{6.16}$$

合并 OR 及其 95% CI 分别为

$$OR_c = exp\ (\bar{y}) \tag{6.17}$$

$$95\% CI = exp\ (\bar{y} \pm 1.96 S_{\bar{y}}) \tag{6.18}$$

各研究间差异的估计方差为

$$S_\mu^2 = \begin{cases} \dfrac{Q - K + 1}{\sum w_i - \sum w_i^2 / \sum w_i} & S_\mu^2 > 0 \\ 0, & S_\mu^2 \leqslant 0 \end{cases} \tag{6.19}$$

其中

$$Q = \sum w_i\ (y - \bar{y}_w)^2 \tag{6.20}$$

$$\bar{y}_w = \sum w_i y_i / \sum w_i \tag{6.21}$$

$$w_i = \left(\frac{1}{a_i} + \frac{1}{b_i} + \frac{1}{c_i} + \frac{1}{d_i} \right)^{-1} \tag{6.22}$$

公式（6.15）和（6.16）中的 w_i^* 为

$$w_i^* = (w_i^{-1} + S_\mu^2)^{-1} \tag{6.23}$$

（二）一致性检验

检验的零假设为 $H_0 : \delta_1 = \delta_2 = \cdots = \delta_k$，当 H_0 成立时公式（6.20）中的 Q 值服从自由度 $v = k - 1$ 的 χ^2 分布。检验结果若 $P \leqslant \alpha$，则拒绝 H_0，支持随机效应模型的假定，必须用 w_i^* 计算 OR_c 及其 95% CI。反之，若 $P > \alpha$，则支持固定效应模型的假定，即使 $S_\mu^2 > 0$，也可令 $w_i^* = w_i$，使用公式（6.18 ~ 6.19）计算平均效应大小及其 95% CI。

例 6 – 3 将 3 个 HBsAs 阳性与肝癌关系的病例对照研究的 OR 值进行合并，结果见表 6 – 3。

表 6-3　启东县 3 个病例对照研究结果

研究 编号	HBsAg(+)		HBsAg(-)		OR	y_i	w_i	w_i^*
	病例 (a_i)	对照 (b_i)	病例 (c_i)	对照 (d_i)				
1	44	17	12	39	8.4118	2.1269	5.2487	0.9240
2	25	12	21	80	7.9365	2.0715	5.4510	0.9301
3	55	10	14	128	50.2875	3.9177	5.0653	0.9182
合计							15.7650	2.7723

表 6-3 中的 w_i 和 w_i^* 根据公式 (6.22) 和 (6.23) 算得。进一步将 y_i、w_i 和 $\sum w_i^2 = 82.9195$ 代入公式 (6.20)、(6.21) 和 (6.19)，得

$$\overline{y}_w = 2.6840, \quad Q = 11.3677$$

$$S_\mu^2 = \frac{11.3677 - 3 + 1}{15.7650 - 82.9195/15.7650} = 0.8917$$

根据公式 (6.15) 和 (6.16) 算出了 $\overline{y} = 2.7023$，$S_y^2 = 0.3607$，$S_y = 0.6006$，

再由公式 (6.17) 和 (6.18) 计算 3 个研究合并估计的 OR 值及其 95% 可信区间

$$OR_c = exp\,(2.7023) = 14.91$$

$$OR95\%CI = exp\,(2.7023 \pm 1.96 \times 0.6006) = 4.60 \sim 48.40。$$

根据公式 (6.20) 已经算出 $Q = 11.3677$，本例自由度 $v = 2$，查卡方分布表，$P < 0.005$，说明 3 项研究的结果严重不一致，因此不能盲目接受合并后的 OR 值 14.91，而应仔细检查第 3 个研究有无特殊性。

第四节　偏倚及其检查

Meta 分析是对原各研究结果的统计合成，它不仅不能排除原始研究中存在的偏倚，而且在文献查找和选择过程中，如果处理不当，还会引入新的偏倚，导致合并后的结果歪曲了真实的情况。

一、偏倚的种类

(一) 发表偏倚 (publication bias)

发表偏倚指具有统计学显著性意义的研究结果较无显著性意义和无效的结果被报告和发表的可能性更大。如果 Meta 分析只是基于已经发表的研究结果，可能会夸大疗效，甚

至得到一个虚假的疗效。近年来的研究发现，医学文献中发表偏倚的问题相当严重。Egger 通过追踪医学伦理委员会批准的研究方案在随后几年发表的情况，总结出：阳性结果的研究发表的可能性是阴性结果的研究发表的 3 倍（95% 可信限为 2.3～3.9），并且发表偏倚在临床试验和观察性研究中均存在。此外，阳性结果发表的时间也比阴性结果发表的时间平均要早上 3～4 年。我们对中医随机化对照试验的系统评价研究亦提示，发表偏倚在我国传统医学领域同样存在，不容忽视。

一个好的 Meta 分析应包括所有与课题有关的可获得的资料，即包括已发表和未发表的文章。由于未发表的研究难以获得，实际操作中常常以发表的文献为主，但应尽最大可能收集未发表的研究。当然，也有学者认为真正未发表的资料可能其设计不够严谨，资料质量比较差，可信性低，因而不易将其结果合并；即使合并，对发表和未发表资料给予相同的权重亦似乎不妥。

在医学伦理委员会或其他机构批准研究之际就将所有的 RCT 进行登记，通过这一系统随访并获得所有研究的结果是解决发表偏倚的根本途径，一些国际组织正在建立这类登记系统。但在目前的情况下，只能采取多渠道收集资料，如 Cochrane 协作组织通过手工检索多种语言、大量的医学杂志以获得尽可能多的 RCT，并以此为基础进行 Meta 分析。此外，可以应用统计学方法，计算拒绝结论所需的未发表研究数量的大小，评估发表偏倚对研究结果的影响。具体测量方法有敏感性分析、漏斗图、失效安全数等（见偏倚的检查）。

（二）定位偏倚（location biases）

在已发表的研究中，阳性结果的文章更容易以英文发表在国际性杂志，被引用的次数可能更多，重复发表的可能性更大，从而带来文献定位中的偏倚。

1. 英语偏倚（English language bias）英文杂志上发表的 Meta 分析经常将原始文献的语言限制为英语，而非英语国家的研究者也经常用母语在当地杂志发表他们的研究结果。尤其值得注意的是，这些研究者可能更多地将阳性结果发表于国际性的英文杂志，而将阴性结果发表在当地杂志。例如，一项评价研究发现，第一作者相同的情况下，随机化试验的结果为阳性时使用英文发表的占 63%，而用德文发表的仅占 35%，差异具有显著性（P < 0.05），logistic 回归分析显示，阳性结果使用英文发表的 OR 值为 3.8（95% 髓 1.3～11.3）。这样一来，如果 Meta 分析只是基于英文报告，就可能引入偏倚。

2. 文献库偏倚（Database bias）世界上几个主要的医学文献检索库如 Medline，Embase，Science Citation Index（SCI）虽然包括了 3000～4000 种杂志，但绝大部分来自发达国家，发展中国家仅占 2%。例如，Medline 包括的 3861 种杂志中，来自印度的有 30 种，尽管他们发表文章使用的也是英语。而且发展中国家具有阳性结果的研究可能更容易发表在这些文献检索库包括的杂志中，从而引入偏倚。

3. 引用偏倚（citation bias）手工检索文献时，通过文章后面所列的参考文献可以进一步查找其他相关文章。但在 Meta 分析中这种途径可能带来引用偏倚，因为支持阳性结果的试验比不支持的试验可能更多的被作为参考文献加以引用。此外，杂志的知名度对文章的引用也会产生影响。例如，一项很有影响的降脂试验，最初计划包括评价其一级预防和二级预防的效果。一级预防得到了有益的结果，因此 1987 年发表在新英格兰医学杂志、而同期完成的二级预防评价，因效果不显著，直到 1993 年才发表于流通有限的医学年报（Annals of Medicine）。前者在发表后的 3 年内被引用了 450 次，而后者只被提及 17 次。

4. 多次发表偏倚（Multiple publication bias）同一研究多次发表会从几方面引入偏倚。首先，阳性结果的研究更容易多次发表或作为会议报告，这就使得这些文章更容易被查到并纳入 Meta 分析中。其次，Meta 分析中如果包括重复数据会高估疗效。多次发表偏倚在单一的研究中不是很明显，但在多中心的临床试验中确实存在，因为除了多中心合并的研究结果外，各个分中心也可能报告各自的研究结果。而对 Meta 分析人员来讲，很难区分两篇文章是一个研究的重复发表，还是来自两个分别的研究。

（三）有偏倚的入选标准（biased inclusion criteria）

通常文献入选标准由熟悉所研究领域的调查者来制定，那么这个标准就可能受调查者知识的影响。对入选标准的处理可能导致某些阳性结果的研究被选择，而阴性结果的研究被排除。例如，某些降脂治疗的 Meta 分析排除那些发生了副作用的研究，虽然副作用与降脂治疗本身无关，但却包括那些有益于心血管的治疗试验，尽管这种益处也独立于降脂治疗。这种不对称的入选标准可能导致选择偏倚。

二、偏倚的检查

Meta 分析中先根据一个基本的入选标准收集全部的研究，再考虑不同的入选标准进行彻底的敏感性分析，这是检查上述偏倚的最佳途径。此外还可以采用漏斗图分析（funnel plots）和计算失效安全数（fail - safe number，N_{fs}）来检查偏倚的程度。

（一）漏斗图

漏斗图指相对于样本量的效应值，是以研究的效应估计值作为横坐标，样本量作为纵坐标画出的散点图，漏斗图分析就是根据图形的不对称程度判断 Meta 分析中偏倚有无的一种简单方法。这种方法是基于治疗效应的精确度随样本量的增大而增加这一事实。样本量小的研究结果通常分散在图形底部很宽的范围内，而随样本量增大，精确度提高，研究结果则集中在图形上部一个较窄的范围内。如果 Meta 分析中没有偏倚，图形构成一个对称的倒置"漏斗"；反之，如果图形呈现明显的不对称，表明偏倚可能存在（图 6 - 2）。上述的各种偏倚均可采用漏斗图进行检查，因为小样本的研究比大样本的研究更易受发表偏倚和定位偏倚的影响，而使漏斗图不对称。此外，研究的方法学质量也是导致漏斗图不对称的原因之一。通常，小样本的研究设计、实施和分析过程中，方法学要求可能没有大样本研究的要求严格，而低质量的研究倾向于产生较大的效应。

一个漏斗图是否对称，过去只凭肉眼检查。1997 年 Egger 等提出用线性回归方程测量漏斗图的不对称性，即定义标准正态离差（SND）等于 OR 值除以它的标准误（SE），即 $SND = OR/SE$；效应估计的精确度（precision）等于标准误的倒数，即 $precision = 1/SE$；

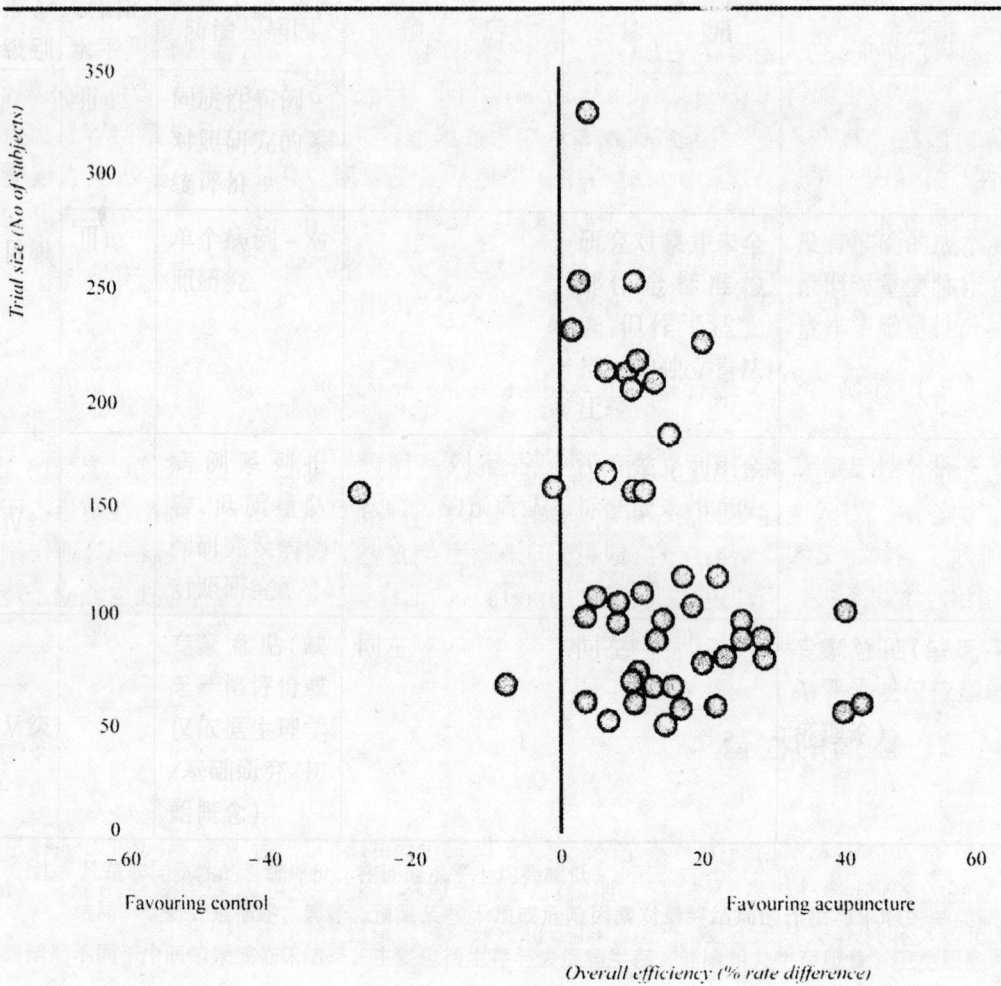

图 6-2　针灸治疗卒中的 49 个试验的漏斗图分析
（Tang TL，BMJ，1999，319：160-161）

再以 SND 和精确度建立回归方程：$SND = a + b \times precision$。由于精确度主要取决于样本量，小样本的研究在 X 轴上将靠近 0 值。小样本的试验产生的 OR 值可能与总体不同，但因为研究的标准误大，SND 还是接近 0 值。这样一来，小样本的试验在 X 轴和 Y 轴均靠近 0 值（原点）。相反，大样本的研究将产生一个精确的效应估计值，如果治疗有效，也会产生一个较大的 SND。因此，如果 Meta 分析包括的研究是同质的，且无选择偏倚的影响，漏斗图上的各点将分布在通过原点的直线附近，形成一个对称的漏斗图，此时 $a = 0$，斜率 b 即指示效应的大小和方向。反之，如果漏斗图不对称，即小样本的研究与大样本的研究结果不一致，回归线将不通过原点，即 $a \neq 0$。由此可见，通过方程中的截距。可以测量图形的不对称性。a 距离 0 越远，漏斗图不对称的可能性越大。进一步可计算 a 值的 90% 或 95% 可信限，并检验 a 与 0 之间的差异在统计学上有无显著性，从而得出图形不对称是否具有统计学显著意义。

（二）失安全数

Meta 分析中还可以计算需多少阴性研究结果的报告才能使结论逆转，即失安全数（Fail safe N，N_{fs}）来估计发表偏倚的程度。P 为 0.05 和 0.01 时的失安全数计算公式如下：

$$N_{fs0.05} = (\sum Z/1.64)^2 - S \tag{6.24}$$

$$N_{fs0.01} = (\sum Z/2.33)^2 - S \tag{6.25}$$

公式中 S 为研究个数，Z 为各独立研究的 Z 值。失安全数越大，说明 Meta 分析的结果越稳定，结论被推翻的可能性越小。

第五节 Meta 分析展望

近些年来 Meta 分析方法在医学研究领域得到了广泛的应用，如临床医学、治疗学、公共卫生、流行病学、临床精神病学、职业病防治及护理学等都有许多 Meta 分析报告。一些新版的教科书也增加了 Meta 分析一章。Meta 分析软件亦得到了开发，免费软件如 Revman4.1，网址：http://www.cochrane.org/cochrane/revman.htm；Meta – Analyst，作者为 Joseph Lau（joseph.lau @es.nemc.org），可以去函索取；Meta – Test，网址：http://him.mcmaster.ca/cochrane/sadt.hbn 或 http://som.fiinders.edu.au/FUSA/Cochmne/COCHRANE/sadt.htm；EasyMA version 99，网址：http://www.spc.univ – lyonl.fr/ ~ meu/easyma；Meta，网址：http://www.RalfSchwarzer.de。

但在 Meta 分析中还有一些有争议或待解决的问题，有待进一步的讨论和完善。

1. 是否包括未发表的研究及内部报告　发表偏倚是影响 Meta 分析结果真实性的重要因素之一，包括未发表的研究及内部报告看来可以避免此问题。然而，一些学者，尤其是杂志编辑认为，未发表的报告没有经过同行评阅，质量难以保证，而且这一途径本身也可能引入偏倚。因为 Meta 分析者不可能收集到所有的未发表的研究，能够找到的报告可能不是全部未发表研究的一个代表性样本，包括已找到的这部分报告究竟是减少还是增加偏倚尚无法准确评估。未发表研究的作者是否愿意提供他们的资料也是一个问题，可能得到阳性结果的作者更愿意配合，这样一来会再次引入偏倚。尽管如此，目前普遍的观点还是认为应尽可能收集未发表的研究，然后按照是否包括这部分资料进行彻底的敏感性分析，如果结论发生变化，必须谨慎对待 Meta 分析的结果。

2. 数据分析和报告的主观性　已发表的临床试验文章中，作者报告哪些结局资料也可能受研究结果的影响，与阳性结果有关的结局可能更多地被报告。这种数据分析和报告的主观性也会给 Meta 分析带来偏倚。因此提高和完善临床试验数据分析和报告的标准，减少作者的主观性是未来需要解决的一个问题。

3. 个体病人的资料是否需要　目前的 Meta 分析主要基于文献中的总结性资料，是对文献的统计合成。虽然 Meta 分析者对其中的某些亚组特别感兴趣，但经常遇到的问题是很难在原文中找到相应的数据。因此从每个研究的设计组织者处获取补充资料的要求日益增多。一些国际性协作组织的成员已经开始分享各自的研究数据，从而使个体病人的资料得以充分利用，由此还形成了"pooling 分析"，即对原始研究数据的合成分析。与每项研究作者进行联系还有其他好处，如可以了解他们是否有未发表的或未收集到的研究报告，了解目前发表的研究报告与当初的设计是否一致，以及获得进一步的随访资料等。

4."失效"的 Meta 分析　Meta 分析的优势是对同类小样本研究结果的统计合成，以此增大样本量，提高研究的精确度。但每个研究的设计、实施可能有差别，因此完全依靠小样本研究所做的 Meta 分析可能得不出明确的结论。解决这种"失效"Meta 分析的方法是寻找异质性的原因，尽可能合并同质的研究结果，并随着相关新的研究的发表及时更新 Meta 分析结果，即近年提出的"累积 Meta 分析"（cumulative Meta – analysis）。

5.Meta 分析的结果对指导临床个体治疗还有一定困难　临床试验的 Meta 分析所得汇总结果是治疗对一个假定的"平均"的病人的效果，其可信限一般较窄。虽然总的效应估计值通常能够用于大部分病人，但病人之间个体差异是客观存在的，临床医生更关心这种治疗对某个指定病人的疗效如何。因此 Meta 分析者不能仅仅满足于对发表资料进行单纯的统计合成，而应当注意临床问题的各种特殊性，从而更好地指导临床实践。

总之，在医学领域中 Meta 分析尚处于一个新生阶段，其领域还有待于发展，上述的许多问题还有待解决。尽管如此，Meta 分析作为一种定量综合既往研究资料的新方法，无疑为我们从整体角度把握事物的本质提供了一个有用的工具。

下篇 循证医学的分析

第七章 临床诊断性研究的开展

随着高新技术在临床诊治中的应用，新的诊断方法层出不穷，如各种血清免疫学方法、新的影像学方法以及基因诊断等，与此同时临床医生在疾病诊断过程中对新技术的依赖性也越来越强。然而人们逐渐发现，新的方法并非都比旧的方法好，一些最初认为很好的诊断方法在临床经过一段时间应用后并不理想，甚至被淘汰。比如癌胚抗原开始用于临床时，被认为对结肠癌的诊断有很高的诊断价值，经临床广泛应用以后，发现其特异性很差，其他恶性肿瘤也可出现癌胚抗原阳性。应用效果不确定的诊断方法，不仅增加了医疗费用，还可因误诊漏诊而对患者造成危害，因此有关临床诊断性研究中存在的缺陷问题日益受到人们的关注。导致上述问题的主要原因，是这些新的诊断方法在广泛应用之前没有进行客观、严格、科学的评价。为此，我们认为，所有的诊断试验在临床广泛应用前，均应采用公认可靠的方法学标准进行评估，目的在于淘汰差的或无用的诊断方法，提高诊断试验的质量，降低医疗保健费用，改善病人的医疗保健。这正是 EBM 的最基本任务。

EBM 对诊断性研究有严格的方法学要求。但目前国内杂志所报道的诊断性研究很少采用这种科学的评价方法，因此，难免对这些诊断试验的临床价值做出错误的判断。

目前国内有关诊断实验评价的研究设计尚存在不少问题。上海医科大学临床流行病学中心抽查了 1995 年在 5 种中华医学会系列医学杂志上发表的关于诊断试验评价的论著共 112 篇，按照 EBM 的原则进行评价，发现 90% 以上的论著设计不合理。其中 18 篇未与金标准进行比较，40 篇仅有阳性率，而无敏感性、特异性等评价指标，而且没有 1 篇诊断性研究类论著是采用似然比和 ROC 曲线下面积来进行评价。由此说明我国目前有关诊断试验评价的研究设计还很落后，正确的研究设计方法尚不普及，许多临床医师对评价指标尚不了解。因此，学会如何应用正确的方法客观地评价临床诊断性试验，是提高临床诊断性试验研究科学性的关键。对于医学期刊的审稿和编辑人员，也应将这些评价标准作为审查、衡量诊断性研究类论文质量的准则。

第一节　诊断试验研究设计的基本原则

一、金标准

金标准是指本专业公认的可以明确肯定和排除某种疾病的最准确、最可靠的诊断方法。由于金标准对疑诊病人(指研究对象)诊断的准确度(即是否能将疑诊病人正确分为病例组和对照组)是正确评价新的诊断试验的前提,如果金标准选择不当,就会造成对受试者诊断分类上的错误,使整个试验的评价失去准确性的基础,因此金标准的选择至关重要。

临床常用的金标准包括病理学检查（组织活检和尸体解剖）、外科手术所见、特殊的影像学检查,以及因缺乏特异性诊断方法而采用的医学权威机构颁布的或临床医学专家共同制定的公认的综合诊断标准。对于一些慢性进展的非自限性疾病,使用金标准诊断可能风险太大,而长期随访过程中疾病可能变得明了并能获得诊断,对这部分疾病随访的结果也可以作为金标准。如诊断冠心病的金标准是冠状动脉造影,诊断肾炎的金标准是肾活检,诊断胆结石的金标准是手术所见,诊断肿瘤的金标准一般是病理活检,诊断心肌病的金标准是心肌活检。

对于一些已有金标准诊断方法的疾病为什么还要进行新的诊断试验性研究呢？这是因为许多疾病的金标准往往是比较复杂、有创且危险性较大的诊断方法;或者费用过于昂贵,患者难以接受。在临床上做诊断试验时,常常首先选用一些较简单可靠的方法,或联合使用几种简便方法,而不轻易使用存在上述缺陷的金标准。

医学期刊编审人员常常从来稿中发现,由于论文作者对诊断试验评价的研究设计方法不熟悉,或是对金标准在诊断性试验评价中的重要性认识不足,以及疾病诊断的金标准过于复杂或风险较大等原因,他们常选用容易得到结果的、但准确性不高的诊断方法作为金标准,用来与待评价的诊断方法进行比较,从而导致结论的可信度低甚至是错误的结论。有时即使待评价的诊断方法有较高的诊断价值,也因金标准选择不当而不能得到证实。

二、选择研究对象

如果研究的目的是评价某诊断试验的临床诊断价值,研究对象应为临床某病的疑诊病例,病例组应该包括所研究疾病的各种临床类型,如轻、中、重型,典型与非典型,病程长与病程短,经治疗和未经治疗的患者;对照组应包括相当比例的临床上容易与所研究的疾病相混淆而需要鉴别的其他疾病患者。如果研究目的是评价筛检试验价值,研究对象应选自筛检人群。为了保证研究对象能较好地代表目标人群的实际情况,选择研究对象时应充分注意病例组内各临床类型间的构成比例,尽可能注意对照组中各病种间的构成比例,因为研究对象的代表性可影响评价指标的真实性。例如,病例组中、轻型病例比例偏低,则漏诊率会偏低;对照组中难鉴别的病例比例偏高,则误诊率会偏高。只有包括了上述研究对象的诊断试验结果,才具备对所研究疾病的代表性,才能真实反映出诊断试验对该病的鉴别诊断价值。病例组与对照组应是同期进入研究的连续病例或按比例抽样的样本。所选择的研究对象经金标准诊断为有该病的患者为病例组,金标准诊断为无该病的患者为对照组。

临床诊断性研究通常不应选用正常人,因为正常人一般不难与病人区别。如果选择正常人作为临床诊断试验的对照组,很可能会提高诊断试验的特异性,影响研究结果的真实度和可信性。临床医生开展诊断性研究的目的,在于把真正有某病的病人与易与某病混淆的其他病人区别开来,这些病人都是因某种症状来医院挂号看病的人。正常人一般不会到医院看病,所以在临床诊断性研究中不应以正常健康人为对照。

然而,目前国内医学期刊论文中有关诊断性研究类论文最常见的错误,就在于将已知某病病人作为病例组,然后再挑选健康人或其他疾病患者作为对照组;或者只对诊断试验阳性的患者行金标准检查,且仅选用这些经金标准确诊的患者及非患者为研究对象,而将曾疑为某病,但因某诊断试验阴性暂未采用金标准检查的患者除外;甚至只选用金标准确诊有病的患者作为研究对象而无对照组。上述这些方法都是错误的。

三、估算样本量

诊断性研究要求有一定数量的观察对象,即样本量,如果受试病人太少,诊断指标就可能不稳定。足够的样本量是排除机会干扰,如实反映诊断性试验准确性的保证。通常随样本量的增加、真正反映试验的评价指标(如敏感性、特异性)的准确性也增加。比如,在某项诊断性研究中,如果只有 10 个受试对象,观察到的敏感性为 0.75,由于机会的作用,敏感性可能高达 1.00,也可能低至 0.45。随着样本量增加,95% 的可信区间的范围逐渐变窄,样本量达到 30 时,可信区间的上限降为 80%,下限升为 60%。此时随样本量的增加,可信区间变窄的幅度明显减缓,因此样本量至少应在 30 以上,才能保证结果受机会影响的程度在能接受的范围。

目前,诊断性试验的结果和金标准诊断结果的关系常采用简单的四格表表示,这种四格表资料与配对计数资料的形式是完全相同的,故待评价的诊断试验样本量的估算可以参照统计学中关于配对计数资料的样本量估算公式进行计算。此外,也可以根据待评价诊断试验的敏感性和特异性,按照统计学中有关总体率的样本含量估算方法,分别计算病例组和对照组的样本含量。样本量大小的估算公式如下:

$$n = \frac{\mu_\alpha^2 p \ (1 - p)}{\delta^2}$$

公式中 p 为敏感性或特异性,δ 为允许波动的范围,α 为第一类错误的概率,μ 值由 μ 界表查得。病例组样本量由敏感性估计,对照组样本量由特异性估计。

四、诊断试验临界值的制定

评价诊断试验时,需要把疑诊病人按试验结果的阳性和阴性进行分类。但大多数诊断试验，特别是实验室诊断多为生理性连续指标，对于这种连续变量需要选择一个（或多个）区分正常与异常的诊断临界值（Cut off point），又称为截断点或界值，以便根据临界值将定量测定的数据转换成阳性与阴性两类定性结果，然后将诊断试验结果与金标准分类结果填入四格表进行诊断性试验指标的评价。

由于诊断试验的测量结果在病例组和对照组及健康人中常有重叠，临界值水平的选择直接影响到敏感性和特异性等评价指标。为使诊断试验的应用更加合理，不仅应当了解健康人的参考值范围和其他疑诊疾病患者该结果的分布范围，而且必须掌握该试验在某病不同病情时的变化范围。因此，诊断试验不仅要有区分健康或非某病与某病的界值，最好还有需要治疗与判断预后的界值。临界值水平的选择取决于诊断试验的目的与权衡漏诊和误诊的利弊。如果是为了防止漏诊，应选用敏感性高而特异性稍低的水平作为界值；如果是为了防止误诊，应选择特异性高而敏感性稍低的水平作为界值。有时还要根据研究对象中不同年龄组、不同临床特征时临界值的差异对诊断试验准确性的影响等多种临床实际情况，分别选用多个临界值。采用 ROC 曲线法确定诊断试验临界值是目前较为理想的方法。

正常参考值的获得可根据常用的统计学方法，如正态分布法及百分位数法。基本要求是，资料必须来源于健康人的检测结果，同时要注意不同人种、地区、性别、年龄、不同的检测方法和系统误差等对参考值的影响。正态分布法要求资料呈正态分布，且样本含量要大（至少在 100 例以上），以保证样本的代表性和结果的稳定性，一般用均数加减 2 倍标准差作为正常参考值。资料呈偏态分布时，要求使用百分位数法。区分正常与异常的界点可根据需要选取正常参考值范围的上限或下限，并根据诊断目的作适当调整。

五、诊断试验结果的测量

1. 同步盲法比较

诊断试验是一种观察性研究，在整理资料时才按金标准对患者进行分组。为了避免偏倚对评价指标真实性的影响，要求采用同步盲法。受检对象在检测前不分组，由于诊断试验中准确性指标失真的程度易受病人接受试验顺序的影响，为了减少诊断倾向性，应尽可能让所有受试病人同时接受诊断试验和金标准方法。此外，如果先做诊断试验或金标准，然后由了解前一试验结果的人判断后一试验结果，则会发生判断倾向性，使两种方法的一致性增高。当评估试验的医生了解受试者是病人，就会潜意识地寻找可能存在的阳性结果；相反，如果知道受试者不是病人，则可能放弃仔细寻找阳性信息的机会，使可能存在的阳性信息被遗漏，从而导致敏感性和特异性高于真实值。克服的方法是采用盲法判定结果（尤其是定性结果），由不知另一试验结果的人独立、客观地对诊断试验或金标准结果做出判断。

笔者在审稿工作中发现，盲法的使用在诊断试验的论文中几乎被忽略了。刘续宝曾调查 1995～1997 年发表在中华医学系列杂志上有关诊断性试验的论文，发现全部没有采用盲法。毛宗福报道仅 10% 采用盲法。不采用盲法，就避免不了偏倚。但实际上，临床进行 CT、B 超等检查时，均要求填写病史、临床表现及实验室检查结果，根据这些资料得出的敏感性和特异性将高于盲法评价结果。虽然它反映了临床实际情况，但写报告时应注明是参考了临床资料后获得的评价结果。

2.交待试验的重复性

开展诊断性研究时，应注意诊断试验的重复性及测量结果的可靠性，防止测量偏倚。如需要由操作者判断结果的试验，至少应该用部分受试者对操作者的变异性进行简要评估。例如两个放射科医生判断深部静脉血栓新的影像结果时，结论常常不同，只有找出产生不同结果的原因并进行修正后，新的影像结果才会可靠。同样，试验结果由仪器判断时，也应对仪器的变异性进行简要估计。此外，对诊断试验中不确定结果出现的频率，计算评价指标时是否包括了这些不确定结果均应说明。

第二节　诊断性研究的评价方法及评价指标

一、诊断试验评价的四格表

诊断性研究的结果可总结为表7-1的形式。

表7-1　诊断试验评价的四格表项目

项目		金标准诊断结果		合计
		患某病(病例组)	非某病(对照组)	
合计待评价的诊断	阳性	真阳性(a)	假阳性(b)	$a+b$
试验的诊断结果	阴性	假阴性(c)	真阴性(d)	$c+d$
合计		$a+c$	$b+d$	$a+b+c+d$

注：a、b、c、d分别代表真阳性、假阳性、真阴性病例数。

二、诊断性试验的评价指标及临床意义

1.敏感性与特异性、漏诊率与误诊率

(1)敏感性：指在金标准确诊患某病的病例组中，被待评价的诊断试验判为阳性（有病）的比例。敏感性只与病例组有关，反映了待评价的诊断试验能正确检出某病患者的能力，其值越高，漏诊机会越少。

$$敏感性 = 真阳性/病例组 = \frac{a}{a+c}$$

(2)特异性：指用金标准确诊为未患某病的对照组中，被待评价的诊断试验判断为阴性（无病）的比例。特异性只与对照组有关，反映了待评价的诊断试验能正确排除研究对象未患某病的能力，其值越高，误诊机会越小。

$$特异性 = 真阴性/对照组 = \frac{d}{b+d}$$

（3）漏诊率：指用金标准确诊为患某病的病例组中，被待评价的诊断试验判为阴性的比例。敏感性与漏诊率互补，敏感性越高，漏诊率就越低，反之亦然。

$$漏诊率 = 1 - 敏感性 = 假阴性／病例组 = \frac{c}{a+c}$$

（4）误诊率：指用金标准确诊为未患某病的对照组中，被待评价的试验判断为阳性的比例。特异性和误诊率互补，特异性越高，误诊率就越低，反之亦然。

$$误诊率 = 1 - 特异性 = 假阳性／对照组 = \frac{b}{b+d}$$

（5）敏感性、特异性的相互关系：敏感性和特异性是诊断试验本身所固有的特性，比较稳定，受患病率的影响很小，但受人们选定的诊断标准（临界值）的影响较大。当试验方法和诊断标准固定时，每个诊断试验的敏感性和特异性是比较稳定的。敏感性和特异性指标是评价诊断性试验优劣的基础。一个理想的诊断试验，应该是敏感性和特异性都达到100%，即漏诊率和误诊率均为零，然而在临床实际工作中却很难有这样的诊断方法。一般来说，敏感性升高，特异性就会下降，反之亦然。

在临床实际工作中，许多诊断试验并不按阴性和阳性判断结果，多数诊断试验的结果都与表7-2的数据相似，是一些连续性的资料。在这种情况下，如何选取确定有病和无病的临界点呢？选择高敏感性时，特异性就很低，用于临床必然会造成许多病人误诊；选择高特异性时，敏感性就很低，在临床上又会造成许多病人漏诊。因此，选择临界点时，必须全面衡量漏诊和误诊的后果。通常是以产生漏诊和误诊之和最小时的数据定为临界值，此时的准确性最大，但这种方法有时缺乏临床实用性。有些疾病，如早期诊断可获得较好的治疗效果，延误治疗且后果严重的，应选择敏感性高的临界点，以保证所有的病人尽可能被诊断出来，如嗜铬细胞瘤、闭角性青光眼；反之，误诊对病人造成的后果比漏诊更为严重；则应选择特异性较高的临界点。

表7-2　不同血糖水平诊断糖尿病的敏感性和特异性变化

血糖水平（mmol/L）	敏感性（%）	特异性（%）
5.0	98.6	7.3
5.6	97.1	23.5
6.1	92.9	48.4
6.7	88.6	68.2
7.2	81.4	82.4
7.8	74.3	91.2
8.3	64.3	96.1
8.9	55.7	98.6
9.4	52.9	99.6
10.0	50.0	99.8
10.5	44.3	99.8

　　一般来说，敏感性高的诊断试验用于以下几种情况：①有几个诊断假设，为排除某病的诊断；②漏诊可能造成严重后果的疾病；③用于筛检无症状的患者，而该病的发病率比较低。特异性高的诊断试验用于：①肯定诊断；②误诊会给病人造成严重后果，包括经济负担、精神和肉体上的严重危害等。

　　2. 准确性及其与敏感性、特异性的关系

　　准确性又称正确性、符合率，是指待评价的诊断试验检出的真阳性和真阴性例数之和占所检测病例总数（病例组与对照组病例之和）的比例。准确性反映了诊断试验的两个基本特性——敏感性和特异性。一般来说，敏感性、特异性越高，准确性就越高，误诊率和漏诊率之和就越小。但同时要注意，准确性不能反映敏感性和特异性单方面的情况。例如，两个诊断试验的准确性均为70%，其中A试验的敏感性为80%，特异性为60%，而B试验的敏感性为60%，特异性为80%。由于不同疾病被误诊与漏诊的临床代价不一样，故敏感性和特异性的临床意义也有区别。因此，准确性相同的两个诊断试验，当其敏感性、特异性不同时，临床价值也就可能不一样。

$$准确性 = （真阳性 + 真阴性）／（病例组 + 对照组） = \frac{a+d}{a+b+c+d}$$

　　式中 a、b、c、d 分别代表真阳性、假阳性、假阴性、真阴性病例数。

　　3. 预测值、患病率及其相互关系

　　（1）阳性预测值：又称预测阳性结果的正确率，是指待评价的诊断试验结果判为阳性的患者中，真正患某病的患者所占的比例。用一句通俗的话来说，就是当待评价的诊断试验显示病人有病时，病人真的患病的可能性有多大。这是临床医生得到诊断结果时最关心的问题。该值愈大愈好。

$$阳性预测值 = 真阳性／（真阳性 + 假阳性） = \frac{a}{a+b}$$

　　（2）阴性预测值：又称预测阴性结果的正确率，是指被待评价的诊断试验结果判为阴性的患者中，真正未患某病的患者所占的比例。即待评价的诊断试验结果显示未患某病，该患者真的未患某病的把握有多大？该值愈大愈好。

$$阴性预测值 = 真阴性／（真阴性 + 假阴性） = \frac{d}{c+d}$$

　　（3）患病率：指被检查的全部对象中，真正患病者（包括真阳性与假阴性）的比例。患病率对于被评价的诊断试验，也称为验前概率，而预测值就是验后概率。

$$患病率 = 病例组／（病例组 + 对照组） = \frac{a+c}{a+b+c+d}$$

　　（4）预测值与患病率的关系：诊断试验的预测值是临床工作中的一个很有用的指标，它能帮助临床医师在判断检查结果时减少假阳性与假阴性对诊断的干扰。但预测值属于不稳定指标，其高低并不完全依靠诊断试验本身，而是受诊断试验的敏感性、特异性和患病率的影响。一般来说，敏感性越高，阴性预测值也越高（临床医师获得阴性结果时，更有把握排除所怀疑的疾病，如 OT 试验阴性的，大多能肯定无结核感染）；而特异性越高，则阳性预测值也越高（临床医师获得阳性结果时，更有把握确诊所怀疑的疾病，如 SM 抗体阳性者几乎都是 SLE 患者）。此外，预测值在很大程度上取决于患病率，由于患病率变动的幅度有时会很大，在不同情况下可相差上千倍，而敏感性和特异性很少超过2倍，故患病率对预测值的影响要比对敏感性和特异性的影响更为重要。在临床实际工作中，不同级别、不同性质的医院，如专科医院和综合性医院，因病人来源不同，某病的患病率可以有很大差别。此外，不同地区、不同人群中的患病率也可以不同。由于患病率不同，诊断试验的预测值也会有很大差别，因此在解释诊断试验结果时应特别小心。例如，用酸性磷酸酶诊断前列腺癌，敏感性为 78%，特异性为 90%，应用于不同患病率人群，其阳性预测值差别极大，结果见表 7-3。

表 7-3　用酸性磷酸酶诊断前列腺癌时患病率与预测值的关系

对象	患病率（1/10 万）	阳性预测值（%）
一般人群（普查）	35	0.4
男性 75 岁以上（高危人群筛检）	500	5.6
临床触及前列腺结节（临床诊断）	50000	93.0

从上述例子可以看出，由于受患病率的影响，即使诊断试验的特异性很高，当用于患病率很低的人群时，其阳性结果中也相对含有大量的假阳性患者，使阳性预测值降低；同样一种敏感性很高的诊断试验，当用于患病率很高的人群，则会出现大量假阴性病人，使阴性预测值降低。这就是为什么一项诊断试验在临床初评时诊断价值较高，而用于普查时就不满意了，主要由于临床初评时往往是在患病率很高的人群中检测，而普查时则应用于患病率很低的人群。同样道理，由于可能存在患病率的差异，适合大医院、教学医院的诊断试验标准不能轻易地照搬到基层医院。在分析和评价诊断试验时，要全面考虑各种因素的影响。用 Bayes 公式可以看出阳性预测值和敏感性、特异性及患病率之间的关系。

阳性预测值 = 患病率 × 敏感性 ÷ [患病率 × 敏感性 + （1 - 患病率）（1 - 特异性）]

阴性预测值 = （1 - 患病率）× 特异性 ÷ [（1 - 患病率）× 特异性 + （1 - 敏感性）× 患病率]

例 7-1　已知 $TT_3 < 1.2$ nmol/L 对甲状腺功能减退症（甲低）的敏感性为 80%，特异性为 74%。一名患者根据临床表现估计患甲低的可能性为 90%，根据以上公式计算：

阳性预测值 = 90% × 80% ÷ [90% × 80% + （1 - 90%）× （1 - 74%）] × 100% = 97%

阴性预测值 = （1 - 90%）× 74% ÷ [（1 - 90%）× 74% + （1 - 80%）× 90%] × 100% = 29%

如果患者据临床表现估计患甲低的可能性为 10%，根据上述公式计算：

阳性预测值 = 10% × 80% ÷ [10% × 80% + （1 - 10%）× （1 - 74%）] × 100% = 25%

阴性预测值 = （1 - 10%）× 74% ÷ [（1 - 10%）× 74% + （1 - 80%）× 10%] × 100% = 97%

由此可见，对患病可能性高的病人，检查结果阳性时有利于诊断，检查结果阴性时对诊断帮助不大；对患病可能性小的病人，检查结果阴性有利于排除疾病，检查结果阳性对诊断帮助不大。

4. 似然比

（1）阳性似然比：指病例组阳性概率与对照组阳性概率的比值，即诊断试验正确判断阳性的可能性是错误判断阳性的多少倍。此值越大，该诊断方法就越好。阳性似然比较阳性预测值为优，它反映敏感性和特异性两者的特性，不受患病率的影响，是比敏感性和特异性更为稳定的指标。选择诊断试验应选阳性似然比高的试验。

$$阳性似然比 = 敏感性/（1-特异性）= \frac{a}{a+c} : \frac{b}{b+d}$$

（2）阴性似然比：指病例组阴性概率与对照组阴性概率的比值，即错误判断阴性的可能性是正确判断阴性的可能性的多少倍。此值越小，说明该诊断方法越好。

$$阴性似然比 = （1-敏感性）/特异性 = \frac{c}{a+c} : \frac{d}{b+d}$$

似然比在表示和比较不同诊断试验的有用程度方面具有很大的实用价值。似然比有三个特性：①比较稳定，不受患病率的影响；②如果是连续性的资料，采用不同的临界值，可计算不同的似然比；③缩短了诊断步骤，因为应用似然比来求诊断试验结果阳性（有病）的概率很简单，尤其适合于多项试验的综合评价。公式如下：

$$验后比 = 验前比 \times 似然比$$
$$验前比 = 验前概率/（1-验前概率）$$
$$验后概率 = 验后比/（验后比 + 1）$$

注：验前概率在流行病学调查与健康普查中，就是该人群中某病的患病率；对于每个就诊病人，验前概率就是根据病史、症状、体征及其他检查，初步估计本病存在的可能概率。

例7-2　患者女，45岁，有间歇性胸痛，需要鉴别诊断的疾病有冠心病、食管或上消化道疾病及情绪紧张引起的胸痛等。从文献复习了解到，45岁女性冠心病的患病率为1%，可根据下述公式计算验前比：

验前比：验前概率/（1-验前概率）：0.01/（1-0.01）= 0.01

如患者诉述的症状系典型心绞痛（其似然比≈100），可计算其验后比和验后概率：

验后比：验前比 × 似然比 = 0.01 × 100 = 1

验后概率：验后比/（验后比 + 1）= 1/（1+1）= 50%故患者提供了典型心绞痛病史后，她患冠心病的概率就从1%升高到50%。该患者又做了心电图运动试验，发现ST段压低2.2mm（似然比为11，这时前一个检查的验后比成为后一个检查的验前比）。

验后比 = 验前比 × 似然比：1 × 11 = 11

验后概率 = 验后比/（验后比 + 1）= 11/（1+11）= 91%

此时，该患者患冠心病的可能性为91%，该患者又做了血CPK的测定，CPK～80单位（似然比为7.75）。

验后比 = 验前比 × 似然比 = 11 × 7.75 = 85.25

验后概率 = 验后比/（验后比 + 1）：85.25/（1+85.25）= 98.8%此时诊断冠心病的概率为98.8%，故可明确冠心病的诊断。

5. ROC曲线

ROC曲线的全称为受试者工作曲线（Receiver operator characteristic curve），是用构图法揭示敏感性与特异性（误诊率）之间的相互关系。ROC曲线是对连续性资料而言的，它是通过将诊断试验的连续变量设定出多个不同的临界值，从而计算出一系列的敏感性和特

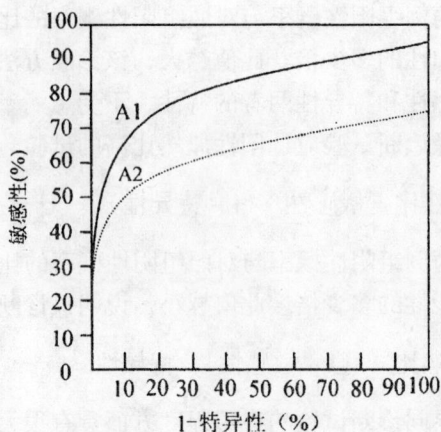

图 7 - 1 ROC 曲线

异性，再以敏感性为纵坐标，1 - 特异性（误诊率）为横坐标所绘制的曲线。ROC 曲线下的面积反映了诊断试验的准确性，面积越大，准确性越高，这对两个以上诊断试验的比较有很大的意义。因此，ROC 曲线可用于比较两种或两种以上诊断试验的诊断价值，对临床医师做出最佳选择很有帮助。此外，在 ROC 曲线上，最靠近坐标图左上方的 A 点为敏感性和特异性均较高的分界点，故在选择正常和异常的最佳临界值时，ROC 曲线也常常用作参考。

6.Youden 指数

Youden 指数的取值范围在 - 1 ~ 1 之间，Youden 指数愈大，说明该诊断试验的诊断价值就愈高。Youden 指数为 1 时，说明病例组与对照组的诊断完全符合。一般认为 Youden 指数为负数时，无诊断价值。

$$\text{Youden 指数} = \frac{ad - bc}{(a + c)(b + d)}$$

第三节 参照试验

在临床工作中，有时由于金标准有危险性或费用太高，要使足够的样本都做金标准检查有一定困难或存在伦理学问题。这时，如果有一个曾经与金标准进行过严格的大量病例比较的诊断试验，已知其敏感性和特异性，可以把该诊断试验作为参照试验，与新的诊断试验进行同步盲法比较，推算出新的诊断试验的敏感性、特异性，推算公式如下。

新试验敏感性 = [参照试验特异性$(a + b) - b$]/[N(参照试验特异性 - 1) + $(a + c)$]

新试验特异性 = [参照试验敏感性$(c + d) - c$]/[$N ×$ 参照试验敏感性 - $(a + c)$]

患病率 = [$a + c +$（参照试验特异性 - 1）$× N$] /（参照试验敏感性 + 参照试验特异性 - 1）$× N$]

新试验阳性预测值 = 新试验敏感性（$a + c - N +$ 参照试验特异性 $× N$）/ [（$a + b$）（参照试验敏感性 + 参照试验特异性 - 1）]

新试验阴性预测值＝新试验特异性（$N \times$ 参照试验敏感性 $- a - c$）／〔（参照试验敏感性＋参照试验特异性 $- 1$）（$c + d$）〕

第四节 提高诊断试验效率的方法

所谓诊断效率就是用最少的检查手段，在尽量短的时间内，使病人得到准确的判断。在现有的条件下，提高诊断试验效率可行的方法主要有以下几种。

一、筛检试验时选择患病率高的人群（高危人群）

如将筛检范围确定在一定的年龄、接触或暴露在有害物质的人群、有某类病史的人群等。由于患病率高低对阳性预测值的影响较大，一个诊断试验的敏感性和特异性已固定时，用于患病率低的人群，阳性预测值会很低，但用于高危人群，则阳性预测值可显著提高。

二、采取联合试验

在临床实际工作中，同时具有很高的敏感性和特异性的诊断试验并不多。由于临床医师经常使用的诊断试验的敏感性和特异性有限，使用单一诊断试验的结果常导致诊断或排除病人患某病的概率不太高也不太低，此时常需做进一步的检查帮助确诊。联合试验可提高敏感性或特异性，从而提高诊断效率，是临床常用的方法。联合试验主要有平行试验和系列试验两种形式。

1. 平行试验

平行试验又称并联试验，即同时做几种诊断目的相同试验，其中一个试验阳性就可以确定为有病。平行试验与单项试验比，由于放宽了诊断标准，可提高敏感性和阴性预测值，减少漏诊；但同时降低了特异性和阳性预测值，增加了误诊。在临床工作中，当医生需要迅速对疾病做出诊断，病人漏诊后果严重时；或目前尚无一种敏感性很高的试验；或者有敏感性高的试验，但费用昂贵且安全性差时，可采用几种敏感性不太高的试验做平行试验，以提高敏感性，减少漏诊。详细判断方法见表 7 - 4。

表 7 - 4 两项平行试验的判断方法

试验 A	试验 B	最终判断结果
＋	＋	＋
＋	＋	＋
－	＋	＋
－	－	－

在两个诊断试验的敏感性分别为 60% 和 80% 的条件下，如果较好的试验能发现较差试验所发现的所有病例，平行检查的敏感性为 80%；如果其中一项试验所漏诊的病例可以被另一试验全部诊断出来，则新的平行检查的敏感性为 100%。如果两个诊断试验彼此完全独立，则可采用以下公式计算平行试验的敏感性和特异性指标：

平行试验的敏感性 = A 试验的敏感性 + B 试验的敏感性 × （1 - A 试验的敏感性）

　　= A 试验的敏感性 + B 试验的敏感性 - A 试验的敏感性 × B 试验的敏感性

平行试验的特异 = A 试验的特异性 × B 试验的特异性

2. 系列试验

系列试验又称串联试验，是一种依次连续进行的多项试验，下一个试验是否进行要根据前一个试验结果来决定。在一系列多项试验中只有每一次结果均为阳性时，才能最后判为阳性。如果系列试验中的一个试验阴性，那么后面的几个试验都不用继续做下去就可以判为阴性。系列试验与单项试验比，由于严格了有病的界限，可提高特异性和阳性预测值，减少了误诊，但同时降低了敏感性和阴性预测值，增加了漏诊。系列试验主要用于慢性疾病的诊断，病人不需要迅速做出诊断；或目前几种该病的诊断方法特异性都不是很高，可选用系列试验以提高诊断的特异性，减少误诊。另外，某些诊断试验价格昂贵且有危险性，为确诊某病又不得不做，这时，也可以先选用简便、安全的试验，提示有病的可能性大时，才进一步做价格昂贵且有危险的试验。系列试验的结果判定方法可总结为表 7 - 5。

表 7 - 5　系列试验的判断方法

试验 A	试验 B	最终判断结果
+	+	+
+	-	-
-	不必作	-

两项系列试验的敏感性和特异性计算方法：

系列试验的敏感性 = A 试验的敏感性 × B 试验的敏感性

系列试验的特异性 = A 试验的特异性 + B 试验的特异性 × （1 - A 试验的特异性）

第五节　评价诊断试验的原则

一种新的诊断方法在广泛应用于临床之前，一定要经过科学的评价和严格的鉴定。临床医生在阅读医学文献时，对某种诊断方法临床应用的报道也需要用一定的标准和原则进行客观分析和评价，以衡量其结论是否可靠。学会应用 EBM 方法对诊断试验进行客观的评价，不但是提高临床诊断试验研究科学性的关键措施，同时有助于临床医生在阅读医学文献时对论文结论的可靠性做出客观的评价，帮助临床医生在临床工作中正确合理地选用各种诊断方法,科学地解释诊断试验的结果,从而提高临床医生的临床诊断水平,撰写出高质量的诊断性试验评价论文。对于杂志编辑,熟悉临床诊断试验的正确设计方法和评价标准,则有助于提高审稿的水平。为此,国内外学者对诊断试验提出了多项评价原则,现归纳如下。

1. 是否与金标准进行了同步盲法比较

这是保证诊断性研究结果真实可靠的关键。由于金标准是待评价诊断试验的参照物,如果所选择的金标准不是公认的权威的最可靠的诊断方法,那么对待评价的诊断试验就无法做出客观评价。其次,诊断试验与金标准的比较应是在盲法同步的情况下进行的,即试验操作者、判断结果者、填写报告单者不知道患者分组情况和接受处理措施的情况,否则容易带进主观因素,造成结果偏倚,影响结论的可靠性。目前在国内医学期刊论文里,诊断性研究类论文不具备公认的金标准方法的并不少见,同步盲法比较则几乎被忽略。

2. 研究对象的代表性如何?病例组是否包含了各型病例?对照组是否包括极易混淆的其他疾病患者?是否说明了研究对象的来源?

病例组和对照组样本的代表性是决定诊断性研究结果可信度的基础。病例组和对照组样本的代表性差,往往会导致诊断试验敏感性和特异性偏高。较常见的问题是病例组入选标准过于严格,研究对象构成范围过窄,对照组未包含易混淆的其他疾病患者,甚至以健康体检者作为对照组,或无对照组,使研究对象缺乏代表性。采用不同来源的研究对象,有可能会对诊断试验的评价产生直接影响。其原因是,不同级别、不同性质的医院,某病的患病率不同,而患病率的不同将直接影响阳性预测值。如对原因不明的青年高血压患者,常用肾动脉造影法诊断,这种诊断试验在高血压专科门诊的价值甚大,因为在这类患者中,约1/10的人可以查出肾动脉狭窄,但在基层医院的普通门诊,同样的诊断试验用于原因不明的青年高血压患者的诊断,查出肾动脉狭窄者就很少,从而使这项诊断试验在基层医院普通门诊失去价值。

3. 样本量的含量是否足够

对于诊断性研究而言,病例组和对照组的样本量都至少应该在30例以上。没有一定的样本量,保证不了研究对象的代表性。但目前的诊断性研究类论文中,样本量不足的情况仍很常见。

4. 临界值的确定是否合理可靠

在诊断性试验评价中,临界值的含义、确定依据要交待清楚。不同的临界点的选择,将会影响诊断试验的敏感性和特异性,应注意是否有受试病人相关分组的评价指标。常见错误是,样本含量较小或数据非正态分布时,采用均数加减2倍标准差作为临界值,或论文中未交待临界值的确定依据。

5. 诊断试验的重复性及测量变异如何

做诊断性研究时,应交待试验的重复性和变异。重复性是指诊断试验的重复测定值处于相对稳定状态,即多次测定,结果彼此接近的程度。变异来源于仪器性能及观察者的操作效能。如果试验本身的变异很大,将很难应用于临床。

6. 诊断试验的评价指标计算是否正确?解释是否合理

诊断试验的评价指标有着严格的定义和明确的含义,是评价诊断性研究类论文质量和水平的科学依据,也是临床医生合理地将有关诊断性试验应用于病例筛选、诊断及鉴别诊断的依据。计算或解释不准确，会影响对诊断试验的正确评价。在医学期刊论文中，常见到将敏感性误认为是准确性，或将敏感性误认为检出率，或计算准确性时只根据病例组的结果，或根本就没有采用四格表评价模式进行诊断性试验评价指标的计算。

7. 对联合试验的评价是否得当

对联合试验的评价，不仅要看联合试验总的敏感性、特异性、准确性，而且还要评价单项试验的敏感性、特异性和准确性。只有了解单项试验的诊断价值，才能正确评价联合试验的诊断价值。常见错误是对联合试验总的敏感性、特异性等指标评价不当。

8. 是否交待了诊断试验的具体步骤

在这方面，要求作者将试验的指征、操作步骤、结果的判断方法叙述清楚，是否要求检查者在饮食种类、摄入量或体力活动等有所限制，限制到什么程度，是否禁用某些药物，试验前后有哪些注意事项，是否有不良反应，样本的运送和贮存等。交待这些细节，有助于别人重复。

9. 是否对诊断试验的临床实用性做了实事求是的评判

除了应用正确评价指标评价一个诊断试验的优劣外，还要考虑新的诊断方法是否方便、易行，有无不良反应，对患者有无危害，费用如何，医生和患者能否接受，结果的判定是否容易，似是而非的问题是否较少，处理漏诊和误诊是否方便，是否会造成某些严重后果等临床实际情况。有些研究者对诊断试验作过高的评价，有时连敏感性、特异性都不清楚，就轻易地下结论，诸如"某某方法有助于某病的早期诊断和鉴别诊断"的结论。

第六节　医学论文中诊断试验评价的常见方法学错误

毛宗福曾于1998年对我国5种权威性医学杂志在20世纪90年代中期刊登的诊断性研究类论文进行评价，发现临床诊断试验研究评价模式和指标有60%存在问题，其中37.1%对敏感性、特异性的计算方法不对。诊断试验的阳性、阴性临界值确定不够合理的占21%。国外Carrington于1998也做过类似研究，对Medline数据库中4种权威医学杂志发表的诊断试验评价论文进行评价，发现其中说明了受试病人范围者仅占27%，避免诊断倾向性者仅占46%，说明试验重复性仅占23%。我们在平时的审稿过程中也发现，诊断性研究类论文普遍存在设计不合理，评价指标使用不正确等问题，还有不少诊断试验评价论文仅采用t检验或卡方检验比较两组试验结果的差异，就得出"某某方法有较好的临床诊断价值，值得广泛推广应用"的结论。

现将诊断性研究类论文常见的方法学错误归纳总结如下。

一、金标准选择缺陷

1. 以不可靠的诊断方法作为金标准

例　用PCR技术检测沙眼衣原体主要外膜蛋白基因序列（摘自《上海医学检验杂志》

1995 年第 10 卷 82 页）

该文拟评价 PCR 技术检测患者宫颈管细胞碎片中沙眼衣原体的敏感性。试验对象为妇产科门诊就诊、患有不同程度的宫颈感染或不孕症患者共 77 例。结果：免疫荧光技术阳性 7 例，且这 7 例阳性标本的 PCR 检测结果亦为阳性，据此认为 PCR 方法敏感性为 100%。

评析：选择金标准是整个诊断试验的核心内容，如无金标准或金标准选择不当，则整个试验的准确性就无从谈起。诊断衣原体现已有公认可靠的金标准，方法是及时从细胞培养中分离衣原体。该文仅以免疫荧光技术检测的 7 例阳性标本为标准，PCR 检测亦均为阳性，据此说明 PCR 的敏感性为 100% 是不正确的。考核 PCR 检测方法敏感性的正确手段，是将 PCR 检测结果与细胞培养这一金标准结果比较，并按四格表评价模式评价。

2. 缺乏金标准，仅与非金标准诊断试验方法做一般统计学差异的比较

例　糖尿病患者尿液转铁蛋白检测的临床意义（摘自《中华内科杂志》1997 年第 36 卷第 3 期 165 页）

该研究对非胰岛素依赖型糖尿病患者进行了尿液转铁蛋白（TRF）测定，并与其他诊断糖尿病肾病的其他早期诊断指标——尿微球蛋白、β_2 微球蛋白、$N-$乙酰$-p-D-$氨基葡糖苷酶等进行比较，以期探讨尿液微量 TRF 测定在糖尿病肾病早期诊断中的临床意义。

评析：作者探讨检测尿中转铁蛋白判断早期肾功能损害的临床意义，虽然与其他的判断早期肾功能的指标如尿液微量蛋白、β_2 微球蛋白和 $N-$乙酰$-p-D-$氨基葡糖苷酶等进行了比较，但论文中缺乏诊断的金标准（目前认为肾活检为诊断糖尿病肾病的金标准），从论文中看不出哪些病人存在肾功能损害，哪些尚不存在肾功能损害，因而此试验对糖尿病病人存在的早期肾功能损害的诊断价值的准确性就值得怀疑。

二、研究对象选择缺陷

1. 选择健康人作为对照

例　血清 EmAb 和 SIL - 2R 测定在子宫内膜异位症诊断中的价值（摘自《湖南医学》1997 年第 14 卷第 3 期 136 页）

该研究用 ELISA 法检测了 62 例妇女血清 EmAb 和 SIL - 2R 水平，其中病例组为 34 例经剖腹探查证实为子宫内膜异位症的患者，对照组包括两组，一组为同期住院手术证实为妇科良性疾病的患者 15 例，另一组为健康女性 13 例作为正常对照。

血清 EmAb 和 SIL - 2R 的敏感性和特异性以样品 OD 值大于或等于阴性对照孔 2 倍为 EmAb 阳性，血清 EmAb 敏感性和特异性分别为 61.7% 和 80.0%。以对照组血清 SIL - 2R 水平均数加 2 倍标准差为上限，血清 SIL - 2R 敏感性和特异性分别为 79.4% 和 57.1%。病例组和两对照组 EmAb 和 SIL - 2R 异常的比例为 52.9%（18/34）和 7.4%（2/28），两项指标综合分析，敏感性和特异性分别为 52.9% 和 92.9%。

评析：对照组例数太少，作者在计算特异性时把正常健康人 13 例加入到对照组中，因此有可能提高了诊断试验的特异性。此外，采用正态分布法确定临界值，除了资料要呈

正态分布外，样本含量至少在 100 例以上，本组仅以 13 例健康人测量值的均数加减 2 倍标准差确定正常值的上限也是不合适的。

2. 研究对象中不包括易混淆病例，或不交待病例的轻重程度

例　血清胃泌素测定对肺癌诊断及预后估计的临床意义（摘自《贵州医药》1997 年第 21 卷第 3 期 139 页）

该研究用放射免疫法测定 56 例支气管肺癌患者、106 例肺心病患者和 229 例健康人血清胃泌素含量，并比较 39 例肺癌患者放、化疗前后血清胃泌素含量变化。结果显示，肺癌组血清胃泌素含量显著高于肺心病组和健康成人组（P < 0.05，P < 0.01），小细胞肺癌组高于鳞癌组（P < 0.01），Ⅱ～Ⅲ期高于Ⅰ～Ⅱ期（P < 0.05）；在肺癌组中，放、化疗后血清胃泌素含量显著低于治疗前水平（P < 0.05）；血清胃泌素测定对肺癌诊断的敏感性为68.7%，特异性为 74.8%，表明血清胃泌素的测定有助于肺癌的诊断、分型、分期和预后的估计。

评析：本文的研究对象为支气管肺癌患者、肺心病患者及健康人，而临床需与肺癌鉴别的疾病主要为肺结核、肺炎性假瘤、肺真菌病、肺炎、纵隔肿瘤及肺部良性肿瘤。对照组应选择上述在临床上易与肺癌混淆的疾病患者，而不应该选择肺心病患者。此外，作者在文中只对 3 组间、不同病期肺癌间及不同组织类型肺癌胃泌素水平的差异性进行了统计学比较，没有交待血清胃泌素诊断肺癌的临界值及其敏感性、特异性的计算依据。故其结论"血清中胃泌素测定对肺癌诊断的敏感性为 68.7%，特异性为 74.8%，表明血清胃泌素的测定有助于肺癌的诊断及分型、分期和预后的估计"的真实性令人怀疑。

3. 无对照组

例　B 超诊断技术在子宫内膜异位症诊断中的应用（摘自《实用医学杂志》来稿）

该文是通过对 95 例经手术证实的盆腔子宫内膜异位症及子宫腺肌病患者进行回顾性研究，分析了 B 超诊断与临床诊断、手术结果及病理诊断的关系，其中，术前 B 超诊断的有 72 例。结论：B 超诊断该病的准确率为 75.8%，比上海市第六人民医院报道的 66% 为高。

评析：本文最主要的错误是研究对象只包括了经手术证实的盆腔子宫内膜异位症及子宫腺肌病患者，对 B 超诊断为阴性，或 B 超诊断为阳性但未行手术治疗的病例均未做进一步追踪随访；亦没有交待是否有经 B 超诊断阳性，但经手术或其他诊断方法排除该病的患者。由于没有对照组，其准确率的计算是错误的，因此无法对 B 超诊断子宫内膜异位症的真实价值（尤其特异性）做出客观评价。

三、金标准比较方法缺陷

1. 不使用盲法

例　肠道病毒特异性抗体和 RNA 检测对心肌炎的诊断价值（摘自《中华儿科杂志》1995 年第 33 卷第 5 期 271 页）

作者在研究过程中，对 64 例心肌炎组（病例组）中 49 例急性心肌炎患儿取 2 次或 2次以上血，95 例非心肌炎组（对照组）取 1 次血，用 ELISA 法检测血清 IgG 和 IgM，评价

ELISA 法的诊断价值。

评析：此实例的主要缺陷是未使用盲法评定，病例组与对照组检测程序不一致。诊断试验评价中，病例组用于考察诊断方法的敏感性，对照组用于考察诊断方法的特异性，诊断方法操作规程在两组间应保持一致，以保证评价结果的真实性和客观性，因此要求试验和评价均采用盲法。该文对病例组部分对象检测 2 次或 2 次以上，但对照组所有对象仅检测 1 次，人为地使诊断方法的特异性偏高。

2. 未阐明重复性试验结果

例　多巴酚丁胺^{99m}Tc – MIBI 心肌断层显像对冠心病的诊断价值（摘自《中华核医学杂志》1997 年第 17 卷第 2 期 88 页）

该研究以冠状动脉造影为标准，对 69 例冠心病患者进行多巴酚丁胺^{99m}Tc – MIBI 心肌断层显像（Dobu – ECT），探讨其诊断冠心病的价值。

图像分析：心肌显像结果分析由两位有经验的核医学医师在不知道临床资料和冠状动脉造影结果的情况下共同判定。在 2 个不同方位和连续 2 个层面以上同一部位出现放射性减低或缺损则为异常，分为可逆性缺损、固定性缺损和混合性缺损。冠状动脉造影阳性的诊断标准为至少一支主要冠状动脉或其主要分支的管径狭窄≥50%。

评析：论文中确定 Dobu – ECT 的阳性标准是三方位断层图像，有两个方位连续两层在同一部位呈现放射性稀疏区或缺损，对这种稀疏程度的把握，不同的医生可能因经验不同而存在差异，甚至同一位医生在不同时期也可能做出不同的判断结果。因此，临床不同意见的一致性判断是校正这种误差较好的方法，但文献未进行这方面的工作，因而令人怀疑试验的结果能否反映较为真实的情况。

3. 没有采用诊断试验评价的方法

例　血清 CA19 – 9 对胰腺癌诊断的临床评价（摘自《中国肿瘤临床与康复》1997 年第 4 卷第 2 期 1 页）

资料与方法：作者收集 1993 年 5 月至 1996 年 4 月期间该院收治的 247 例经手术、病理及临床诊断的胰腺癌等恶性肿瘤与良性疾病患者行血清 CA19 – 9 测定。男 146 例，女 101 例，年龄 37 ~ 89 岁，平均 52 岁。其中，胰腺癌 40 例，其他消化道恶性肿瘤 92 例，良性疾病 115 例。胰腺癌术前常规行 B 超、CT 或 PTC/ERCP 等检查。

CA19 – 9 测定：根据 Delvillano 报道，取 37U/ml 为上限，超过此值为阳性。

统计学处理：各组血清 CA19 – 9 均值比较用 Student t 检验和 Student – Newman – Keuls 方差分析，阳性率比较用卡方检验。

表 7 – 6　胰腺癌等各组患者血清 CA19 – 9 值及阳性率

病人分组	总例数	均值(U/ml)	CA19 – 9 > 37U/ml		CA19 – 9 > 100U/ml	
			例数	阳性率(%)	例数	阳性率(%)
消化道恶性肿瘤	132	$85.9 \pm 95.2^{*}$	67	50.8^{*}	54	40.9
胰腺癌	40	$69.7 \pm 96.8^{**}$	36	90.0^{*}	32	80.0
胆系癌	12	124.5 ± 102.5	8	66.7	7	58.3

病人分组	总例数	均值(U/ml)	CA19 - 9 > 37U/ml		CA19 - 9 > 100U/ml	
			例数	阳性率(%)	例数	阳性率(%)
肝癌	12	70.6 ± 60.0	7	58.3	5	41.7
胃十二指肠癌	36	34.9155.3	9	35.0	6	16.7
结直肠癌	32	29.8 ± 44.8	7	21.9	4	12.5
消化道良性疾病	115	20.9 ± 28.4	19	16.5	3	2.6
胰腺炎	16	10.2113.7	1	6.3	0	0
胰腺良性肿瘤	2	8.7 ± 10.3	0	0	0	0
胆管结石、阻塞性黄疸	27	46.7143.0	11	40.7	3	11.1
胆囊炎或结石	70	13.4 ± 15.4	7	10.0	0	0
合　计	247	56.1179.3	86	34.8	57	23.1

 ＊ 与消化道良性疾病组相比，$P < 0.001$。

 ＊＊ 与胆系癌组比较，$P > 0.05$；与肝癌组比较，$P < 0.01$；与其他各组比较，$P < 0.001$。

结论：联合应用 CA19 - 9、B 超、CT 或 PTC/ERCP 检查，40 例胰腺癌诊断符合率达 100%，并可排除胆系恶性肿瘤。

评析：血清 CA19 - 9 水平为一连续变量，应将全部病例根据临界值所得阳性、阴性结果与金标准（手术、病理）诊断结果填入四格表，进行诊断性试验指标分析，计算其敏感性、特异性、似然比等，从而得出血清 CA19 - 9 水平对胰腺癌诊断的准确性。但是，本研究只采用方差分析、卡方检验等方法对各组间血清 CA19 - 9 水平的差异性进行了统计学分析，由于不清楚血清 CA19 - 9 水平对胰腺癌诊断的敏感性、特异性等诊断试验的评价指标，因此不能客观地反映出血清 CA19 - 9 水平变化对胰腺癌诊断的临床价值。

四、诊断性试验评价指标缺陷

1. 临界值（正常值）确定不合理

例　细胞外间质成分与肝炎关系的研究（《中华内科杂志》1994 年第 33 卷第 2 期 109 页）

该文作者以 20 例慢性活动性肝炎病人细胞外间质成分的测定值均数加上 1 倍标准差作为欲评价的诊断方法（LN 和 HA 联合检测法）的阴性、阳性判断标准。

评析：此例主要缺陷为"诊断临界值"不合理。诊断试验中确定阴性、阳性标准的常用方法有正态分布法、百分位数法及 ROC 曲线法。其中正态分布法要求样本含量较大，数据应来自健康正常人的检测结果，且数据呈正态分布，一般是用均数加减 2 倍的标准差作为判定的临界值。此文仅采用 20 例肝炎病人均数加上 1 倍标准差来作为判定临界值欠妥，建议用 ROC 曲线法。

2. 敏感性、特异性、准确率等评价指标使用不正确

例 副胎盘的产前超声诊断及其临床意义（摘自《实用医学杂志》来稿）

作者对 2686 名孕妇做产前超声检查，探查结果与分娩结果进行对照。结果：分娩后证实副胎盘 34 例，产前超声诊断副胎盘 21 例，正确率 100%（21/21），误诊率 0，漏诊率 38.2%（13/34）。

		分娩结果	
		有副胎盘	无副胎盘
超声诊断结果	有副胎盘	21(a)	0(b)
	无副胎盘	13(a)	2652(d)

评析：正确率的计算，分子应包括真阳性与真阴性患者，分母应包括所有被检查产妇，本组计算结果分子、分母均为真阳性患者，所以是错误的。正确的结果如下：

敏感性 = $a/(a+c)$ = 21/34 = 61.8%

特异性 = $d/(b+d)$ = 2652/2652 = 100%

准确率 = $(a+d)/(a+b+c+d)$ = (21+2652)/2686) = 99.5%

漏诊率 = $c/(a+c)$ = 13/34 = 38.2%

误诊率 = $b/(b+d)$ = 0/2652 = 0

患病率 = $(a+c)/(a+b+c+d)$ = 34/2686 = 1.3%

3. 联合试验指标评价不当

例 某研究者拟寻求提高原发性肝癌（PHC）诊断敏感性和特异性的新途径，经临床试验，以 AFU > 200nkat/L 诊断为阳性，其敏感性为 71%，特异性为 72%；以 AFP > 20ng/ml 诊断为阳性，其敏感性为 85%，特异性为 77%。当 AFU 和 AFP 联合分析，以 AFU 或 AFP 之一阳性皆诊断为阳性（并联诊断试验），则诊断 PHC 的敏感性为 94%；以 AFU 和 AFP 同时阳性诊断为 PHC 阳性（串联诊断试验Ⅰ），则特异性为 87%；如果继续提高标准，以 AFU > 200nkat/L 且 AFP > 400ng/ml 为诊断 PHC（串联试验Ⅱ），则特异性可高达 97%。结论为：联合检测 AFU 与 AFP 对 PHC 的诊断价值很高，提高了敏感性和特异性。

评析：所谓诊断试验价值高，通常应为敏感性、特异性均较高。本研究实例缺陷为：并联试验仅谈敏感性提高的一面，串联试验仅谈特异性提高的一面。事实上并联试验中，敏感性的提高是以降低特异性为代价（本并联试验诊断的特异性；60%）；串联诊断试验中，特异性的提高是以降低敏感性为代价（本串联诊断试验Ⅰ的敏感性 = 62%，串联诊断试验Ⅱ的敏感性 = 44%）。显然，"联合检测 AFU 与 AFP 对 PHC 的诊断价值很高，提高了敏感性和特异性"的结论不妥。

第八章　如何正确开展临床疗效研究

临床医生对患者所患疾病做出正确诊断之后，下一步就是如何对患者进行治疗。在选择、确定治疗方案时，一定要选择那些经过科学的验证，证明确实有效的治疗措施，而不是临床医生主观认为有效，但实际上疗效不佳甚至是无效的治疗措施。临床医生在阅读医学文献时，也经常会遇到有关疗效评价的医学论文。临床医学自身的发展，也要求临床医生不断研究和发展新的、安全有效的防治措施，以便卓有成效地防治疾病。

近二十几年来，国外学者已越来越重视用科学的设计方法来研究临床疗效，并取得了重大的进展，具体表现为：①经验医学逐步走向 EBM。EBM 最主要的特征就是任何临床决策都必须有科学依据，即用大量设计正确、方法严谨的大样本或多中心临床试验的结果来指导临床医生的医疗实践。EBM 强调临床医生在临床决策中要有据可循，而这种证据的来源一定是科学的可信的临床试验。有人曾做过这样的评价，经验医学是从模糊中来，到模糊中去；而 EBM 则是从模糊中来，到清晰中去。国外从 20 世纪 80 年代起到现在已基本完成从经验医学到 EBM 的转变。而国内则起步较晚，大多数临床医生对 EBM 还很陌生。1998 年以前没有中文文献报道；1998 年，仅有刘力生、张鸣明两篇文献介绍了 EBM 的概念和由来。但从 2000 年底到 2001 年初，国内开始有多家医学杂志在首篇位置介绍 EBM 思想。②临床医学家通过大量的正反两方面的经验和教训，一致认识到用科学的方法进行临床疗效研究的重要性。近几年，国内医学期刊也开始刊登了一些多中心临床试验的论文。③临床医生、生物统计学家、临床流行病学家密切合作，发展了一系列科学性较强的临床疗效研究方法。

第一节　临床疗效研究的设计要点

临床疗效研究是以患病人群为研究对象，比较干预与对照所显示的效果。这种干预措施可以是药物、外科手术方法、康复措施、治疗方案（如肿瘤化疗），也可以是一种特定形式的治疗单元的评价，如 CCU（冠心病监护病房）的作用。

临床疗效研究的对象是人，是患有疾病的活着的人。人除了有生物属性以外，还有社会属性及复杂的心理活动，这就决定了临床疗效研究不可能像基础实验研究那样使样本标准化、规范化，对临床疗效的影响通常是多因素的。在临床疗效研究过程中，能否去伪存真，从千变万化的临床现象中总结出科学的结论来，在很大程度上取决于研究设计的严谨性和科学性。在临床疗效研究的设计中，应严格贯彻随机、对照、盲法、均衡、可重复的原则。临床疗效研究的设计要点主要包括以下几个方面。

一、明确研究对象，确保研究对象对目标人群的代表性

研究对象一定要符合诊断标准，患者疾病的诊断应准确无误，同时还要有一定的排除标准。选择研究对象时，必须严格按照诊断标准来选择，如果诊断标准不可靠，则入选对象不能代表研究的目标人群。

二、在均衡和齐同的条件下设立对照

正确设立对照是临床疗效研究的一个核心问题。对照是疗效比较的参照物，设立对照的意义在于说明临床试验中干预措施的效应，减少或防止偏倚和机遇产生的误差对试验结果的影响。试验组与对照组必须具有可比性，也就是说，试验组和对照组除了干预处理措施不同以外，其他各个方面两组应是相同或相似的，即达到共同均衡。只有这样，两组观察结果的差异才能归因于干预措施的效应。为了达到共同均衡的要求，有必要对观察组和试验组在正式试验开始前进行基线测量，通过询问、检查和测量，取得与试验有关的各项基础参数，如性别、年龄、病情、实验室检查等，以了解两组是否具有可比性。

三、选择合适的研究设计方案

依据临床疗效的具体情况，可选择不同形式的设计方案，如随机对照试验、非随机对照试验、历史对照研究、配对设计、交叉设计等。在临床疗效研究中，较常使用的设计方法是随机对照试验和配对设计研究，特别是执行盲法的随机对照试验结论最为可靠。

四、估算样本量

随机抽样和随机分组是确保两组间具有可比性的一个重要措施。但仅有随机化是不够的，还应有一定的样本量。如果样本量过小，尽管采用随机化的方法，也保证不了两组间的基线情况具有可比性。

对研究者来说，为了节省费用和尽早获取研究结果，往往希望样本量越小越好。从伦理学的角度考虑，如果在研究中证实一种疗法好，那么对照组也就无需长期接受另一种较差的疗法。但是，如果病人数太少，以致不能得出明确的结论，那也是一种浪费时间与精力的行为。

样本量的大小取决于三个因素：本研究所期望达到的精确度、敏感度及 II 类统计错误（β）的概率。试验的精确度决定试验的病人数。所要求的结果愈精确，所需的样本量就愈

大。试验的敏感度越高，即差异很容易显示出来时，研究所需样本量就越小。Ⅱ类统计错误同样决定样本量的大小，要求的Ⅱ类统计错误的概率愈小，所需的样本量愈大。Ⅰ类错误（α）可以定义为试验证实两种疗法有差别，但实际上无差别的概率；Ⅱ类统计错误是指两种疗法确实存在差别，但试验本身未能证明有差别。在临床疗效研究中，Ⅰ类错误的最大允许概率控制在非常小的范围内，一般取 α = 0.05，所以一个临床试验具有 α = 0.05 的"显著性水平"，就意味着对于Ⅰ类错误的最大允许概率为 5%。对于Ⅱ类统计错误的控制，通常用把握度来表示，Power = 1 − β，Power 值反映的是如果事实上确实存在治疗上的差别，本试验发现此差别的能力。一般 Power 值最好大于 80%。

五、疗效考核指标的确定

根据不同的治疗目的，实验室检查结果、症状、复发、存活还是死亡、生存质量等都可以作为临床疗效的考核指标。按反应的性质，疗效考核指标可分为计数指标和计量指标。如阳性、阴性，痊愈、好转、无效、恶化、复发、生存与死亡等属于计数指标。实验室检查则多属于计量指标。计量指标易于标准化，有良好的质量控制。在选择计量指标时，应注意所选择指标要能真正反映研究对象的疗效，也就是说，所选择的指标要有较好的特异性。例如，痰癌细胞检出对肺癌的诊断是特异的。在确定疗效考核指标时，还应注意选择客观的指标，以便于测定和计算，也易于被受试者接受，便于操作者执行。此外，疗效考核指标要有一定的灵敏性和稳定性，能被不同的操作者在不同时间、地点重复证实，误差应在允许范围内。

六、防止沾染与干扰

沾染是指对照组意外地接受试验组的干预措施。例如，本应是试验组采用的防治措施，而误用到对照组身上，或对照组私自用了试验组所用的防治措施，这样都会使两组间应有的疗效差异减少或者显示不出，从而影响研究结果。干扰是指试验组病人额外地接受了其他的治疗措施而对照组则没有，因而出现较强的效应，造成假阳性，同样影响研究结果的真实性。沾染和干扰都是在研究观察过程中产生的问题，所以在研究过程中应注意管理，防止其发生。在结果分析阶段，对沾染和干扰及其他不依从的病例最好采取意向治疗分析（Intention to treat analysis, ITT）。

意向治疗分析是指将受试者随机介入 RCT 中的任一组，不管他们是否完成了试验，或者是否真正接受了该组的治疗，都保留在原组进行结果分析。这种分析方法最大限度地保留了随机化的信息，也有人翻译为"意愿治疗分析"、"即定治疗分析"、"打算治疗分析"、"意图治疗分析"。

在一个具体的临床试验中，失访、不依从者越少，或者失访、不依从者在各组间是均衡的，则 ITT 越是趋向于 RCT 的初衷，即研究所取得的结论可信性越好。如果不依从者或失访者过多，退出者在两组间分布不均衡，则 ITT 就不能评价试验的真实效力了。这时，可能是由于方案的设计存在不足之处，如费用过高，费时过长，风险较大引起恐慌心理等，也就是说这个研究方法的可行性差。

第二节　影响临床疗效的因素

在临床疗效研究中，患者在接受干预措施后所表现出的疗效并不一定单纯是干预措施的特异作用结果，而是受许多因素的综合影响。早期的临床疗效研究多是病例分析性质的临床经验总结，不设对照组，也不管疾病是否有自愈倾向，笼统地根据治疗后病情的变化用治愈率表示疗效。这种研究方法是非常不严谨的，没有考虑到影响疗效的复杂因素。影响疗效的因素有许多，主要包括以下几方面。

一、干预措施

干预措施所引起的病情改善是临床疗效研究所要考虑的核心内容。研究者要确定干预措施本身对疾病的治疗作用，首先必须了解干预措施本身所引起的效应到底有多大。

二、疾病的自行缓解

临床医生要评价干预措施的治疗效果，往往是根据疾病的自然病程或病人的预后来评价的。然而，目前许多疾病的自然病程还不能完全预料。不同的疾病有不同的病理发生期、临床分期特征及临床结局，即使同一种疾病，在不同的病人中表现的类型、病程、严重程度、试验前的治疗、并发症和预后也不一样。例如，许多急性自限性疾病，如上呼吸道感染、急性胃肠炎、急性脑血管病，病人常在症状明显时前来就诊，接受干预措施后病情的改善很可能就是病情自行缓解的结果，而不是干预措施的效应。还有一些慢性迁延性疾病的病程较长，病情常有起伏，可自行缓解和活动，如果给予干预措施之后，恰好赶上疾病的病情缓解期，那么所表现出来的病情好转也同样不是干预措施的作用效果。

三、霍桑效应

霍桑效应（Hawthorne effect）是指某些病人因喜欢、迷信或厌恶某主治医生或医院而产生正负两方面的影响。又如在观察比较某种新药的疗效时，如果采用的不是盲法，患者知道自己用的是新药，从而对新药产生极大的期望，加上医生平时给予他的关照也较多，在询问患者病情改善情况时，患者可能会因此而向医生报告好的结果，而实际上药物本身的疗效并没有那么好。

四、安慰剂效应

安慰剂是指与所考核的药物在外形、颜色和气味方面相同但不含已知有效成分的制剂，常用的有淀粉及生理盐水注射液。研究表明，在病人信任的情况下给予安慰剂，可以使 30% 患者的一些严重不适症状得到缓解。

五、其他

包括研究对象的选择，观察测量的指标和方法，以及受试者的失访率等。

综上所述，在研究终点时所统计出来的疗效，往往是多种因素综合作用的结果。成功的临床疗效研究应能将以上不同的效应区分开来，充分显露干预措施的特异效应。

第三节　评价临床疗效研究结果的几个指标

临床疗效研究结果的评价，主要从统计学意义和临床意义两方面来考虑。统计学评价主要是我们平时在医学期刊论文中经常见到的各种显著性检验及相关分析。显著性检验水平以 P 值表示，这是临床医生在写论文时最常用的统计学处理。对论文进行统计学分析时，还有一项非常重要的指标常常被研究者忽略，那就是评价统计学结果真实性的可信限（Confidence interval，CI）。对临床疗效研究结果进行临床意义评价的指标，主要有相对危险度减少（relative risk reduction，RRR）、绝对危险度减少（Absolute risk reduction，ARR）和需要治疗的人数（Numberneededtotreat，NNT）等。目前国内临床医生在进行临床疗效研究时，对结果的评价常使用显著性检验，很少使用 CI、RRR、ARR 等指标。在近几年的英文医学期刊中，这些指标却经常出现。

一、95% 可信限（95% CI）

开展临床疗效研究，是通过选择一部分病人，而不是全部病例总体进行研究的，这些被选择加入研究的病人就是我们所说的样本。通过研究样本，我们可以得到一个反映疗效的值，如病死率、治愈率及各种均数等。这个具体的值并不能完全代表总体病例的客观真实疗效，只是一个点上对总体的估计值，总体真正的疗效值应该是在估计值附近。根据样本的点估计值，我们可以通过统计学公式计算出来一区间，总体的真正效果有 95% 的可能位于这一区间内。这个区间就是 95% CI。通常 95% CI 范围越小，结果越可信，意义越大。

总体均数 95%CI 的计算公式：$\overline{x} \pm 1.96SE$，$SE = \dfrac{s}{\sqrt{n}}$

式中 n 为样本量，SE 为标准误，s 为标准差。

总体率的 95%CI 的计算公式：$P \pm 1.96S_P$，$S_P = \sqrt{\dfrac{P(1-P)}{n}}$

式中，n 为样本量，P 为样本率，S_P 为样本率的标准误。

一般计算机统计软件均能迅速计算出 95%CI。95%CI 比 P 值更有用。因为 P 值只能告诉我们在 $\alpha = 0.05$ 的水平上能否接受无效假设，而 95%CI 则能告诉我们有关治疗结果的论证强度。例如，医生甲用某药治疗高血压病人 10 例，结果 5 例治愈，治愈率为 50%，95%CI 为 19% ~ 81%，即此药对高血压病人的真正治愈率可能只有 19%；同样，如果医生乙也用同样的方法治疗相同的高血压患者 500 例，其中 250 例治愈，治愈率也是 50%，其 95%CI 为 47.8% ~ 52.2.0%。显然医生乙的结果要比医生甲的结果更有说服力。

二、临床意义的评价指标

临床疗效研究的结果可以总结为表 8-1。

表 8-1　疗效评价结果

分　组	某结局事件的发生	
	是	否
治疗组	a	b
对照组	c	d

（1）危险度（Risk）：指结局事件的发生概率。

$$某结局事件的危险度 = \dfrac{发生该事件的人数}{发生该事件的人数 + 未发生该事件的人数}$$

在表 8-1 中，

$$治疗组结局事件的危险度 = \dfrac{a}{a+b}$$

$$对照组结局事件的危险度 = \dfrac{c}{c+d}$$

（2）比数（Odds）：指结局事件的发生概率与不发生概率之比。

$$某事件的比数 = \dfrac{发生该事件的人数}{未发生该事件的人数}$$

在表 8-1 中，

$$治疗组结局事件的比数 = \dfrac{a}{b}$$

$$对照组结局事件的比数 = \dfrac{c}{d}$$

$$危险度与比数的关系为，危险度 = \frac{比数}{1 + 比数}$$

（3）相对危险度（Relative risk，RR）：也称危险比（Risk ratio，RR），是治疗组某结局事件的发生概率与对照组该结局事件的发生概率的比，即

$$RR = \frac{a}{a + b} : \frac{c}{c + d}$$

如果结局事件是不良事件、恶性事件（如病死、致残等），且 RR < 1，则说明治疗能使不良事件的发生概率降低；如果 RR > 1，则说明治疗不但没降低不良事件的发生，反而增加了不良事件的发生。

如果结局事件是良性事件（如治愈），且 RR > 1，则说明治疗使良性结局的发生增加；如果 RR < 1，则说明治疗不但无效，反而对结果有害，使良性结局发生率降低，影响疗效。

（4）相对危险度减少（Relative risk reduction，RRR）：指与对照组相比，治疗组结局事件发生减少的百分比，此值表示治疗组经治疗后，有关结局事件发生的 RR 值下降的水平。即 RRR = 1 − RR。

如果结局事件是不良事件、恶性事件，则通常 RRR 在 25% ~ 50% 或更大时才有临床意义，说明治疗组经治疗后其不良事件的发生可降低 25% ~ 50% 或更多。

如果结局事件是良性事件，则通常 RRR 在 − 50% ~ − 25% 或更小时才有临床意义，说明治疗组经治疗后良性结局的发生率可增加 25% ~ 50% 或更大。

（5）绝对危险度减少（Absolute risk reduction，ARR）：也称危险差（Risk difference，RD），是指治疗组和对照组结局事件发生概率的绝对差值，即治疗组与对照组结局事件危险度的绝对差值。此值越大，临床意义也就越大。

（6）需要治疗的人数（Number needed to treat，NNT）：即为了挽救一个病人免于发生严重的不良结局事件，需要治疗具有发生此类危险性患者的总人数。

$$NNT = \frac{1}{ARR}$$

NNT 对评价治疗措施的经济价值有重要意义，NNT 越小，说明治疗对病人越有利。

在已知两组某一治疗结局的发生率时，也可直接计算 ARR、RRR、RR。如接受新疗法的治疗组病死率为 15%（y），对照组为 20%（X），则 ARR = 0.2 − 0.15 = 0.05，RR = y/X = 0.15/0.20 = 0.75，RRR = 1 − RR = 0.25。

在上述评价临床意义的 6 项指标中，目前在国外医学期刊以 RRR、ARR、NNT 使用最多，其中又以 RRR 最为常用。对以上 6 项指标，同样应计算其 95% CI。如在某 RCT 试验中，治疗组和对照组各 100 例，对照组 20 例死亡，治疗组 15 例死亡，RR：0.75，RRR = 0.25，但 RRR 值的 95% CI 为 − 38% ~ 59%，即病人接受治疗后可能病死率比对照组还高 38%，也可能比对照组低 59%。这样看来，该试验结果并不能提示哪种疗法好。如果每组都有 1000 例病人，两组病死率不变，RRR 仍为 25%，其 95% CI 则变为 9% ~ 41%。这时可推断病人接受治疗后，病人的病死率有 95% 的可能性可降低 9% ~ 41%。显然，后一种结果的临床意义大于前者。

上述评价指标目前在国内医学期刊上还极少出现，大多数临床医生对此还不是很了解。下面再结合一个具体的例子，进一步解释说明。

近年来，为研究卡托普利（Captopril）对急性心肌梗死患者早期病死率和并发症的影响，我国开展了一项大规模的全国多中心临床试验，即著名的 CCS（Chinese Cardiac Study，CCS）试验。本试验纳入的研究对象多达 14962 例，其中试验组 7468 例，对照组 7494 例。两组均接受基础治疗，试验组用 Captopril，对照组用安慰剂，期望 Captopril 能降低急性心肌梗死患者早期病死率和并发症的发生率。

试验 4 周结果显示，治疗组病死率为 9.1%，对照组为 9.7%。

ARR = 9.7% – 9.1% = 0.006（此值太小，说明两组 4 周病死率仅相差 0.6%）。

RRR = 1 –（9.1%/9.7%）= 6.2%（此值太小，说明治疗组经治疗后，与对照组相比，4 周病死率只能降低 6.2%，而通常的评定标准是 RRR 在 25%~50% 或更大时才有临床意义）。

NNT = 167 人，即治疗组为挽救 1 名死亡病例，需要治疗 167 例急性心肌梗死患者。

由此得出结论，Captopril 不能降低急性心肌梗死患者早期病死率。

第四节　随机对照试验

一、概述

世界上第一篇应用随机对照设计方案的临床论文是 1948 年在《British Medical Journal》上发表的。作者是英国著名的生物统计学家 Bradford Hill。这篇论文首次将严密的数理统计理论应用于临床医学的科研设计，成功地探讨了链霉素对肺结核的疗效。此后，随机对照试验（Randomized controlled trial，RCT）开始逐渐被临床医生所接受。它作为一种评价新疗法的可靠设计方法，在英美等国家被广泛采用。尤其是近十几年来，RCT 在筛选、评价临床治疗方法上获得了更为广泛的应用，既有多中心 RCT，也有一个研究单位进行的 RCT，样本量多达数千以至上万，少则几十人。研究内容涉及各系统疾病。许多 RCT 结果为循证治疗提供了有力的证据。如三苯氧胺对乳腺癌的治疗，链激酶及阿司匹林对急性心肌梗死的治疗等都是从 RCT 中获得结论的。

RCT 试验对临床医学的发展具有重要的作用，是医学科研方法学的一项重要进展。RCT 试验的结果往往很有说服力。经过严格的 RCT 试验有时可以获得一些全新的结论，甚至是一些与以往经验截然相反的结论。例如在 70 年代末期，美国医生通过 RCT 试验证明，对糖尿病引起的视网膜弥散性增生病变，用激光进行视网膜弥散凝固术治疗，能有效降低丧失视力的危险，即破坏一半视网膜能减少失明。这一疗法曾使不少眼科医生感到吃惊，但确实有效，此试验结论可靠，几年之后这一治疗方法在美国便成为常规疗法。

二、设计方法

按事先规定的诊断标准（或入选标准、排除标准），选择合格的研究对象，将研究对象按照随机化的方法分为试验组（可称干预组）和对照组。然后两组分别接受不同的处理措施，在一致的条件和环境里同步进行观察试验效应，并用客观一致的评价标准对试验结果进行科学的衡量和评价，比较两组疗效的差异。

在具体的实施过程中，研究者根据具体情况可采用完全随机分配的方法，也可将某些特征相近的受试对象配对成区组，然后随机分入各组。有时还可以先按对疾病预后有重要影响的因素（如病型、病情、病程、年龄等），将研究对象进行分层，再进行随机分组。

三、应用范围

RCT 试验在病因学研究有时也会偶尔用到，但应用 RCT 最多的还是临床疗效研究。从文献报道来看，RCT 用于临床疗效研究时大致有以下两种情况：

（1）用于新疗法与标准疗法的比较。应用的前提是目前尚不能肯定新疗法疗效比旧疗法好。列入对照组的病人也接受旧疗法的治疗。这种情况下，通常要包括较长时间的随访期。

（2）用于暂不治疗也不影响愈后的疾病，即治疗与否得失相当的疾病。这种情况通常是将研究对象随机分为两组后，对照组暂且不予治疗，即采用空白对照。对于这类疾病，一定是目前尚未发现或不能肯定存在一种有一定疗效的治疗方法，采用新的疗法病人可能受益，也可能有一定的危险；而不予治疗，自行缓解的可能性很小，多数或早或晚预后不良。在这种情况下，随访期不宜太长，一般不超过一年左右，以便使对照组及早脱离试验。例如前面所提到的激光治疗增生性眼底病变的糖尿病患者，就属于这种情况。

当然，RCT 并不适用于所有的临床疗效研究。例如，创伤性较大的外科手术。有些疗法虽然未经 RCT 证实，但长期的临床实践经验已经肯定了其疗效，如阑尾炎、肠套叠的手术治疗，青霉素治疗细菌性肺炎等。此外，某些罕见病的疗效也难以用 RCT 方案。因为病例来源有限，不能积累足够数量的患者。某些致死性的急性疾病患者也不宜做 RCT 试验。

四、数据的统计分析

RCT 试验的结果变量可分为计数资料、计量资料和等级资料。

计数资料是指将观察对象按两种属性分类，如生存、死亡，治愈、未治愈，有效、无效等，最后清点的是研究对象的个数，且结局只有两种情况。RCT 试验中，有关计数资料的比较分析，通常转化为率。如果是两组间率的比较，则采用四格表 χ^2 检验或四格表 χ^2

检验的校正公式；如果是多组间率的比较，则要采用行×列表资料 χ^2 检验。但行×列表资料 χ^2 检验只能得出总的结论，如果得出的结论是有差异的，只能说明多个组中至少有两个组彼此之间有差别。若要进一步分析每组间的差别，还要把行×列表进行分割，使之成为非独立的四格表，再进行两两比较的 χ^2 检验。在 RCT 试验中，进行多个率的比较时，常不只满足于总体有差异的结论，往往需要知道两两之间到底有无差异。

计量资料是指对某一个研究对象用定量的方法测定某项指标所得到的资料，一般均有计量单位。RCT 试验中，两组间计量资料的比较常用两组间均数比较的 t 检验；多组间均数比较常用方差分析及 q 检验。当然，如果资料不呈正态分布或方差不齐时，也可用秩和检验等非参数检验法。

等级资料是指研究对象按多种属性（至少三种）分类，彼此之间互斥，如血型（A型、AB 型、B 型、O 型），或彼此间有一定的等级关系，如疗效观察可分为治愈、显效、好转、无效等，某些临床检验的结果分为 − ，＋，＋＋，＋＋＋，＋＋＋＋等。在 RCT 试验中，等级资料的分析可采用 Ridit 分析及秩和检验。

如果疗效的发生与某种因素有关，如疗效与药物的剂量、疗效与疗程的长短、疗效与患者年龄的大小等有关，对这些情况做分析时可采用线性相关分析。

如果疗效与多种因素有关，如患者的病情、病程、药物的剂量、疗程、有无合并症等，可做多因素分析。

五、RCT 方案的优点及缺点

1.RCT 方案的优点

（1）由于采用了随机分组和同期对照，可以避免与时间变化有关的许多偏倚，可以消除、控制或平衡许多已知或未知的偏倚。在有一定样本量的基础上，保证了试验组与对照组除了治疗措施不同外，其他非处理因素（即基线情况、一般资料）有一定的可比性，从而使研究结果有一定的真实性。

（2）采用盲法，可避免许多观测性偏倚。

（3）许多统计学的检验假设都是以随机抽样为基础的，所以 RCT 的试验结果最适合 χ^2 检验、t 检验。

（4）RCT 一般均有严格的诊断标准，对研究对象的纳入和排除都有严格的规定。

2.RCT 方案的缺点

（1）在时间、人力、财力上花费较大。大规模的临床 RCT 所需费用大，耗时长，通常需研究基金的支持。目前国内大多数 RCT 不可能都得到基金的支持，所以开展起来有一定困难。

（2）有时选择病例有一定的局限性。

（3）安慰剂使用不当，会影响病人的治疗。

（4）随访时间较长时，研究对象有流失，从而影响结果的真实性。

（5）正是由于研究对象是经过严格筛选的，所以代表性相对较差，不能代表疾病的全貌，不能揭示疾病的总体规律。

总的来说，RCT 的优点是主要的，是显而易见的，也正因为如此，才被誉为临床疗效研究的金方案。目前任何一种新药在大规模用于临床之前，一定要经过多中心 RCT 的验证。国外评价临床疗效的论文绝大多数采用 RCT 方案，国内有关 RCT 的报道也正日益增多，并越来越引起更多学者的重视。

六、RCT 试验的一些特殊模式

严格的 RCT 设计在具体的实施过程中，因医疗单位和研究题目的具体情况不同，可能会有不同的困难。临床科研工作者在长期的临床科研实践中积累了宝贵的经验，对经典的 RCT 设计有些变通和改变，从而诞生了一些 RCT 的特殊设计模式。

1. 半随机对照试验（Quasi – randomized control trial）

随机化分组要依赖数字表，具体执行起来有时较为麻烦；因此有的医生便采取了一些简单的半随机方法对病人进行分组，如按患者身份证号码的尾数，或就诊日期，或病历序号尾数的奇偶数来分组。

这种半随机对照试验同样有严格的入选标准、排除标准、标准化的干预措施、明确的疗效评定标准，结果可信度较好。两组间非处理因素可保持基本一致，组间可比性较好。这种设计方法有同期对照，结果较有说服力。如各组间样本量相等，更便于统计分析数据，检验效率高。

此种设计方案的分组方法受人为的选择偏倚的机会较大，研究者可能会有意识地将部分受试对象分入某组，导致结果不完全可信。半随机对照试验所花费的时间精力不亚于RCT，因此，与其做半随机对照试验，不如认真严谨一点做完全的 RCT。

2. 非等量的 RCT

RCT 设计方案的两组间样本量应相同。但在实际研究中，有时为比较一种新疗法与标准疗法的疗效，病例来源有限，而标准疗法的疗效又为人们所熟知，这时就可以采用非等量的 RCT 设计方案。

非等量 RCT 通常采用试验组与对照组样本量为 2:1 或 3:2 的比例来随机分组。但这里需要注意，采用非等量 RCT 设计方案时，两组相差比例不宜太大，否则，会影响检验效能 Power 值的大小。一般情况下，如果 $\alpha = 0.05$，当试验组病人数占总人数（即试验组与对照组人数之和）的一半时，Power 值为 0.95；当试验组病人数占总人数的 70%时，Power 值约为 0.934；当试验组病人数占总人数的 80%时，Power 值约为 0.8；当试验组病人数占总人数的 90%时，Power 值只有 0.57。

3. 组群随机对照试验（Cluster randomized control trial）

组群随机对照试验是指以一个家庭、一个车间、一个医院、一对夫妻作为随机试验的一个观察单位，进行随机对照试验。每个单独的观察单位也是随机地被分配到试验组和对照组，分别接受不同的治疗措施。

如比较低钠饮食对高血压的一级预防作用，并与普通饮食比较，随访若干年，观察两组高血压的发生情况。这时，以一个家庭为观察单位，选择群组随机对照试验就比较合适。如果不采取组群随机的方法，而是采取普通 RCT 设计方案，则会出现一个家庭成员中部分被分为低钠饮食组，部分被分为普通饮食组，不但具体实施时可行性差，而且沾染和干扰也是不可避免的，从而影响研究结果的可靠性。

第五节 非随机同期对照试验

一、概况

非随机同期对照试验（Non‑randomized concurrent controled trial，NRCCT）也称为非随机分组的平行对照试验。这种方法在经验医学阶段曾被许多人应用。近几年来，随着经验医学向 EBM 转变及人们对 RCT 方案的普遍认可，采用 NRCCT 的临床疗效研究已经是越来越少了。然而，对目前伦理学争论较激烈的疾病，在不能贯彻随机分组原则的情况下，NRCCT 还是一种惟一可行的研究方法。

二、设计方法

在 NRCCT 设计方案中，随访时间与疗效判定在试验组和对照组基本相同，它与 RCT 设计方案不同之处在于未按随机方法进行分组，而是由研究者确定研究对象的分组，或是根据病人及病人家属的意见，是否愿意接受某种治疗而分组，或是按不同地点加以分组。例如一所医院的病人作为一个组采用新疗法，另一所医院则采用传统疗法，然后比较两组的疗效。

三、NRCCT 设计方法的优缺点

NRCCT 设计方法是由研究者人为地把研究对象分成试验组和对照组，所以临床医生和患者均较易接受。与 RCT 比较，开展 NRCCT 研究所需成本较低，但由于分组未采用随机化方法，两组间的可比性难以保证。分组时，病人到底入哪一组，可能受研究者潜意识的影响较大，研究者可能较倾向于将年轻的、条件好的、病情轻的患者分到试验组，以期达到预期的好的疗效。NRCCT 设计方案在分组时，虽然也可以通过对某些主要因素进行控制来选择对照组，但通常配对都不够理想，且在具体实施中难以保证。另外，研究者有时限于当时医学科学的整体发展水平，不可能全面掌握所有与预后有影响的重要因素（如心理的、社会的、文化的、职业的、经济的等）。所以，采用 NRCCT 设计方案时，两组基本临床特点和主要预后因素很难均衡，往往缺乏严格的可比性，使两组间的结果产生偏差。在按不同地点加以分组时，这种偏差就更为明显。

第六节 配对设计

一、设计方案

配对设计（Paired design）是将某些特征或条件相似的研究对象、部位（如左右肢体）配成相应的对子，然后采取随机分组的方法，将其中之一分配到试验组，另一个分到对照组，连续试验若干对，观察比较干预与对照的差异。配对设计可控制一些主要的影响因素，使两组非处理因素更具可比性，且此方法简便、经济、高效。统计分析方法适用于配对 t 检验、配对 χ^2 检验或配对秩和检验，检验效率高。因此，配对设计也常被临床研究者使用。

二、配对设计的类型

根据受试对象的来源不同，配对设计可分为同源配对和异源配对。

1. 同源配对（Homogenetic matching）

同源配对又称同体配对（Homobody matching），是指试验和对照均在同一受试个体身上进行。同源配对又可分为以下四种类型：

（1）自身配对（Self-matching）：同一病人先后接受两种不同的处理，即受试者要接受前后两个阶段、两种不同的治疗措施，然后对其疗效进行对比研究。这种自身配对又称为自身前后对照研究（Before-after study in the same patients）。

利用这种设计方案时，前后两个用药期或观察期必须相等，且因是同一个个体，故前后两个阶段中不需再分层。在前一个阶段可使用安慰剂对照、标准疗法对照，在后一个阶段使用干预措施。两个阶段之间的间隔时期称为洗脱期。洗脱期要求足够长，不能将第一阶段的治疗效应带到第二阶段，即第二阶段治疗效应的出现应不受第一阶段治疗的影响。一般洗脱期应为第一阶段治疗药物半衰期的 5 倍以上。

自身前后对照设计方法适用于慢性、稳定或复发性疾病，如高血压、高脂血症等。如果疾病在第一阶段就能被治愈，则不适于用此种设计方法。

自身前后对照设计的优点：①由于在同一受试者进行对比研究，可消除个体间的差异，前后两个阶段的可比性较好。②由于不另设对照组，可节省一半的样本量。③全部受试对象都得到了应有的防治措施，较少引起伦理学问题。

自身前后对照设计的缺点：①每一病例的研究期限延长了一倍，病人的依从性较差。②虽然是同一个个体，但试验前后两个阶段的病情程度可能不同，环境、气候、心理因素也可能有较大变化，这些都可能会对研究结果产生一定影响。③不易保证盲法，分析结果时易产生人为的偏倚。④有时治疗措施与对照措施先后次序的不同，可能会使结果不同，此时应采用随机交叉对照试验（Randomized cross-over design）。

在以往有些著作中，将同一组对象治疗前后的比较也称为自身配对设计。其实这种方法缺乏实质性的对照，故目前多数学者主张，如果只用一种处理措施将治疗前后的情况进行对比，则不能称为自身前后对照研究，应归属于叙述性研究。如用某药治疗高血压，观察治疗前后舒张压的变化，这一类研究均不能算自身前后对照研究，均系叙述性研究。自身对照研究应包括前后两个阶段的两种处理措施。

（2）同一受试对象两个左右对称的部位、器官进行配对：如药物皮试，在受试者一侧上臂注入受试药液，在另一侧上臂注入溶剂作对照；又如研究某药的散瞳作用，如果理论上已经证明，该药只有局部作用，不易吸收或不致通过神经反射及体液因素影响对侧眼，则可以用双眼进行配对。这种设计方法同样可以消除组间对照个体差异的影响，可节约一半的样本量。

（3）同一受试对象或同一样品用两种方法或仪器检测：例如分别用新法和旧法测定同一儿童的血钙含量。

（4）用同一方法或仪器检测同一受试对象不同标本的检测结果：如用原子吸收法测定同一儿童的血锌和发锌，以观察比较能否用发锌测定代替血清锌的测定。

2. 异源配对（Heterogenetic matching）

异源配对也称异体配对（Heterobody matching），是指以主要预后影响因素作为配对条件，如将年龄相差小于 5 岁、同性别、同病型、同病期的病人配成对子，采用随机分组的方法，将其中之一分入试验组，另一个分入对照组。这种设计方法，由于人为地控制了主要影响因素，同样具有较好的可比性。异体配对的主要目的就是使每对的内部，除处理因素不同外，各主要影响因素应尽可能均衡一致，这样才能保证配对设计的高效性。如果各组内混杂因素未能作有效控制或事实上难以控制，此时应放弃异体配对设计，而应采用样本量较大的 RCT 设计方案。

三、配对设计资料的统计分析方案

1. 配对计量资料的处理

一般是求出每对数据之差，并求出差值的均数 $\bar{d}$，如果这种差值呈正态分布，则选用配对 t 检验。$t = \bar{d}/s_{\bar{d}}$，$\bar{d}$ 为差值均数，$s_{\bar{d}}$ 为差值均数的标准差。

如果差值的分布不是正态分布，则可以选用非参数检验的配对秩和检验法。

2. 同一受试对象或同一样品用两种方法或仪器检测，或用一种方法或仪器检测同一受试对象不同标本。

这种情况最适宜的统计分析方法就是直线相关和直线回归方法。

3. 1:1 配对计数资料

1:1 配对计数资料一般可整理为表 8-2 的形式。表中的数字均为对子数。在严格配对的情况下，每对的结果都可以填入表 8-2。

对表 8-2 的分析可采用配对计数资料的 χ^2 检验。

当 $b + c \leqslant 40$ 时，

$$\chi^2 = \frac{(|b - c| - 1)^2}{b + c}$$

当 $b + c > 40$ 时，

$$\chi^2 = \frac{(b - c)^2}{b + c}$$

两种处理方法比较时，自由度 $n = 1$，$\chi^2_{(1)0.01} = 6.635$

如果 $\chi^2 > \chi^2_{(1)0.01}$，则 $P < 0.01$，差异显著性。

表 8 - 2　1:1 配对计数资料的结果

试验组	对照组	
	阳性	阴性
阳性	a	b
阴性	c	d

注：a、b、c、d 均表示人数。

4. 1:2 配对计数资料

有时由于受病例数的限制，难以增加 1:1 配对的对数，可以采用 1:2 配对来进行研究。1:2 配对计数资料可整理为表 8 - 3 的形式。表 8 - 3 中 r、s、t 分别表示当试验组之一为（+）时，与其配对的两名对照皆为（+）、一个为（+）一个为（-）、两个皆为（-）时的对子数；u、v、w 分别表示试验组之一为（-）时，与之配对的两名对照皆为（+）、一个为（+）一个为（-）、两个皆为（-）时的对子数。

对表 8 - 3 的分析采用 2×3 表配对 χ^2 检验。

表 8 - 3　1:2 配对计数资料的结果

试验组	对照组		
	+ +	+ -	- -
+	r	s	t
-	u	v	w

计算公式：$\chi^2 = \frac{[1 - E(t) \ S - E(s)]^2}{\mathrm{Var}(t) + \mathrm{Var}(s)}$，自由度 $n' = 1$

其中 $E(t) = (t + v)/3$，$E(s) = 2(s + u)/3$，$\mathrm{Var}(t) = 2(t + v)/9$，$\mathrm{Var}(s) = 2(s + u)/9$

5. 等级分组资料

配对设计的等级分组资料可采用符号检验法及配对秩和检验法，因这两种方法用得较少且较为繁琐，本书不再详述。需要时可参考有关统计学教材。

第七节 交叉对照试验

一、产生背景

一种新的疗法在广泛用于临床以前，一定要经过严格的临床疗效研究，通常取平行对照（即同期对照）的方法，即一组病人用新的疗法，另一组病人用对照疗法。但由于个体间病情不同，且病人对药物的反应性不同，除非有足够大的样本，否则很难对临床疗效做出评价。有些病情相对稳定的慢性病，如原发性高血压、溃疡病、支气管哮喘、风湿性关节炎、心绞痛、三叉神经痛等，用药后在短期内可改善症状，停药后病情又恢复至原有水平。在这种情况下，可让同一病人分期服用两个或多个药物，而使病人间的比较改为病人内的比较。但单纯采用病人内的比较（即自身前后对照）有时又有许多弊端，且前一药物的作用有时会干扰后一药物的效应，这种前一种药物对后一种药物的影响也称为前一药物的顺序效应、后遗效应。交叉对照试验正是基于这种临床需要而产生的。它是 RCT 与自身前后对照相结合的一种特殊设计方法，既有病人内对照，即自身前后对照，又有病人间的对照，即组间对照，兼有 RCT 和自身前后对照的优点。

二、设计方法

交叉对照设计（Cross – over design，COD）的最简单形式，就是用于比较两种药物、两种疗法的二周期交叉对照试验（Two – period cross – over trial，TPCOT）。二周期交叉对照试验分为两个阶段。首先将全部研究对象随机地分为甲组和乙组。在第一阶段，甲组为试验组，乙组为对照组。第一阶段结束后，同样要经过一个洗脱期，再进入第二阶段。此时，将甲、乙两组的治疗方法（或药物）加以对换，即甲组作为对照组，乙组则为试验组，在全部研究工作结束后再进行疗效评价。

在交叉对照设计中，甲组和乙组到底谁先接受试验组的治疗，谁先接受对照组的治疗，可由研究者来安排，或由随机分组的方法来确定。后者又称为随机交叉对照试验。

在交叉对照设计中，洗脱期一定要足够长，使第一种治疗措施的后遗效应完全消退，以避免第一阶段药物或其他处理措施的作用。如果没有足够的洗脱期，则第一阶段的治疗效应肯定会影响第二阶段初期的效应。洗脱期的长短要足以使受试者的病情在第一阶段刚开始与第二个阶段刚开始时基本相同。同自身前后对照设计一样，交叉设计的洗脱期一般也在第一阶段治疗药物的半衰期 5 倍以上的时间。

在使用交叉对照试验时，应符合以下几个条件：

（1）两组病人的病情在试验期应该是稳定的。为了保证在试验期有稳定的病情，可在试验开始前对病人进行一段时间的观察。例如用交叉对照设计研究对高血压的治疗，可先让病人用安慰剂 2～4 周，只有在服安慰剂期间内仍保持较稳定的高血压的病人才列为研究对象，而那些波动型高血压病人则予以剔除。

（2）病人必须是随机地分配到两个组。如果病人不是随机分配，则很可能会导致试验的最终失败。国外有人曾做过这样的一个交叉试验，研究低脂饮食能否降低血清胆固醇，减少心血管意外事件的发生，而对两个精神病院的病人分别用低脂肪饮食和常规饮食。6年后，两个医院分别变换饮食，继续再进行 6 年的试验。对这个试验的结果进行分析是相当困难的，因为病人分组不是随机的，而是以医院分组，组间可比性差，两组间病人不均衡，且试验时间长达 12 年，环境与生活的差异，病人的轮换，以及前 6 年对后 6 年的影响等，都使最终难以做出有效的比较。

（3）药物在短期内只能改善疾病的症状，而不能根治疾病。

三、应用范围

交叉对照试验多用于临床疗效研究，有时也用于预防性药物的效果观察。交叉对照试验用于临床疗效研究时，多用于研究慢性病的对症治疗。

四、统计分析

交叉对照试验研究的结果变量如果是计数资料，可用配对 χ^2 检验，如是计量资料又符合方差分析条件者，可用方差分析。

五、交叉对照设计的优点

（1）设计方案简单，容易实施。

（2）采用自身对照的方法，可消除个体差异并节省样本量。

（3）每一个研究对象都先后接受了两种干预措施，从而可以确切地评价每一病例对不同干预措施的反应，降低了对比的变异度。

（4）属于前瞻性研究。

（5）随机分组可避免组间差异。

（6）可避免人为的选择性偏倚。

六、交叉对照设计的缺点

（1）必须保证研究对象的病情在进入第二阶段前恢复到第一阶段治疗前的状态。这在临床实际中有时难以做到。有时经过第一阶段的干预后，有些研究对象已经治愈、好转或死亡，从而无法进入第二阶段。

（2）应用的病种范围受限，不适用于各种急性重症病变，经过第一阶段治疗后不可能恢复到第一阶段治疗前状态的疾病，以及不允许停止治疗（不允许有洗脱期）让病情恢复到第一阶段前的疾病，如心衰、昏迷、休克等。

（3）两次治疗期间必须有足够的洗脱期，可能对病人不利。

（4）研究时间较长，可能会有病情和观察指标的自然波动。

（5）依从性难以保证。

第八节　历史对照研究

一、定义

历史对照研究（Historial control trial，HCT）也称为不同病例前后对照研究（Before - after study in different patients）。在这种研究中，试验组是现在患某病的病人，对他们采用新的治疗方法，而对照组则是本单位以前的治疗病例档案，或者是医学期刊上其他单位作者发表的同类论文数据。这种不同时间、不同病例的对照称为历史对照研究。

由于历史对照研究是非随机的、非同期的对照研究，事先未经过严密的科研设计，因此有人认为历史对照研究不属于严格定义的科研设计方法，不相信历史对照研究的结果。有学者指出，对非控制的历史对照研究而言，研究者与研究对象对新疗法有显著或中等程度的偏爱发生在87%的研究中，因医生和患者均想证明新疗法有效。正是由于这种人为的偏爱，使过去许多通过历史对照研究认为有效的方法，最后被严格的 RCT 所否定。

二、设计要点

在历史对照研究中，现在患某病的患者均接受了新的疗法，将所得结果与以往文献或本院病历资料比较，所以可以减少一半的样本量，不涉及伦理学问题，节省时间和资金。但在采用这种设计方案时，需特别强调两组间的可比性，即除了治疗因素以外，其他影响结果的因素在两组之间也应尽可能地相似，包括年龄、性别、种族、地区、生活习惯、病情、病程、随访时间等。但实际情况却是，历史对照与现患病人在许多方面都存在差异，如疾病的诊断标准、疾病的自然病程、疾病的分型、预后判断标准，以及病人的生活方式、心理因素等，特别是一些现认为对疾病预后有重要影响的因素，而在过去却未曾被人们所认识，或因条件所限当时不能测量而无记录，无法保证组间可比性。

在开展历史对照研究中，研究者在分析比较结果时，一定要对可能影响结果的混杂因素进行详细讨论，包括影响的程度和倾向；否则，将会不可避免地产生混杂性偏倚，从而部分或全部地掩盖或夸大所研究因素与结果之间的真实联系。例如，采用历史对照研究想证明新疗法比以往旧疗法更好，如果影响结果的非控制因素对旧疗法有利，而研究对比结果仍显示新疗法是优越的，则可以接受研究结论。如果除了研究因素本身以外，两组间影响结论的其他因素没有差别，则接受研究结论亦无疑问。但是，如果影响结果的其他因素有利于新疗法，或有些因素有利于新疗法，也有一些因素利于旧疗法，此时对研究结果进行评判就很困难。此外，历史对照研究不涉及随机分组和盲法，在研究开始时，假如研究者主观希望新疗法安全有效，病人亦接受了此方面的信息，那么在选择研究对象时，就可能会无意识地把年轻的、身体条件好的病人用新疗法，而事实上新旧疗法可能没有什么差别，只是因为这些外来的人为的因素才明显地改善了新疗法的效果，从而得出新疗法比旧疗法好的错误结论。以上诸多因素，在历史对照研究的具体实施中有时是不可避免的。

三、应用范围

历史对照研究多用于临床疗效研究。以往由于大多数临床医生不了解科研设计方法，在进行临床疗效研究时，多采用与文献资料对照，或与自己本单位以往的病历作为对照，得出的结论多数是不可靠的，有时甚至是错误的。但对于那些诊断清楚，自然病程和预后都很明确，不予治疗则必死无疑的恶性疾病或罕见疾病来说，历史对照研究是惟一合理的选择。

四、历史对照研究的优点

（1）所有的研究对象都接受新的治疗措施，患者和医生都易于接受，极少涉及伦理学问题。

（2）设计方法简单，容易实施。

（3）由于是与以往的资料作比较，所以节省了经费和时间，减少一半的样本量。

（4）没有自愿参加者的偏倚。

五、历史对照研究的缺点

（1）最主要的缺点是两组病人的病情、并发症、影响因素等不同，组间可比性差。

（2）不能采用盲法。

第九节　序贯设计、成组序贯设计与期中分析

本节以前所介绍的临床疗效研究的设计方法都是先确定研究对象的数量，等试验全部结束后再整理和分析资料，做统计检验，从而得出结论。这样做可能会出现一种情况，即不必入选那么多的病例就可以获得阳性结果。

传统的序贯设计是指在试验前不规定样本量，而是受试者配对后随机分配到两个处理组，每得到一对试验结果就进行一次统计分析，直到能判断结果，做出结论时，立刻终止试验。序贯设计的优点是，当两种处理措施间确实存在差异时，常可较早地做出结论，从而减少样本量，避免浪费资金，缩短试验周期，可使对照组较早地停止较差的治疗措施，更符合伦理学要求。但序贯设计也要求受试对象是逐对地进入试验，要求能很快地观察到病人的反应，并对结果统计分析后才决定是否继续下一对的试验。因此，当病人接受治疗后出现疗效反应的时间较长时，序贯设计就不适用了。况且在临床实际研究中，很难每得到一对试验结果都进行一次统计分析。序贯设计特别适用于大规模多中心临床试验及病例极难获得的一些疾病的疗效评价，特别是某些极为严重且病程又很短的罕见病，往往只能采用此设计方案。此外，某些可能产生极严重不良反应的疗效评价，使用此设计方法可以使不良反应对受试者的危害减到最少。

1977 年，Pocok 提出了成组序贯方法（Group sequential methods）。成组序贯设计克服了传统序贯设计的缺点，它不要求受试者必须配对，而是在整个试验期间内，每当收集到一定数量的病人反应资料后，就进行一次期中分析（Interim analysis）。期中分析是指在试验过程中，定期对阶段性结果进行监测，一旦检验到两种药物之间的疗效差别出现统计学显著性时，则立即停止试验。

成组序贯设计与期中分析目前还是一种较新颖的设计方法，它给临床疗效研究提供了新的更为方便的研究工具，是临床试验设计与分析技术的一个新发展，非常适合在临床疗效研究中应用。近年来这种设计方法在国外颇受重视，许多药物的疗效研究都采用此方法。

第十节　Zelen 设计

临床疗效研究主要分为两类：随机化试验和非随机化试验。其中随机对照试验因其设计合理、论证强度高而被称为临床科研设计的黄金方案。但在传统的 RCT 研究中，患者并不知道自己是否被使用新方法，而是经知情同意后，由研究者直接将受试者随机分成试验组和对照组，有悖于医学伦理学。在试验过程中，可能会因为医生和病人两方面的因素，而使 RCT 方案被谢绝。美国联邦法令规定，受试者在进入临床试验以前，要知道并且同意，只有获得受试者的知情同意后，才能将受试者纳入临床试验。因此，Zelen 于

1979 年在传统 RCT 设计方案基础上，提出一个新的临床试验分组方案，即 Zelen 设计方案。Zelen 设计目前在国内还没有实际应用的文献报道，人们对它还不熟悉。

Zelen 设计的分组方法：将合格病人随机分 G1 组和 G2 组两组。对 G1 组不用征求意见即给予常规治疗；对 G2 组病人，询问他们是愿意接受新疗法，还是愿意接受常规疗法，愿意接受新疗法者给予新疗法，愿意接受旧疗法者则给予常规疗法。

Zelen 设计在分析统计结果时，首先要比较 G1 和 G2 组的均数或率。其中 G1 组病人只用常规疗法，G2 组中一部分病人用常规疗法，一部分病人用新疗法。显然这种 G1 和 G2 组的比较会淡化新疗法的效果显示。如果在 G1 组中有较多的病人接受了常规疗法，则难以评价新疗法的效果。当然，如果真的是大部分病人愿意接受常规疗法而拒绝新疗法时，则说明新疗法的可行性较差，进行临床试验的时机可能还不成熟。其次，Zelen 设计还可以比较 G1 和 G2 组中接受常规疗法者的均数或率，如果两者疗效一致，则说明受试者心理作用对疗效没有影响，没有病人自选疗法的偏倚；如果两者疗效不一致，则说明有自选疗法偏倚。

Zelen 设计也有人把它称作"预先随机设计"或"随机征求许可设计"，它比较好地解决了 RCT 设计的缺点，但同时因不能执行盲法，且医生征求病人许可的方式会受到"新疗法有效"这一潜意识的影响，而试图说服病人，从而出现偏倚。

总之，Zelen 设计比较适合临床实际工作的具体情况，切合临床实际，但这种方法相对较新，目前国内尚未见有应用这种设计的临床研究。

第十一节 叙述性研究

叙述性研究包括病例分析、经验总结、个案报道、无对照或对照不合理的临床总结。这种研究方法最常被临床医生所用，特别是许多临床医生在没有接受正规的科研方法学训练之前，最常通过这种总结病历资料的形式，来对某疗法的疗效下结论。

叙述性研究用于临床疗效研究，因无对照，更没有随机分配病人，是一种回顾性的资料总结，论证强度较差，正规的新药临床试验是绝对不能采用此方案的。

叙述性研究有时用于病因学研究，通过探索总结特殊病例、罕见病例的临床表现，从而发现病因线索。

第十二节 临床试验中的随机分组方法

很多临床医生一提到随机对照试验，往往认为那是离自己很远的事情，但 EBM 的事实已经证明，要想取得好的证据，特别是在临床疗效研究中，随机是影响研究成果的一项非常重要的因素。临床医生要想做出出色的课题，就不能一味地排斥随机对照试验。基层医生及外科医生往往会以为 RCT 离自己很远，很多人对 RCT 的重要性认识不足。

在临床实际工作中，医生开展 RCT，除了具体实施有些困难需想办法组织协调外，还有一个让临床医生很头痛的事就是如何随机分组。常用的随机方法有摸球法、随机数字法、随机化排列表法。我们建议，如果决定开展 RCT，最好采用随机数字表或随机化排列表法。随机数字表可以通过计算机的统计软件获取，也可以查统计学专业书，一般统计学专业书后都附有随机数字表。当样本量较小时，应用随机数字表分组往往会遇到奇数和偶数机会不等的现象，致使分到各组中的受试对象数量出现较大偏差。这时，如果应用随机化排列表法就可以避免这种现象，随机化排列表法可简捷地实施随机化分组。

1. 随机数字表法

如设计某临床试验总样本量为 20 例，随机分为两组，即治疗组和对照组。具体分组方法如下：首先根据研究目的和专业需求，确定研究对象的纳入标准和排除标准，符合条件的对象纳入研究。按设计要求，每组样本量为 10 例。

现在许多统计软件如 SAS、SPSS、Excel 等，都可以完成随机分组工作，其原理与统计学著作所列的查随机数字表法相同。

2. 随机排列表法

随机排列表法可以简单地理解为分段较小的随机数字，同样，统计学专业的计算机软件包也可帮助产生任意要求的随机排列表。

第十三节 临床疗效研究的评价标准

对临床疗效研究的结果主要从两个方面进行评价，首先研究结果是否真实可靠，设计与实施方法是否科学、严谨，其次是研究结果是否可行、适用，是否有助于其他病人的治疗，能否在其他医院推广、应用。临床疗效研究的评价主要包括以下标准。

1. 研究对象是否真正被随机地分配到试验组和对照组

在临床疗效研究的各种方案中，RCT 最具说服力，论证强度最高，其结果最具有重复性和合理性。采用 RCT 方案时，对预后有重要影响的因素最好采取分层随机的方法。如果研究的设计方案不是 RCT，则要看它的对照组是如何选择的，对照组与试验组可比性如何。一般来说，非随机对照试验和历史对照研究因其组间变异较大，难以保证组间均衡可比，易产生各种偏倚，有时甚至得出错误的结论，所以在评价长期有争议的治疗措施时，一般不采用这两种设计方案。如果在研究设计时，采用限制配对的方法来选择和分配研究对象，在资料分析时，采用分层和标准化方法来保证试验和对照组间均衡可比，尽量消除各种偏倚，经过如此处理后的非随机同期对照试验结论的正确性可能会有所提高。叙述性研究的应用限于公认的预后极差，不治疗必死无疑的疾病的研究。叙述性研究因没有对照，所以其论证强度最低，只能说明此疗法有效与否，不能作疗效的比较。

2. 研究对象是否有严格的入选标准和排除标准，所有的研究对象是否都按同样的诊断方法得到确诊

研究对象要有严格的入选标准。一般情况下，老人、儿童、妊娠期妇女等特殊人群要除外，以免因这些特殊人群的特殊生理病理因素对疗效产生影响。研究对象最好由相同的

诊断试验确诊为有病，如果诊断标准不一，疗效评定就无从谈起。

3．是否如实地报告了全部临床有关结果

临床疗效研究论文要求作者如实报告临床有关结果，包括患者用药后的疗效，以及患病率、伤残率、生存质量等的改善。同时还应如实报道用药后的不良反应，以及因各种原因引起的死亡数，以便读者全部了解药物在临床应用后的实际情况。

4．报道的病例构成情况是否与临床实际相符，是否详细介绍了研究对象的情况

为了确保研究结果能被他人重复，临床疗效研究的作者要对试验组、对照组中疾病的类型、症状、体征、病情、年龄、性别等重要临床特征作详细说明。如果研究中所涉及到的病例情况与我们临床所见到的病例情况相似，就可以具体地去验证干预疗法，并会取得一致的治疗效果，如果情况不符或相去甚远，则不宜借鉴使用，更不能在临床上推广。

5．对病人流失情况是否有所说明，有多少病人得到了完整的随访，依从性如何

在分析时，对被剔除者、自动退出者、缺乏依从性者，以及治疗中发生过组间交叉者，是否作了恰当处理。病人的流失情况直接影响到研究结果的真实性。一般临床疗效研究要求流失的人群不超过观察总数的 10%。如果流失人数过多，或不依从的人数过多，超过观察总人数的 20%，则难以取得真实可靠的研究结果。对不依从或丢失、退出的病例，在分析资料时，均需纳入统计处理。将试验组的丢失病例全部作为无效计算，对照组的丢失病例全部作为有效计算，然后再将两组结果进行比较。如果结果仍有显著意义，则可下肯定阳性结论，否则要进一步探讨。目前国外对随机后退出试验者，较流行采用 Intention to treat 分析。

6．统计学的显著性和临床意义的重要性是否都进行了分析和处理

统计学的意义是指试验组与对照组间疗效的差异，是因治疗措施不同所致，还是因抽样误差所致。$P < 0.05$ 时，只说明因抽样误差引起的可能性小于 5%，95% 的可能是由于治疗措施的不同所致。但这种统计学上的差异并不能说明两组疗效差异的程度，更不能说明这种疗效差异有无临床意义。

临床意义主要是考察两组疗效差异的大小。两组疗效差异愈大，说明临床意义愈大。此外，临床意义还需考虑药品的价格及不良反应。

在对一项临床疗效研究的结果进行评价时，要将疗效的统计学意义和临床意义联系起来。有时两组间的疗效差异虽然没有统计学意义，但却有着临床实际意义。这种情况要考虑是否为样本量不够，不足以显示统计学差异的显著性。但如果无限制地扩大样本，有时已经没有临床实际意义的细小差异也会达到统计学的显著性。

7．是否对干预措施进行实用性评价

研究者要详细介绍药物的剂量、剂型、用法、适应证、禁忌证、疗程，有无不良反应，是否安全、无害、简便、易行，是否经济，能否为人群所接受。

8．统计学处理方法是否正确，阴性结果时，是否报道 Power 值

9．治疗效果的估计是否精确，即反映结果的变量能否反映疗效

第十四节　医学期刊中有关临床疗效研究论文中的常见错误

近几年随着 EBM 概念的引入，临床医生开始对科研方法学越来越重视，注重用科学的方法开展自己的临床科研，并做了一些有益的探索。以 CCS 为代表的我国设计并实施的全国性多中心 RCT——中国心脏研究：卡托普利对急性心肌梗死患者早期病死率和并发症影响的多中心临床试验（暨 CEI – AMI 研究），标志着我国临床医学在从经验医学向 EBM 转变的过程中取得了可喜的进步。

这个多中心研究纳入的病例多达 1462 例，由于该研究设计严谨，随机分组方法可靠，终点指标明确，统计分析方法正确，因而结果是真实可靠的。该研究结果发表在《中华心血管病杂志》1997 年第 4 期。

然而，目前绝大多数临床医生对 EBM 还比较陌生，对临床医学科研方法学掌握得还不够，所以临床医生在撰写临床疗效研究论文时还存在不少问题，许多所谓的研究结果因不真实、不可行而无法被人重复。主要的问题有以下几个方面。

1. 事先未进行科研设计或设计不够完善合理

目前许多临床医生还停留在经验总结的水平上，用某种药物或疗法治疗了若干病例之后，才想起总结分析。由于事先没有进行科研设计，所以在分析总结病例时，经常发现资料不完整，有时甚至是病人的诊断、观察指标，疗效评定也未能统一，因此很难写出高水平的有学术价值的论文。这类论文因没有采用随机，没有对照，更谈不上盲法，所以极易产生各种偏倚，很难得出可靠的结论。

2. 对随机方法未给予足够重视

目前国内医学期刊中的论文，对于随机化的问题，作者几乎都注明是"随机"的，但是未叙述具体的随机过程和随机方法，从而使这种字面随机的可信程度大大降低。我们建议作者在"材料与方法"一项里，简单介绍一下随机的具体方法，以便别人对本文结果能进行客观的评价。如随机方法较繁琐，也可在论文的后面详细阐述随机方法。

还有一部分作者在文章中虽然写上了"随机"，但方法却与分组结果相矛盾，两组间的例数相差甚远，不符合随机化的一般规律。既然是随机分组，两组的例数应该相等或大致相等（未经调整或有退出者），这样在保持两组例数相等时，才能保证较高的统计效率。如果是按 2：1 的比例来匹配治疗组与对照组，应在文中交待，否则令人生疑。

随机包括随机抽样和随机分配两层含义。一些作者对此不了解，在论文中常出现"随机选取某病××例，分成×组"，或"选取××年××病××例，随机分成×组"的字样。

目前，国际上许多权威医学杂志都要求作者在标题或副标题中标明所用的设计方法和例数，而国内则很少将随机字样出现在论文题目中。为了让读者对本研究的设计方法一目了然，方便文献的自由词检索，如果文章确实采用了随机分组的方法，我们建议最好把"随机"二字体现在题目中。

3. 对照组设立不合理或根本就没有对照

目前，在省级医学期刊上经常可以看到这样的一些论文，报道用某种新药或措施治疗某病若干例，住院治疗后与治疗前相比，症状与体征都有明显好转，于是认为该药疗效显著。实际上，这种无对照的研究结论是不可靠的。本章前面已经讲过，影响临床疗效的因素有许多，这种没有对照的研究不能将干预措施的疗效与心理作用、霍桑效应、疾病的自然缓解等作用结果区分开来。这些病人的好转，很可能是在住院后身体得到充分休息，生活条件得到改善，受到医护人员的关心照顾，或疾病的自然缓解等原因而促使病情好转。

有一些论文虽然设立了对照，但在分析结果时却没有将试验组与对照组的结果进行比较，而仅作各组间的自身前后比较，这显然也是不合理的。

对照组选择不当主要是指两组间重要的临床特征和基线情况相差太大，无可比性。如性别、年龄、病情、经济情况、文化程度等情况不一致，使结果受到非处理因素的影响，产生偏倚或系统误差，使结果不可信。

4. 不测量基线资料

国内医学期刊论文有很大一部分未交待两组间的基线资料是否可比，或只在文字上叙述两组之间在一般资料方面有可比性，而未提供具体的数据，使编辑和读者都无法判断两组基线的可比性。

5. 受试对象的诊断不明确

这也是一个致命的问题，如果连病人的诊断都不准确可靠，那么疗效的评定就不知是针对什么病的评定。比如有作者研究用尿激酶治疗心肌梗死，其诊断标准为：①胸痛持续≥30分钟；②ST段抬高≥0.2mV；③发病在12小时以内；④年龄小于70岁。以上标准不能构成急性心肌梗死的诊断。其中①和②并非心肌梗死的特定指标，当出现冠脉痉挛、心肌缺血等其他情况时均可引起。

6. 对疗效结果不能如实地全面报道

少数研究者，为了达到自身和局部利益，自觉不自觉地报喜不报忧。这不仅背离了临床疗效研究的初衷，也是职业道德所不允许的。特别是目前有一些药厂资助的临床疗效研究，往往不报道阴性（无效）结果，只公布自认为无妨碍大局的轻微的不良反应。这恐怕正是许多人盲目注射丙种球蛋白，口服大量维生素E、硫酸锌的重要原因。

7. 样本量太小，不能代表目标人群

不同的患者个体间是存在差异的。无论多么高明的抽样技术，都不可能使样本完全反映总体的情况。因此抽样误差总是存在的。根据统计学原理，样本越小，误差就越大，就越不能代表总体。目前医学期刊论文普遍存在着样本量偏小的问题。样本量偏小，就很难得出符合客观实际的结论。

8. 论文的"材料与方法"一项中入选例数与分析结果时的例数不等，对失访或退出试验的原因及影响未作交代

9. 盲法使用极少

我们提倡提高临床疗效中盲法的使用率。在判断疗效时，如果结果反应变量（即评价疗效的指标）是一个客观性很强的指标，如病死率、致残率或实验室检查结果，这时不使用盲法，不会带来太大的偏倚。但是，如果疗效评价指标是一些软指标，如症状的改善等，如不执行盲法对结果必然影响较大。目前国内医学期刊论文使用盲法的极少。

10. 对结果只凭数字大小下结论，不作统计学处理，或虽然作了统计学处理，但所选择的统计学处理方法不正确

11. 极少有论文述及混杂、偏倚、干扰和沾染等问题

12. 多数论文只述及近期疗效，对远期疗效重视不够

下面就医学期刊中临床疗效研究类论文存在的一些问题举例加以说明。

例 环磷酰胺冲击治疗狼疮脑 71 例临床观察

系统性红斑狼疮(SLE)并发狼疮性脑病(狼疮脑)是 SLE 危重的临床征兆,尤其在发生癫痫时,诊治不及时常直接危及患者生命。现将 1996 年 1 月至 1998 年 5 月诊治的 71 例狼疮脑患者的资料进行总结,对其临床特点及环磷酰胺(CTX)冲击治疗的疗效进行初步探讨。

(1) 材料和方法

病例资料:资料完整的重症狼疮脑患者 71 例,其中男 11 例 (15.5%),女 60 例 (84.5%),年龄 9 ~ 63 岁,中位年龄 27 岁,男女之比为 1:5.45,确诊 SLE 至狼疮脑发作时间最短 2 年,最迟 7 年。全部病例符合下列条件:①符合我国 1982 年风湿病学术会议关于 SLE 诊断标准。②出现中枢神经系统 (CNS) 表现之一,如癫痫发作、精神异常、器质性脑病综合征 (OBS)、脑卒中综合征、视觉障碍、无菌性脑膜炎、颅内压增高。③除外高血压脑病、败血症、尿毒症、激素所致 CNS 及精神症状和 CNS 感染。全部病例伴有狼疮性肾炎 (LN),其中 OBS 26 例,癫痫 38 例,颅神经损害 8 例,脑卒中 10 例,无菌性脑膜炎 2 例,良性颅内压增高 4 例,周围神经炎 3 例。

方法:随机分为 3 组:①A 组:30 例,用 CTX 冲击疗法。在常规激素疗法的基础上用 CTX 冲击,第 1 次冲击总量为 2.0 g,分 4 天给药,开始 2 天每天静滴 0.6g,后 2 天每天 0.4g,以后每 2 周 1 次,每次连用 2 天,每天剂量为 8 ~ 12mg/kg,加入生理盐水 200ml 中静滴,时间不少于 60min,累积总量小于 150mg/kg。②B 组:激素冲击疗法。13 例,甲基泼尼松龙 (MP) 0.5 ~ 1.0g 或地塞米松 50 ~ 100mg,加入 200ml 生理盐水中静滴,连续 3 天后改为常规激素疗法。③C 组:双冲击疗法。28 例,疗程开始每天先后用 MP 或地塞米松及 CTX,用药方法及疗程同上所述。常规激素疗法:泼尼松 1mg/ (kg·d) 连续 8 周后递减。治疗前采用测定有关 SLE 免疫学指标,同时对症、支持、抗感染治疗。每次冲击前查血常规,WBC 小于 3.0×10^9/L 时,加强抗感染支持治疗,暂缓 CTX 治疗。

疗效判定:有效:经治疗后 CNS 表现完全消失,且在随访中无复发者。无效:原有 CNS 表现仍存在或本次住院期间死亡。

统计学分析:两组间比较用 χ^2 检验,多组间比较用方差分析,$\alpha = 0.05$。

(2) 结果

疗效:冲击治疗 24 小时后,CNS 症状减轻,3 ~ 6 天消失,随访 6 ~ 18 个月无复发。有效 43 例 (60.0%),无效 28 例 (39.4%),其中死亡 22 例 (30.9%)。A、C 两组癫痫、OBS、精神异常等发生率高于 B 组,但无统计学意义 (9:0.11,$P > 0.05$);A、B、C 三组治疗有效率分别为 70% (21/30),30.8% (4/13),64.3% (18/28),A、C 组治疗有效率高于 B 组 ($\chi^2 = 5.74$,$\chi^2 = 4.01$,$P < 0.05$),A、C 组间差异无显著性 ($\chi^2 = 1.62$,$P < 0.05$)。该三组有 OBS 表现者治疗有效率显著低于精神异常及癫痫者 ($\chi^2 = 9.48$,$\chi^2 = 8.33$,$P < 0.01$)。

血清免疫学指标:结果见表 8 - 5。有 SLE 活动的血清学异常者,在 A、C 组显著多于 B 组 ($F = 8.11$,$P < 0.01$),A、C 组之间差异无显著性 ($\chi^2 = 0.38$,$P > 0.05$),A 组有效与无效病例中 SLE 活动比例相当 (Fish 法,$P = 0.28$)。

表 8 - 5 71 例狼疮脑患者血清免疫学指标 [例（%）]

组别	例数	ANA↑	抗 ds - DNA(+)	C₃↓	CH₅₀
A组有效	21	12(57.1)	10(47.6)	16(76.2)	16(76.2)
A组无效	9	6(66.7)	3(33.3)	8(88.9)	7(77.8)
B组有效	4	4(100.0)	3(75.0)	8(88.9)	7(77.8)
B组无效	9	2(22.2)	2(22.2)	3(33.3)	4(44.4)
C组有效	18	15(83.3)	11(61.1)	6(88.9)	18(100)
C组无效	10	4(40.0)	3(30.0)	7(70.0)	8(80.0)

注：ANA↑为滴度 > 1:40。

不良反应：见表 8 - 6。A、C 两组带状疱疹及 WBC 下降发生率高于 B 组，但三组间不良反应的总的发生率及严重感染和带状疱疹的发生率无差异。而 B 组医源性糖尿病发生率显著高于 A 组和 C 组。三组中均无出血性膀胱炎和股骨头坏死。

表 8 - 6 三组主要不良反应情况 [例（%）]

组别	例数	严重感染	带状疱疹	糖尿病	胃出血	WBC 下降
A	30	4(13.3)	3(10.0)	0(0)	1(3.3)	5(16.7)
B	13	3(23.1)	0(0)	4(30.8)	0(0)	0(0)
C	28	3(10.7)	2(7.1)	0(0)	0(0)	1(3.6)

死因：A、C 两组死于感染共 6 例，占死亡总人数的 27.3%，但与 B 组无差异（$\chi^2 = 0.44$，$P < 0.05$），A、C 两组死于狼疮脑和 SLE 活动者共 10 例，占该两组例数的 17.2%。B 组死于狼疮脑 7 例，占该组病例的 53.8%。A、C 组分别与 B 组比较死于狼疮脑及 SLE 活动者差异有显著性（$\chi^2 = 4.52$，$\chi^2 = 3.95$，$P < 0.05$），B 组死于狼疮脑的比率明显高于其他两组 A、C 组之间死于狼疮脑及 SLE 活动者差异无显著性（$\chi^2 = 0.04$，$P > 0.05$）。

评析：本文在"材料与方法"中提到"资料完整的重症狼疮脑患者 71 例，其中男 11 例（15.5%），女 60 例（84.5%）……"，按句意，本文为回顾性资料分析。但在后面"方法"中却写成"随机分为 3 组"，随机分组应是在研究开始这前有目的地进行分组，应该是前瞻性研究，显然前后矛盾。三组的例数又分别为 30、13、28，相差甚远，按随机分组方法，各组间例数应该相等或相差无几，文中也没有介绍采用配对方法，所以其分组方法的真实性令人怀疑。在"统计学分析方法"中提到"两组间比较用 χ^2 检验，多组间比较用方差分析"，这里作者没有写明是计量资料的处理方法，还是计数资料的处理方法，而在论文的结果中，只有计数资料，无计量资料，方差分析不知是用在了何处。三组间率的比较，应用多组间率的比较的 χ^2 检验，而不是两组间率的多次比较。可见，这篇论文的统计学处理是不正确的。另外，病例是选择资料完整的患者，那么资料不完整的病例有多少，占多大比例，论文没有交待。如果这种资料不完整的病例丢失过多，则本组病例就不能代表经治病人的全部真实情况。

例 聚肌胞治疗流行性胸痛 16 例临床观察

流行性胸痛是一种病毒感染性疾病，迄今为止尚无有效的病原性治疗方法，我们于 1989~1991 年应用聚肌胞对 16 例流行性胸痛患者进行临床对比治疗观察，疗效满意，现报告如下。

（1）临床资料

病例选择：32 例中男 24 例，女 8 例，平均年龄（33±19.4）岁。全部病例符合流行性胸痛诊断标准（见：刘文钦等，临床荟萃，1987；52：405）。全部病例胸片正常，并可除外肋间神经痛、肋软骨炎、带状疱疹、冠心病、胃及胆道疾病。治疗方法：32 例患者随机分为治疗组及对照组各 16 例。治疗组：在对症治疗的基础上，每天 1 次肌注聚肌胞 2mg，连续 5 天为 1 疗程，2 疗程为限。对照组：对症治疗。

（2）结果：治疗组疼痛缓解时间为 3~6 天，平均 4.1 天；对照组疼痛缓解时间为 5~9 天，平均 6.8 天。经 t 检验，治疗组疼痛缓解时间较对照组短（t=2.461，P<0.05）。疗程结束后，全部病例观察 15 天，治疗组无 1 例有并发症，对照组并发心肌炎 2 例，睾丸炎 1 例。

评析：本研究采用 RCT 设计方案，但例数偏少，没有介绍具体的随机方法，且结果评定指标为疼痛缓解，又没有介绍评定标准，主观性太强。本研究没有执行盲法，霍桑效应不可避免。基线资料不是分两组介绍，而是笼统合为一组介绍，无法衡量组间可比性。

例 奥美拉唑、克拉霉素和羟氨苄青霉素根除幽门螺杆菌疗效的观察

病例和治疗方案：共有 148 例 HP 阳性的十二指肠溃疡或慢性胃炎患者进入临床观察，均经胃镜检查明确诊断，随机分 3 组。全部病人都在某医院消化科门诊治疗和随诊。随诊过程中有 7 例患者丢失，其中第三组的 2 例因明显胃肠道症状而中断服药。最后共 141 例患者完成了临床观察。三组患者的一般情况及治疗方案分别列于表 8-7。

评析：本研究说明是随机分组，但没有给出具体的分组方法，且分组结果有明显出入，其中十二指肠溃疡在第三组中竟然为 0，这种概率出现的可能实在太小。当随机分组结果出现某些重要临床特征在两组间相差太远时，则应采取分层的方法分析资料。

表 8-7 141 例病人的一般情况（根据原表格整理）

基线	第 1 组（48 例）	第 2 组（47 例）	第 3 组（46 例）
男	28	30	26
女	20	17	20
十二指肠溃疡	25	26	0
慢性胃炎	23	21	4S
吸烟者	24	27	29

例　不同剂量米非司酮和米索前列醇终止早孕的临床研究

将 600 例停经少于 49 天要求终止妊娠的早孕妇女随机分为三组。A 组：301 例，应用米非司酮，总剂量 150mg，首次 50mg，以后每 12 小时口服 25mg，共口服 4 次，服药第三天口服米索前列醇 600μg；B 组：150 例，应用米非司酮，剂量服法同 A 组，于第三天阴道放置卡孕栓 1mg；C 组：149 例，单次口服米非司酮 200mg，用药第三天口服米索前列醇 600μg。观察各组完全流产率与不良反应。三组完全流产率分别为 95.3%、97.3%、95.4%；不全流产率为 3.0%、2.0%、2.6%，三组比较，差异无显著性。不良反应情况：约 80% 的妇女有下腹痛，但 B 组腹泻与呕吐的发生率及严重程度比 A、C 组明显为高（$P < 0.001$）。

评析：本例同样没有介绍具体的随机方法，分组方法与结果亦不一致。本文更明显的一个问题在于 B 组与 A 组的米非司酮用量用法相同，与论文题目"不同剂量米非司酮和米索前列醇终止早孕的临床研究"不相符，A、B 两组不同的只是 A 组用了米索前列醇，而 B 组则用了卡孕栓。对本文来说，B 组属多余对照。

例　比索洛尔治疗原发性高血压 180 例报告

（1）资料与方法

入选的 180 例均为原发性高血压（EH）患者，收缩压（SBP）均 > 24.4 kPa，舒张压（SDP）> 12.7kPa，年龄为（57.2 ± 9）岁。其中男 112 例，女 68 例。按 1993 年 WHO 分类标准属 I 期 70 例（88.9%），II 期 107 例（59.4%），III 期 3 例（1.7%）；轻型 90 例（50.0%），中型 74 例（41.1%），重型 16 例（8.9%）。合并冠心病 36 例（20.0%），其中心绞痛 27 例（15.0%），有或无症状性心肌缺血 9 例（5.0%）。均无 β 受体阻滞剂禁忌证及过敏史。

治疗前检测项目：治疗前均询问病史、体检、查眼底、心电图，查血常规、尿常规、血生化、肝功能及肾功能。治疗后全部病人观测血压、心率，大部分病人复查前述检验项目，部分病人复查眼底与心电图。

血压测量方法：应用水银柱袖带血压计，以右臂、坐位为准，用听诊法，均由同一医生测量。

试验步骤：所有病人在进入治疗前均停药 1 周以上，停药期间服用与治疗药片比索洛尔外形相似的安慰剂，每日 1 次，每次 1 片。给安慰剂期间每周随访观察 1 ~ 2 次，每次测量血压 2 ~ 3 次，取其平均值作为治疗前的基础血压，血压 ≥ 24.0/12.7kPa 方入选。

给药方法：符合入选标准者，每日早饭后服比索洛尔药片 1 次，0.5 ~ 1 片。以后每周随访观察至少 1 次，如血压未降到正常水平，则每周将剂量递增至 2 片、3 片、4 片直到疗程结束。治疗后第 6 周不同日测量血压 2 次，取其平均值作为治疗后血压。治疗期间不服用其他降压药或影响血压的药物。

疗效评定标准：参照国家卫生部统一规定的标准。

（2）结果

服药情况：180 例中，16 例每日服比索洛尔 2.5mg，87 例服 5mg，10 例服 7.5mg，47 例服 10mg，12 例服 15mg，8 例服 20mg。有效病例平均每日服 7.69mg，80% 病人每日服 5 ~ 10mg 有效。

一般检查：体重、眼底及心电图等治疗前后无显著变化，$P > 0.05$。

实验室检查：治疗前后各指标无统计学差异，P > 0.05。

心率变化：180 例治疗前心率平均 81.50 次/分，治疗后 2 周为 72.84 次/分，治疗后 4 周为 69.84 次/分，治疗后 6 周为 69.80 次/分。治疗前与治疗后各时间比较，心率下降明显，差异极显著，P < 0.001。

冠心病情况：本组 36 例合并冠心病者中，经服比索洛尔 6 周后，27 例心绞痛患者减轻者 10 例，明显减轻者 4 例，9 例心电图心肌缺血改善 3 例，明显改善 2 例，冠心病总好转率为 52.7%。

不良反应：180 例经口服比索洛尔 6 周治疗出现不良反应 20 例，其中窦性心动过缓 10 例，乏力 4 例，头晕 3 例，失眠 1 例，多梦 1 例，心悸 1 例。一般反应轻，持续时间不长，无一例因不良反应严重而中止治疗。另有 6 例因降压不明显而退出治疗。

疗效评价，180 例经比索洛尔治疗 6 周后 SBP 与 DBP 均下降明显，其中达到显效标准者 121 例，有效 56 例，无效 3 例。

评析：本研究采用的是自身前后对照设计，存在以下问题：①病人入选标准不明确，病例来源不清楚，剔除标准未交待，没有说明是连续选择还是随机选择。②存在测量性偏倚，未采用盲法，霍桑效应肯定存在并影响结果。在血压在不同时间有周期性变化，在治疗 6 周后测量血压时，没有交待是在下午测量还是均在上午测量，是否都是测三次求平均值。③心绞痛减轻的标准是什么，文内没有说明。④并非对所有病人都复查，将对结果有一定的影响。⑤文内说明有 6 例因降压不明显而退出治疗，但在统计结果时无效却仅计 3 例。正确的做法是，将退出试验的 6 例算为无效，即无效应该为 9 例。⑥轻型、中型、重型最好分别统计分析。⑦有基础疾病和无基础疾病的最好也分别分析。

例　培磊能治疗脑血管功能不全的临床观察

1998 年 8 月至 1999 年 12 月应用培磊能治疗脑血管功能不全患者 100 例。患者均表现为脑血管功能不全的症状，如头痛、头晕、听力下降、记忆力减退、睡眠障碍。治疗方法：在继续服用原有药物的基础上，每天服培磊能 2 次，每次 1 粒，连续 3 个月（其中 1 名患者服药 2 个月后中断观察）。疗效评定：对所有患者的临床表现主要记录下面 10 项：①头痛；②头晕；③记忆力下降；④睡眠障碍；⑤听力下降；⑥焦虑；⑦易疲劳；⑧情绪不佳；⑨计算力障碍；⑩定向力障碍。在治疗后 90 天对病人进行评定：症状无改善者 0 分，症状开始改善者 1 分，症状明显改善者 2 分，症状消失者 3 分。

结果：疗程结束后，评分情况见表 1（表 1 略）。

评析：本研究没有对照，评价指标主观性太强，混杂因素太多。

例　高锰酸钾溶液浸泡法治疗四肢感染 63 例疗效观察

1992 年 6 月至 2000 年 7 月，我们采用高锰酸钾溶液浸泡法治疗四肢感染、溃疡患者 63 例，男 12 例，女 21 例，年龄 1 ~ 75 岁，中位年龄 27 岁。全部患者常规应用全身抗生素治疗。高锰酸钾溶液新鲜配制，随时用随时配。方法：将适量的高锰酸钾粉放入开水或温开水中溶解，搅匀至粉红色，高锰酸钾与水的体积比为 1:2500 ~ 5000，放至温或凉水时用。每次浸泡患肢 20 分钟，同时用纱块轻洗伤口，每天浸泡 3 次，5 天后创面分泌物细菌培养全为阴性。结论：高锰酸钾治疗四肢感染疗效显著。

评析：混杂因素未考虑，无对照，影响疗效的主要因素是抗生素与高锰酸钾。

第九章　如何正确开展临床病因学研究

在医学领域中，病因及致病因素的研究有着重大的科学与实际意义。临床医生选样各项防治措施都是以病因为依据的。病因尚不清楚的一些疾病，如恶性肿瘤，在临床实际工作中也难以采取有效的防治措施，预后也不尽如人意。只有清楚地认识病因和致病因素，才能治病治本，达到防病、治病的目的。因此，积极开展疾病因果联系的研究，是临床医生的一项重要的工作内容。在临床医学中，"因"是指病因、致病因素，"果"是指山"因"引致的各项结果，如疾病、并发症、治疗的不良反应等。

本章所讲的临床病因学研究主要是指临床医生所进行的临床病因学研究，多属宏观病因学研究。如果要对疾病的病因做出更确切的结论，往往还需要基础医学及微观研究的支持。

临床医生通过大量生动的病例，可采用合理的方法进行前瞻性或回顾性研究。临床病因学研究的方法中，科学性强者当属临床随机对照试验以及前瞻性队列研究。回顾性研究则以病例对照设计方案较好。通过现场调查来探讨有关的可能危险因素时，常采用横断面调查，这种研究方法较简单易行，也是临床上经常使用的一种研究方法。病例分析和个案报道也是一种研究方法，这种研究方法论证强度较差。各种研究方法的可行性、论证强度及决策效能见表 9-1。

表 9-1　各种病因学研究设计方案的可行性、论证强度及决策效能

设计类型	性质	可行性	论证强度	决策效能
RCT	前瞻性	差	+ + + +	+ + + +
队列研究	前瞻性	好	+ + +	+ + +
病例对照研究	回顾性	好	+	+ ～ ±
横断面调查研究	横断性	好	+	+ ～ ±
病例分析	回顾性	好	±	0
个案报道	回顾性	好	±	0

第一节　随机对照试验设计方案

随机对照试验（Randomized controlled trial，RCT）设计方案是指通过随机的方法，选择若干健康人为观察对象，将观察对象分成两组，一组接受可能的致病因素的干预，另一组则不予该致病因素的干预或仅给安慰剂，经过一段时间以后，比较两组致病效应的差别，比较两组的患病率，计算相对危险度（Relative risk，RR）、归因危险度（Absolute risk，AR）以及它们的95%可信限，同时还应计算病因学分数，作为评价致病效应的依据。

RCT试验用于病因学研究的最终结果可总结为表9-2。

表9-2　RCT试验研究病因时的结果分析四格表（例）

	结果（是否出现致病效应）		合计
	阳性（发病）	阴性（未发病）	
干预组（观察组）	a	b	m_1
对照组	c	d	m_2
合计	n_1	n_2	n

$$RR = \frac{a}{a+b} : \frac{c}{c+d}$$

RR值95%的可信区间计算方法：$RR = RR_L$，$RR_U = RR^{1 \pm 1.96\sqrt{\chi^2}}$其中$\chi^2$为卡方值，$RR_L$为RR值的下限，$RR_U$为RR值的上限。

相对危险度RR是干预组发病率与对照组发病率的比值。RR值越大，研究因素的危险性就越大，此值越高越有价值。至于RR值到底多大才有意义，则要根据具体的病种情况而定。一般RR至少要≥2，同时计算95%可信限，下限不小于1，否则就没有多大致病危险性了。当RR值<1时，可以认为该因素不是致病因素，而是保护因素，此值越小，保护作用越强。

$$AR = \frac{a}{a+b} - \frac{c}{c+d}$$

归因危险度等于暴露组与非暴露组发病率或死亡率之差。它说明暴露组中由于某因素所致发病或死亡占暴露组中总的发病或死亡的百分比，是被研究的致病因素引起疾病或死亡的净效应，也可以理解为暴露组中如果不暴露于某因素，暴露组中将降低的发病率或死亡率。

对于RCT试验来说，χ^2检验、t检验、方差分析、相关或直线回归分析等均不能代替衡量危险度的指标RR。

例　在20世纪70年代，美国有部分学者认为，阿司匹林能阻止血小板聚集，抑制前列腺素环氧化酶和TXA_2的形成，因而将阿司匹林用于急性心肌梗死的治疗，预防心梗的再次发生。但在治疗过程中却发现许多病人出现类似胃炎、胃溃疡及其他症状。为了进一步确认这些不良反应到底是不是由阿司匹林所致，阿司匹林治疗心梗病人的疗效到底是否确切，为此，美国 30 个临床中心成立了一个急性心肌梗死研究小组，观察阿司匹林（1g/日）对心肌梗死后 3 年病死率的影响。观察 4524 例急性心肌梗死患者，随机分配到阿司匹林组 2267 例和安慰剂组 2257 例。随访 3 年后发现，长期服用阿司匹林不能降低病死率，两组病死率分别为 10.8% 和 9.7%，差异无显著性意义，不良反应的观察情况见表 9-3。

由表 9-3 可见，给急性心肌梗死病人长期口服阿司匹林（每日 1g）不良反应较大，因此不宜推广。

RCT 设计方案是一种前瞻性的有对照的研究方法，主要用于从因到果的研究。由于采用了随机化的方法，使选择性偏倚得以防止。从理论上讲，经过随机化分组以后，除致病因素以外的其他条件，在两组中分布均衡、可比，从而可获得较正确的结论。

表 9-3　阿司匹林治疗急性心肌梗死的不良反应

不良反应	阿匹林组［例%］ n＝2267 例）	安慰剂组 n＝2257 例	u 值	RR 值
胃病	329(14.5)	99(4.4)	11.5	3.3
胃灼热感	270(11.9)	108(4.8)	8.56	2.5
溃疡、胃炎症状	537(23.7)	336(14.9)	7.52	1.6
恶心	143(6.3)	43(1.9)	7.41	3.3
便秘	82(3.6)	20(0.9)	6.12	4.0
症状性痛风	54(2.4)	38(1.7)	2.41	1.4
柏油样便	61(2.7)	38(1.7)	2.32	1.6

RCT 设计方案用于病因学研究时，一定要符合以下条件：拟研究的致病因素必须是经证明对人体没有确切的致命性的危险，但又不能排除它与疾病的发生有关。如果从以往的研究中已经确认这一致病因素对人体确实有害，再进行 RCT 研究就不符合医学伦理学的要求，因此，用 RCT 方案进行病因学研究时受伦理学约束的因素较多。

RCT 设计方案最好是用于那些由因致果出现时间较短，且出现的频率较大，不需要太多的研究病人，否则在临床上难以开展。鉴于此，RCT 设计方案常用于推断并发症、不良反应等的致病因素。

RCT 的另一个缺点就是一次试验往往只能观察一个因素。应注意，这个因素可能不是主要或真正的致病因素，而真正的致病因素可能被遗漏。

RCT 设计方案用于病因学研究并不是很多，最常用于临床疗效研究。

第二节　队列研究

一、基本定义

队列研究是一种经典的由因到果的研究，它在临床因果关系的研究中有十分重要的作用。这种设计方案是将被观察的人群按其是否暴露于某可能的致病因素分为暴露组和非暴露组，经过临床上一段时间的随访，观察比较某病的发生情况。

二、特点

在队列研究中，开始观察的时间可选择现在作为观察起点，也可以选择过去的某一时间点作为观察起点。前者为前瞻性队列研究，后者为回顾性队列研究。回顾性队列研究与前瞻性队列研究相比，前者可大大节省人力、物力，特别是在研究时，该疾病已经发生，所以无须多年随访。但回顾性队列研究要求每个观察对象有完整的与致病因素接触的记录，并有详细的每个观察对象的疾病或死亡记录，而这些数据在回顾调查时，很难保证完整无缺。因此，回顾性队列研究的论证强度不及前瞻性队列研究。本节将主要介绍前瞻性队列研究。

无论是前瞻性队列研究，还是回顾性队列研究，它们都有一个共同的特点，就是研究对象是否暴露于所研究的致病因素不能由研究人员来控制。

在进行前瞻性队列研究时，所确立的观察人群必须有一定的观察时间，使危险因素的作用得以充分表现；并且全部观察对象都必须得到随访，如果队列中失访人数增加，将会使观察结果受到一定的影响。

三、资料收集

在收集资料时，一方面要尽量记录与暴露因素有关的一切资料，包括暴露的时间和剂量等，另一方面也要收集反映人群特征的其他资料，以便对两组的均衡性进行比较。

队列研究的资料可以通过以下几个方面来收集，然后进行核对。

（1）调查询问，即向调查对象直接询问，进行面对面的调查，如研究对象的性别、年龄、婚姻、职业、民族、居住地、经济收入等。对于生活习惯，如吸烟、饮酒、饮食等方面，除询问研究对象外，还应向其家属、亲友、同事等进行了解。调查方法除了面对面咨询以外，还可以采取信函、电话等方式。

（2）查阅现成的病历、档案等有关记录，包括所研究疾病的发病日期、诊断日期、治疗日期、治疗经过及治疗结局等。

（3）定期对研究对象进行疾病检查，除常规体格检查以外，还应做与研究疾病有关的某些特殊检查。

（4）环境资料及其他与暴露有关的资料。

四、队列研究的样本量估算

队列研究的样本量 n 估算公式为：

$$n = [U_\alpha \sqrt{2PQ} + U_\beta \sqrt{P_1 (1 - P_1) + P_2 (1 - P_2)}]^2 / (P_1 - P_2)^2$$

式中 P_1、P_2 分别表示暴露组与非暴露组的阳性率，$P = (P_1 + P_2) / 2$，$Q = 1 - P$，U_α、U_β 可查 U 值表。

例　研究职业与高血压发病的关系。查文献得知，在 5 年观察中，炊事员职业高血压发病率为 4%，现采用排油烟空气调节措施，且预计 5 年中高血压发病率为 3%，问：要说明该措施有效需观察多少例（$\alpha = 0.05$，$\beta = 0.1$）。

本例中，$P_1 = 0.04$，$P_2 = 0.03$，$P = (0.04 + 0.03) / 2 = 0.035$，$Q = 1 - 0.035$ 查 U 值表得 $U_{0.05} = 1.6449$，$U_{0.1} = 1.2816$

$$n = \frac{[1.6449 \times \sqrt{2 \times 0.035 \times 0.965} + 1.2816 \times \sqrt{0.04 \times (1 - 0.04) + 0.03 \times (1 - 0.03)}]^2}{(0.04 - 0.03)^2}$$

在上式中如果 P_1、P_2 为年发病率，则计算出来的 n 应为随访人年数。

五、结果分析

队列研究的最终结果可整理为表 9 - 4 的形式。

表 9 - 4　队列研究结果的四格表

分组	致病效应	
	阳性（出现致病效应）	阴性（未出现致病效应）
暴露组	a	b
对照组	c	d

分析结果时，可首先对两组阳性率进行 χ^2 检验，再进一步计算其他病因学研究指标。前瞻性队列研究要计算 RR、AR 及 RR、AR 的 95% 可信限，计算方法同 RCT 设计方案；回顾性研究除计算 AR 及 AR 的 95% 可信限以外，还应计算机会比（OR），计算方法为：

$$OR = \frac{a \times d}{b \times c}$$

当 OR 值为 1 时，说明疾病与暴露因素间不存在因果联系；当 OR 值 > 1 时，说明暴露因素为疾病的危险因素；当 OR 值 < 1 时，说明暴露因素为疾病的保护因素。

OR 值 95% 可信限的计算方法：

$$OR_L, OR_U = OR^{1 \pm 1.96\sqrt{\chi^2}}，其中 \chi^2 为卡方值。$$

六、前瞻性队列研究的优点

（1）偏倚因素少，可验证病因学假说。

（2）纳入标准、排除标准、观察方法及结果评定均有统一规定，均可做到标准化。

（3）研究工作是同期在同一人群中进行的，其他对致病效应有影响的因素，如生活和环境条件对两组人群均起作用。

（4）能较严格地控制沾染和干扰。

七、前瞻性队列研究的缺点

（1）前瞻性队列研究持续时间较长，因而要耗费较多的人力、物力。

（2）由于暴露组和未暴露组是未经研究人员随机分组的，对一些已知的发病因素较多的疾病，如冠心病，则不易将这些因素都均衡地分配到两组，因而影响两组的可比性。

（3）对于发病率低的疾病，需要的样本量较大。

（4）随访时间越长，研究对象的依从性越差，失访也将增加。

（5）本研究方法不是在盲法的状态下进行的，所以可能会增加研究对象的心理效应，同时也对研究人员收集和分析资料产生一定的影响。

八、应用范围

队列研究多用于病因学研究，也用于疾病防治性研究，如研究体育锻炼对高脂血症的疗效，可在条件近似的人群中选择愿意坚持每天锻炼的人和不锻炼者进行随访观察，比较两组高脂血症人群的降脂疗效。在这里，是否参加体育锻炼，不是研究者随机分配的，而是自然分组的，且不受研究者所控制。队列研究还可用于疾病预后的研究，观察疾病的并发症及病死率，所有观察对象在观察开始时均没有"并发症"及"死亡"的发生。如在比较风湿性心脏病单纯二尖瓣病变与联合瓣膜病变的预后时，就可以把心衰、房颤的发生率及病人病死率作为最终观察指标，对病人进行随访。在这里，患者是单纯二尖瓣病变还是联合瓣膜病变并不是由研究人员所确定的。在研究开始时，所有的观察对象都不应该有心衰、房颤及此类既往史。

第三节　病例对照研究

一、基本概念

病例对照研究是一种典型的回顾性研究。研究方法是选取某种特定的病人作为病例，和未患该疾病的个体（对照）进行比较，研究两组个体暴露于某个或某些可能危险因素（或保护因素）的频度，来观察这些因素是否与所研究疾病存在联系以及联系的强度。这些危险因素可以是遗传的、心理的或营养缺乏、营养过剩等，保护因素可以是人为的干预措施，也可以是自然的干预措施。

病例对照研究相对于前瞻性队列研究，具有花费低、收效快等明显优点，因此被人们广泛采用。

二、病例对照研究的基本特点

（1）研究开始时间是在疾病发生之后。

（2）研究对象按患病与否分为病例组与对照组。

（3）被研究因素的暴露情况是由研究对象通过对过去的回顾来提供。

（4）探讨疾病与暴露因素关联的顺序是由果到因，必须确定暴露是发生在疾病之前。

（5）只能判断暴露与疾病是否有关联及关联的程度，不能做因果联系的最终结论。

三、病例对照研究的设计要点

1. 提出可疑危险因素

临床医生根据临床观察、病例总结及阅读医学文献，提出危险因素的假说。一种疾病可以有多种危险因素，但要结合资料获得的可能性及时间、经费等条件，尽可能缩小假说的范围，使研究的危险因素明确，具体。

2. 确定目标人群

病例对照研究所涉及的人群为目标人群。这个人群必须同时具有暴露于研究因素的可能和发生所研究疾病的可能。病例和对照的选择都应是在目标人群中进行的。有时具有某病的病例及非病例（对照）不一定都符合研究条件，在选择病例组和对照组时都应予以排除。比如，在研究近期应用口服避孕药和心肌梗死关系时，所有的绝经期妇女、做过绝育手术的妇女以及因某些慢性病而被禁用口服避孕药的妇女，都不属目标人群。因为这些个体根本就不具有使用口服避孕药的可能。因此，在进行病例对照研究时，首先要确立目标人群，在确定目标人群之后，才能着手进行病例和对照的选择。

3. 病例的选择

病例的选择首先要力求符合公认的诊断标准，保证病例的诊断准确无误，有时甚至要求疾病的病理分型也相同。对诊断有疑问的病人不应纳入病例组中。病例来源可以是社区居民中的某病患者，也可以是在医院就诊的患者。在选取病例时，尽可能选取病因学上同源的一组个体。

病例一般可分为三种类型，即发病病例、患病病例和死亡病例。在病例对照研究中，首选的应是发病病例，因为发病病例有患病病例和死亡病例所不具备的优点：①发病时间更接近于病因暴露时间，病例能更好地回忆自己的有关经历和暴露史，并且容易得到就近的病历资料、职业暴露或其他记录；②发病病例能自己回答问题，比死亡病例靠亲友、家属提供的要准确得多；③发病病例刚被确诊就接受调查，尚未受到各种决定生存因素的影响，而患病病例是以往确诊的大批发病病例中的残存者，如果某种因素对生存有影响的话，则可能导致错误的结论；④如果发病病例收集完全的话，我们可以得到某种疾病的发病率。

应用患病病例也有其明显的优点，就是他们的资料现成可得。死亡病例因较难获得准确可靠的资料，现在已很少使用。

此外，所选病例对目标人群应有较好的代表性，所选病例应包括轻重各型病例。

4. 对照的选择

对照的选择是决定病例对照研究成功与失败的关键环节。对照选择的正确与否直接关系到结果的真实性。

对照组原则上应与病例组有同一来源，即来自同一地区、同一社区中未患所研究疾病的居民（人群对照），或同一医院中未患所研究疾病的其他病人或健康体检者（医院对照）。当病例是来源于某个人群基础的系列时，选取一般人群对照可以保证与病例系列的高度可比，使研究结果有较高的普遍性。但这种人群对照所花费人力、物力较大，所选中的个体常常不予合作或不易找到，回答情况比其他类型的对照差。选取医院病人作对照时，通常较为可靠，他们有充裕的空闲时间并且能够合作。选择医院对照时，还可以使病例和对照组间有关决定住院的因素相似。但医院对照的一个严重缺陷，就是对照可能因为某个与病因学特征有关的条件而有选择性地入院，并且这种选择性倾向和病例组是不同的。这时，就会使结果产生偏差，且医院对照还可能因病种不同，对照和病例回忆时可能的思维内容也不一定相同。例如肺癌病人可能更注重于回忆其吸烟史等，而胃癌病人可能更注重回忆其饮食方面的变化。

对于某项具体的病例对照研究，是选择人群对照还是选择医院对照，不能一概而论，要根据研究的具体情况，如病例的来源、性质、选择个体的方法等而定。有时在开展某项具体的病例对照研究时，既包括人群对照，又包括医院对照。

在确定和选择对照个体的时候，第一个条件就是尽可能利用与病例相同的诊断方法，来确定所选对照个体不具有所要研究的疾病。其实这一条件本身就包含了两方面的意思：即一方面要求对照个体未患所研究疾病；另一方面，要求病例和对照的诊断手段最好一致。因为同一疾病用不同的诊断方法进行诊断时，可能有不同的敏感性和特异性；如果用于确定病例和对照的诊断方法不同，就有可能使对照组中混入轻型病例。比如，确定消化性溃疡依靠病史、钡餐检查和（或）胃镜检查，确定对照只凭无典型的疼痛史则可能在对照组中混入无疼痛的溃疡患者。这一点说起来容易，做起来有时非常困难。如果用于确定病例的诊断方法费用昂贵或对人体有害，就不可能对对照也全部采用同样的诊断方法来排除所研究疾病。如果从曾经做过相同诊断试验的其他病人中选取对照，也是不合适的。因为做同一种诊断试验的病人，可能有同一器官的其他疾病，而同一器官的其他疾病又可能与所研究疾病有相同的病因。值得庆幸的是，病例对照研究多用于罕见疾病，对照个体存在所研究疾病的概率很小，一般情况下可以忽略。选择对照个体的第二个条件就是对照与病例要有可比性。为了保证对照与病例的可比性，许多病例对照研究加上了相应的配对条件。要注重这种两组可比性，但也不能过分追求。如果要求病例和对照除研究因素以外，其他因素都相同的话，就可能导致过度匹配。第三，在选择医院对照时，应将与研究因素有关的疾病从对照中排除。如果不排除这类疾病，可能会出现对研究因素的危险性做出过高或过低的估计。例如，在研究服用阿司匹林和心肌梗死的关系时，如果对照组中包括有因慢性关节炎而住院的病人，因为这些病人比一般人群使用阿司匹林机会多，结果就可能会低估阿司匹林的危险性。如果对照组中包括慢性消化性溃疡的住院病人，因为这类病人会减少阿司匹林的使用，结果又可能会过高地估计阿司匹林的危险性。因此，这两类病人都应从对照中排除。此外，对照组所患疾病应在解剖学、病理生理学上与所研究疾病无关联。如研究肺癌时，慢性支气管炎、肺心病患者就不应作为对照。

5. 配对和分层

配对是指用特殊的限制方法，根据病例组中每个病例的特征，为每一个病例匹配一个或多个对照，强制性使病例和对照在某些混杂因素上保持一致，以达到消除混杂因素影响的目的。配对的条件或变量应该是与疾病无直接关系的因素。如果配对变量中包括了疾病的危险因素或病因，就不能正确分析该因素与疾病的关系。常用的配对变量有年龄、性别、入院日期、血型、经济收入、文化教育水平等。具体某项研究的配对条件应视具体情况而定。但总体来说，配对条件或变量不宜太多，否则将给对照的选择带来困难。病例与对照的配对比例一般可为 1:1, 1:2, 1:3，最多不宜超过 1:4。小样本研究以及因病例的某种构成（如年龄、性别构成）特殊时，采用配对最适合。

分层和配对一样，都是用来消除混杂因素影响而经常被采用的一种方法。分层是指先按欲控制的混杂因素的不同组合将总体分层，然后从各层中按预定的比例随机抽样。例如，研究 45 岁以上人群中饮酒因素与心脏病的关系时，可将年龄分为 4 个组（45～，50～，55～，60～），按性别分两组，将总体按不同的年龄、性别组分成 4×2 个层，然后从这些层中按一定比例随机抽取病例和对照的样本，这样就可以使两组中年龄、性别因素达到均衡、一致。

6. 样本量的估计

在实际工作中，样本量的估计是病例对照研究成败的一个重要因素。样本量太小，组间差异可能就不能充分表现出来；样本量过大，又会造成人力、物力上的不必要的浪费。在临床实际工作中，样本量的大小经常会受到许多因素的影响，如病例和对照的来源、财力、人力、完成日期等限制。在估算样本量之前，要明确以下几个指标：①所研究的危险因素在对照组中的暴露率（P_0）；②预期的 OR 值；③要求的显著性水平，即 α 值，一般

取 $\alpha = 0.05$ 或 0.01；④研究要求的把握度（Power 值），Power 值 $= 1 - \beta$，β 即为第二类误差，一般要求 Power 值在 0.8、0.9 以上。对把握度要求愈高，样本含量也越大。

（1）成组（非配对）病例对照研究样本量 n 的估计

$$n = \frac{(U_\alpha \sqrt{2\overline{PQ}} + U_\beta \sqrt{P_0 Q_0 + P_1 Q_0 + P_1 Q_1})^2}{(P_1 - P_2)^2}$$

式中 U_α、U_β 分别为 α 和 β 取某值时，正态分布分位数，可查标准正态曲线下的面积表，或 t 值表中自由度为 $\propto$ 时的 t 值。

$\alpha = 0.05$（双侧检验）时，$U_{0.05} = 1.96$；$\beta = 0.20$ 时，$U_{0.20} = 0.84$；P_0 为研究因素在对照组中的暴露率：

$$P_1 = \frac{\mathrm{OR} \times P_0}{1 - P_0 + \mathrm{OR} \times P_0}$$

式中 $Q_0 = 1 - P_0$，$Q_1 = 1 - P_1$

$$\overline{P} = \frac{P_0 + P_1}{2} \qquad \overline{Q} = \frac{Q_0 + Q_1}{2}$$

这里求得的 n 为病例组与对照组各需调查的人数。

（2）配对病例对照研究样本量的估计

$$n = \frac{\left(1 + \dfrac{1}{c}\right) P'Q' \ (U_\alpha + U_\beta)^2}{(P_1 - P_0)^2}$$

式中 P_0 为研究的危险因素在对照组中的暴露率；U_α、U_β 分别为 α 和 β 取某值时，正态分布分位数，可查标准正态曲线下的面积表，或值表中自由度为 $\propto$ 时的 t 值。C 为与每个病例相配的对照数，如 $1：3$ 配对时，则 $C = 3$。

$$P_1 = \frac{P_0 \times \mathrm{OR}}{1 + P_0 \ (\mathrm{OR} - 1)}, \quad P' = \frac{P + C \times P_0}{1 + C}, \quad Q' = 1 - P'$$

7. 设计调查表，实施调查

病例对照所研究的危险因素的暴露情况，主要是根据被调查者的回忆和有关记录而获取，因此制定调查表是非常重要的。调查表应尽可能地包括所能估计到的一切可疑的危险因素，不能遗漏。因为病例对照研究的目的是从果到因，如果重要的有关因素被遗漏，则弄不清导致结果的真正原因。为了得到一个有的放矢的调查表，往往需要对所制定的调查表在一个小范围内试用，了解其可行性和完整性，根据试用结果进行补充修改，最后制定出适用的调查表。

提问的方式可分开放式和闭锁式两种。在预查中可设一些开放式的问题，比如，你认为你患某病可能是什么原因造成的？这样的提问有时会让研究者得到一些宝贵的意想不到的重要因素，对完善调查表很有好处。但这种开放式提问对调查者要求较高，所获得的资料内容比较多，整理和统计调查表要花很多时间。正式的大样本的病例对照调查常用闭锁式提问，这种提问要求表中问题的答案要包括一切可能的结果，所得到的调查结果比较精确统一，易于编码统计。比如，调查新生儿的喂养方式，应包括人工喂养、母乳喂养和混合喂养三种可能的结果。

四、资料分析

病例对照研究结果的分析，主要是利用统计学方法检验暴露与疾病之间有无联系，以及联系的强度如何。病例对照研究用于病因学研究时，可以先将每个因素的致病效应列成四格表的形式，运用 χ^2 检验比较该因素与致病效应间有无联系，计算 OR 值及其 95% 可信限。然后，再对那些与疾病发生有联系的因素进行多因素分析，最后筛选出主要的危险因素。

1. 成组资料（不配对资料）的分析

这是临床医生最常用的一种分析方法，其研究资料可以整理为表 9-5 的形式。

表 9-5　成组资料的研究结果

暴露于某因素或具备某特征	病例组	对照组	合计
有	a	b	n_1
无	c	d	n_2
合计	m_1	m_2	N

（1）比较研究的危险因素在病例组和对照组中的暴露频率是否存在差异。

如果 $\dfrac{a}{a+c} > \dfrac{b}{b+d}$，则说明病例组中有较多的人以往有这种因素的暴露史。这种差异如果有统计学意义，就可以认为这种因素与某病有关联，从而提供重要的病因线索。显著性检验方法可以采用 χ^2 四格表检验。

$$\chi^2 = \frac{(ad-bc)\,N}{m_1 m_0 n_1 n_0} \quad (未校正公式)$$

$$\chi^2 = \frac{\left(\,|ac-bc|-\dfrac{N}{2}\right)^2 N}{m_1 m_0 n_1 n_0} \quad (校正公式)$$

当 $b+c > 40$ 时，则用未校正公式。

$\chi^2_{0.01(1)} = 6.63$，如所求得的 $\chi^2 > \chi^2_{0.01(1)}$，则 $P < 0.01$。

这里需要提醒的是，χ^2 检验只能告诉我们危险因素与疾病的联系有无意义，χ^2 的大小并不代表联系的强度。

（2）计算 OR 值：OR 值表示病例组中暴露于某因素者与未暴露某因素者的比值，是对照组该比值的多少倍。

$$OR = \frac{a \times d}{b \times c}$$

在对照组中，如果 a/d 比值不变，对照组例数虽然增多，但 OR 值可保持不变；但 $\dfrac{a}{a+b} \div \dfrac{c}{c+d}$（即 RR 值）却随着对照组例数的增加而改变。因此，衡量病例对照研究中危险因素的联系强度用 OR 值，而不用 RR 值。

当 OR > 1 时，提示该研究因素为疾病的致病危险因素；当 OR 值 < 1 时，提示该因素为疾病的保护因素。

当所研究疾病的发病率较低且样本量具有较好的代表性时，OR 值可看成是 RR 值的估计值。

（3）计算 OR 值的 95% 可信区间：OR 值的波动范围可通过可信区间来计算。常用 95% 可信限，计算方法为：

$$OR_L，OR_U = OR^{(1 \pm 1.96\sqrt{\chi^2})}$$　　其中 χ^2 为 χ^2 检验的 χ^2 值。

当 OR = 1，其 95% 可信区间分布于 1 的上下两端时，此时疾病与研究因素间无联系；

当 OR > 1 且其 95% 可信区间的下限 OR_L > 1，或当 OR < 1 且其 95% 可信区间的上限 OR_U < 1，这两种情况都表明疾病与研究的暴露因素之间存在联系，前者表示为致病的危险因素，后者表示为疾病的保护因素。当 OR > 1 而 OR_L < 1，或 OR < 1 而 OR_U > 1，则表示疾病与暴露因素间的关系有待进一步研究。

2. 1:1 配对资料的分析

1:1 配对资料的研究结果可整理为表 9 - 6 的形式。表中 r 表示病例、对照均暴露的对子数，u 表示病例、对照均不暴露的对子数，s 表示病例暴露而对照不暴露的对子数，t 表示病例不暴露而对照暴露的对子数。

以上表格与成组资料的表格的区别在于，成组资料清点的是个数，而 1：1 配对资料清点的是匹配组数，即对子数。

表 9 - 6　1:1 配对资料和研究结果

病例	对照	
	暴露	未暴露
暴露	r	s
未暴露	t	u

（1）χ^2 检验：

$$\chi^2 = \frac{(|s - t| - 1)^2}{s + t}（校正公式）$$

$$\chi^2 = \frac{(s - t)^2}{s + t}（未校正公式）$$

当 $t + s$ > 40 时，用未校正公式。

$\chi^2_{0.01(1)} = 6.63$，如所求得的 $\chi^2 > \chi^2_{0.01(1)}$，则 $P < 0.01$。

（2）计算 OR 值及其 95% CI

$$OR 值 = ru/st$$

OR 值 95% 可信限：

$$OR_L，OR_U = OR^{(1 + 1.96\sqrt{\chi^2})}$$

3. 1:2 配对资料的分析

1:2 配对资料的研究结果可整理为表 9 - 7 的形式。表中数字均为一个病例两个对子的匹配组数，即对子数。

表 9 - 7　1:2 配对资料的研究成果

病例	对照组		
	＋＋	＋－	－－
＋	a	b	c
－	d	e	f

$$OR = \frac{b + 2c}{2d + e}$$

$$E_{(c)} = \frac{c + e}{3}, \quad Var_{(c)} = \frac{2(c + e)}{9}$$

$$E_{(b)} = \frac{2(b + d)}{3}, \quad Var_{(b)} = \frac{2(c + e)}{9}$$

$$\chi^2 = \frac{[c - E_{(c)} + b - E_{(b)}]^2}{Var_{(c)} + Var_{(b)}}$$

$\chi^2_{0.05(1)} = 3.84$，$\chi^2_{0.01(1)} = 6.63$，如所求得的 $\chi^2 > \chi^2_{0.01(1)}$，则 $P < 0.01$。

OR 值 95% 可信限：

$$OR_L, \quad OR_U = OR^{1 \pm 1.96\sqrt{\chi^2}}$$

在实际工作中，1:3 配对及 1:4 配对因病例、对照选择困难，所以很少被人使用，且 1:3 配对及 1:4 配对时，资料分析较为复杂。具体计算方法可参见有关统计学及流行病学著作。

五、病例对照研究的优点

(1) 病例对照研究为回顾性研究，不影响住院病例的治疗，很少涉及伦理学问题。

(2) 此法需要样本量较小，特别适用于罕见病及潜伏期特别长的疾病的病因学研究。对于罕见病来说，如果用前瞻性研究方案，往往需要较大的样本量，在实际工作中有时难以做到。对于潜伏期特别长的疾病，如果用前瞻性设计方案，则需等待很长时间去观察致病效应是否发生；而采用病例对照研究方案，则可避免上述缺点。

(3) 病例对照研究是通过询问研究对象的既往暴露史，多数只进行一次性调查，所以研究时间较短，节省人力、物力，容易得出结论。

(4) 在一次调查中，可同时调查多个因素的作用。

(5) 可使用病历记录，很少发生病例流失情况。

六、病例对照研究的缺点

（1）病例对照研究的论证强度较差，只能为病因研究提供重要线索，它所得出的结论不能作为病因学研究的最终结论。要确定某因素是否为疾病的病因，还需进一步做前瞻性队列研究或 RCT 试验。

（2）选择对照时，较难选择性别相同、在年龄和其他已知对发病有影响的危险因素相似的对照。这样，必然会影响两组的均衡性。

（3）此方法为回顾性调查，追溯既往的暴露史，但病例和对照对以往回忆的广度和深度不同，获得结果的可靠性也不一样。这样，就会造成回忆性偏倚。有时有些资料甚至很难通过调查询问获得。

（4）所选病例是住院病例时，这些住院病例不能代表全部病例总体，以其疾病患者作对照也有一定的片面性，也容易产生偏倚。

（5）可能存在研究人员事先未能估计到的对致病效应有一定影响的其他因素。因未能对这些因素进行调查分析，所以同样会对结果的准确性有影响。

（6）很难做到盲法，主观偏倚不可避免。

（7）由于不知道研究的人群人数，因而不能计算发病率或死亡率，也不能计算 RR 值及 AR 值，只能近似计算比值比（OR 值），也就不能确定研究因素与致病效应间的因果关系。

（8）混杂因素不易控制。

七、病例对照研究的适用范围

病例对照研究主要用于病因学研究，调查疾病的致病因素或危险因素。目前国内外医学期刊报道最多的就是用于肿瘤的病因学研究。此外，病例对照研究还可用于研究药物应用于临床后疗效和不良反应的情况。病例对照研究也用于疾病预后的研究。不论病例对照研究用于什么内容的研究，它们都有一个共同的特点，就是在结果发生之后，如疾病的不同结局——死亡与痊愈，并发症的有无，药物不良反应的有无等来将研究对象分为病例和对照，作回顾性分析，追溯产生这种结局的有关因素。其基本研究方法同前所述。

八、病例对照研究论文的评价

目前国内医学期刊有关宏观病因学研究的临床研究数量不是很多。其中病例对照研究相对其他前瞻性研究来说，具有投资少，收效快的明显优点，尤其是对于一些临床少见病的病因学研究更有意义，所以临床医学论文中有关病因学的研究大多数作者喜欢采用病例对照研究的设计方案。本节主要根据有关文献报道及作者自己的体会，对病例对照研究论文提出以下 20 条评价原则，供临床医生和医学期刊编辑在评阅医学论文时参考。这 20 条原则包括：

(1) 是否对所研究的问题进行了详细的阐述。

(2) 是否说明对照的来源和确定方法。

(3) 是否说明病例的来源和确定方法。

(4) 是否对从资料所得出的结论进行了详细的分析阐述。

(5) 是否说明病例的排除条件。

(6) 是否说明了对照的排除条件。

(7) 是否对无应答情况进行了客观的分析。

(8) 如果利用了配对，是否有关于匹配程序的信息。

(9) 是否有关于资料收集方法的信息，比如是采用调查员还是采用填调查表，亦或采用查病历，对这些情况有无说明。

(10) 对混杂因素的可能存在是否进行分析说明。

(11) 对可能存在的偏倚是否进行分析说明。

(12) 如果是采用调查员，是否采用了盲法。

(13) 有无交待处理混杂作用的方法。

(14) 对分析方法是否进行描述。

(15) 是否对抽样技术进行描述。

(16) 是否说明所用病例是新发病例，还是现患病例。

(17) 是否说明确定病例所用的诊断方法。

(18) 是否给出可信限。

(19) 有无有关暴露的信息（如时间、强度等）。

(20) 病例与对照的诊断程序是否相同。

上述 20 条标准是病例对照研究论文中必不可少的信息，是对研究结果的有效性做出判断所需的最低限度的信息，应反映在论文中。

第四节　嵌入式病例对照设计

嵌入式病例对照设计（Nested case – control study）也称巢式病例对照设计、套叠式病例对照设计、队列内病例对照设计，是近十年来国外医学文献报道逐渐增多的一种新型复杂的病因学设计方案，多用于慢性病，如肿瘤的病因学研究。

嵌入式病例对照设计基于队列研究，是在全队列内套用病例对照设计，其基本思想是：首先按队列研究选择目标人群，收集目标人群有关方面的资料，包括一般情况、社会经济情况、饮食史、疾病史、职业史，以及血清等生物标本，这些标本可以妥善贮藏。然后跟踪并定期随访一定时间，发现并确认在队列中发生所研究疾病的病例，利用这些病例，再做病例对照设计。对照的选择是根据发病病例的性别、年龄（±5 岁）等在研究队列的非病例中随机选取 1 名（即 1∶1 配对）或多名（即 1∶M 配对）作为对照，根据病因假说和基线测量情况，来研究某些因素与疾病的因果关系。这种设计方法可以利用事先贮存的血清等生物标本，进一步检测病例和对照在某些特殊指标方面的差异，以分析其对结果的影响。结果的分析可用 OR 值及其 95％可信区间来估计研究因素的相对危险度。根据研究的实际情况，可采用成组或 1∶1 配对或 1∶M 配对。分析方法可用单因素分析、分层分析或 Logistic 回归分析。

嵌入式病例对照设计的优点：

（1）避免回忆性偏倚。嵌入式病例对照设计的基线资料是采用队列研究设计的方法事先收集的，或是通过检测贮存的标本而获得，不像病例对照那样需要研究对象回忆而获得，因而可以避免回忆性偏倚。

（2）病例和对照有较好的代表性。由于嵌入式病例对照设计是在特定人群队列中有目的地、有统一标准地去随访全部研究对象，并随机选择队列中与病例相匹配的非病例作对照，避免了选择医院对照的选择性偏倚。

（3）便于研究生物标志物，允许研究者探索在设计初始阶段尚未意识到或当初还不能检测的指标。

（4）可缩短研究时间，不必像队列研究那样需等到预定随访期结束，可以用小样本及时得出科学的结论。

（5）分析方法简单。

嵌入式病例对照设计的缺点：嵌入式病例对照设计来源于队列研究，所以也存在设计复杂等问题。此外，嵌入式病例对照设计特别重视基线资料的测量，对标本的贮存条件要求较高。如血清库的建立，－80℃的冻存条件，还要考虑分次实验最好适量分装以免多次冻融等。

第五节 病因学研究中的偏倚及其控制方法

偏倚是一种系统误差，它可以产生在从设计到执行、分析结果的各个环节。加大样本量不能减少偏倚。在病例对照研究中可能出现的偏倚包括选择性偏倚、信息偏倚和混杂性偏倚。在进行病例对照研究时，必须清醒地认识偏倚的来源，并要从设计开始直到整个研究过程均要采取必要措施来加以控制，以保证研究结果更接近客观实际。

一、选择性偏倚

在以医院为基础的病例对照研究中易发生选择性偏倚。选择性偏倚往往是由于确定研究对象时纳入标准不正确，或研究对象不合作所造成的。常见的选择性偏倚有以下几种。

1. Berksom 偏倚

在病例对照研究中，如果病例来自医院，由于疾病的严重程度不同，就医条件不同，人群对某一疾病的了解和认识不同等原因，使患不同种类疾病的人的入院率不同。因此，如果从医院选择对照时，可以因入院率不同，入院者的危险因素在同时患多种疾病的患者会多些。如果没有注意到这一点，则会引起 Berksom 偏倚，结果会出现两种无关的疾病或无关的某特征与某病出现虚假的联系。在以医院为基础的病例对照研究中，选择多种疾病、入院率不同的病人做对照，可减轻 Berksom 偏倚。若再从一般人群中选择一个随机样本为对照，可以通过与医院对照比较，鉴定该研究中是否存在选择性偏倚。

2. Neyman 偏倚

在病例对照研究中，如果所选择的研究对象病程较长，其中部分病例已经死亡，被调查的只是幸存者，不是病例的总体，如果这些幸存者对研究因素的暴露率比已死亡的病例过高或过低，则会出现 Neyman 偏倚。减少 Neyman 偏倚的有效方法是选择发病不久的新病例作为研究对象。

3. 无应答偏倚

在研究中，如研究对象不认真合作，且应答者危险因素的暴露率与无应答者有所不同，结果也会产生无应答偏倚。在具体的病例对照研究时，要对不应答的原因进行分析，设法补查，或分析无应答对结果产生的影响。

4. 检测信号偏倚

如果某因素能引起或促进某些与研究疾病的症状、体征类似的症候的出现，使患者因此而去就医，提高了该病的检出机会，使人以为某因素与该病有因果联系。这种偏倚就是检测信号偏倚。比如，在某项病例对照研究中，发现子宫内膜癌患者发病前使用雌激素者比对照组高 9 倍，推断雌激素可导致子宫内膜癌。但后来许多研究对此推断予以否定。产生这种错误结论的原因是，绝经期妇女服用雌激素会引起不规则子宫出血，从而使就诊机会增多，增加了子宫内膜癌的发现机会。不服用雌激素的子宫内膜常无明显症状，发现机会较少。以刮宫或子宫切除并做病理检查者为研究对象，来研究服用雌激素与子宫内膜癌的因果关系时，绝经期服用雌激素的 OR 为 1.7，而以子宫出血就诊者为研究对象时，二者的 OR 值为 9.8，两种方法相差甚远。显然，以子宫出血者为研究对象时，增加了OR 值。

二、测量性偏倚

测量性偏倚又称观察性偏倚，是由于对病例组和对照组调查方法不一致所造成的一种偏倚。在非盲法观察时，由于观察者知道谁是病例组，谁是对照组，所以更易出现这种偏倚。测量性偏倚主要有以下三种。

1. 回忆性偏倚

病例对照研究的许多资料是通过调查、询问研究对象所获得的。病例组和对照组在回忆相关因素的暴露史时，回忆的内容和准确性可能会不同。病例组可能回忆仔细，而对照组可能回忆模糊，特别是当调查者屡次提醒病例组是否有某些因素时，更易产生这种偏倚。

2. 询问偏倚

当调查询问者已经知道研究对象的某些情况时，在研究时会自觉不自觉地侧重询问、检查有关情况。如问病史、查体时，如果医师知道某些因素和某病发生有关，在询问病例组时，可能会特别仔细；而在询问、检查对照组的这些因素时，则可能不仔细。这样的结果是，病例组获得阳性记录多，对照组阴性结果多，这样就不可避免地会产生偏倚。这种偏倚称为询问偏倚。

3. 沾染偏倚

沾染性偏倚是指对照组成员有意或无意地接受了试验组的措施，或试验组成员有意无意地接受了研究因素以外的其他措施。前一种情况又称沾染，后一种情况又称干扰。沾染和干扰最容易在非盲法的条件下发生。

在病例对照研究中，防止测量性偏倚的方法包括：①采用盲法；②用同一调查员；③询问方式相同；④使用相同调查表；⑤询问时间长短一样；⑥选择新病例，减少回忆模糊不清。

三、混杂偏倚

1. 混杂偏倚的定义

在因果联系的研究中，分析某因素与结果之间是否存在某种因果联系，还要考虑到其他一些有关因素对这种联系的影响，否则将掩盖或歪曲这种联系的真实性。混杂性偏倚广泛存在于多因素因果关系研究中，是指在研究某因素与某疾病间联系时，另外有一些与该因素或该疾病有联系的因素在其中起作用，由于有两种（有时是多种）因素的作用未能分开，因此歪曲了研究因素与疾病的因果关系，即产生了混杂偏倚。那些在研究因素以外的其他因素称作混杂因素。混杂偏倚的产生常常是由研究者专业知识有限，不了解混杂因素的存在，或者虽然知道，但忽略了其存在。混杂性偏倚常常是在分析资料时显露出来。

例 在研究口服避孕药与发生心肌梗死间的联系时，采用病例对照设计方案，所收集的资料包括 234 例 MI 患者和无 MI 的 1786 人作对照，四格表资料见表 9 - 8。

表 9 - 8 口服避孕药与心肌梗死的关系

是否口服避孕药直到本次入院前 1 个月	心肌梗死组	对照组（无心肌梗死）	合 计
+	29	131	160
-	205	1655	1860
合计	234	1780	

粗略计算 OR = （29 × 1655）／（31 × 205）= 1.79

以上分析表明，口服避孕药与心肌梗死的 OR 值仅为 1.79，关联不大。但考虑年龄因素的影响后则不同，见表 9 - 9。

表9-9 口服避孕药与心肌梗死关系的分层资料

年龄组(岁)	近期口服避孕药	心肌梗死组	对照组	校正 OR 值
25～29	+	4	62	
	－	2	224	7.2
～34	+	8	33	
	－	12	390	7.9
～39	+	5	22	
	－	20	378	4.3
～44	+	6	9	
	－	70	362	3.4
～49	+	6	5	
	－	101	301	3.6

同一资料,按年龄分层后发现,口服避孕药发生心肌梗死的危险性远远大于分层前。也就是说,如果不考虑年龄这一混杂因素,不用分层分析,势必掩盖避孕药与心肌梗死的真实联系。

2. 混杂因素的判断

在研究设计阶段,要确定何种因素为混杂因素是较困难的,一般只能靠已经掌握的专业知识及参考文献。从经验上看,人们通常将年龄、性别等一般因素视为混杂因素。

在分析资料阶段,通常采用以下方法判断是否存在混杂因素。

(1) 比较粗略 RR (或 OR) 与校正 RR (或 OR):利用已有的资料,计算粗略 OR 值,然后按可疑混杂因素分层,并计算校正 OR 值,如果二者明显不同,则推断分层因素可能是混杂因素。

(2) χ^2 检验:先按混杂因素分层,利用 Yates 连续校正 χ^2 检验法或 M－Hχ^2 检验法计算每层 χ^2 值,然后再计算综合 χ^2 值。可能存在混杂作用。由于这种统计推断本身有许多缺陷和不足,如有些因素的作用在统计上有非常显著意义,但该因素与疾病和研究因素(即暴露因素)间可能没有实质性的联系,因此许多学者认为用统计学假设检验的方法去推断混杂因素的存在是不合适的。

3. 混杂因素的控制

在研究的设计和资料分析过程中,可以考虑通过采取配对和分层抽样的方法来控制混杂因素。

在分析资料阶段,控制偏倚的方法大致可以分为两大类。

(1) 不依赖于数学模型的简单分析法

①标准化法:标准化法是一种古老而又简单的方法,多用于两个或多个样本或总体的指标进行比较时,排除由于内部某个混杂因素构成不同,而对指标可比性的影响。

在因果联系的研究中，有些混杂因素是客观的，人所共知的。如年龄影响死亡，年龄越大越易死亡；工龄影响职业病的发病率，接触有害因素的工龄越长，越容易得职业病；病情影响治愈率，病情越严重则越难治愈。因此，在比较这些指标时，如果能使其客观的已知的混杂因素，如性别、年龄、工龄、病情等齐同后再进行比较，就便于分析未知的影响因素。

标准化法是为了使混杂影响因素齐同，采取某标准组作为该混杂因素的标准人口构成，把本次收集的原始资料按标准组的标准人口构成而推算标准化率。

标准化率的计算方法：本次调查资料的总率为 P，按某个混杂因素（如年龄）分成 k 个小组（年龄组），各小组率分别为 P_1，P_2，P_3，$\cdots P_k$，标准组的人口总数为 N，各小组人数分别为 N_1，N_2，N_3，$\cdots$，N_k，则标准化率的计算公式为：

$$P_{标准} = （N_1 P_1 + N_2 P_2 + \cdots + N_k P_k）/N$$

如果不知道标准人口数，而只知道标准组中各个组中人口构成比 C_1，C_2，$\cdots$，C_k 时，标准化率的计算方法为：

$$P_{标准} = N_1 C_1 + N_2 C_2 + \cdots + N_k C_k$$

在以上两个公式中，$N_i C_i$ 即 $N_i P_i / N$ 为各小组分配率。

标准化方法的出发点是为了使某个因素齐同。所以标准组的人口构成应该是该因素人群的人口构成。如混杂因素是性别，则应是性别人口构成；混杂因素是年龄，则标准组应是年龄段人口构成。标准化法的目的是为了便于比较，因此选择标准组最好是有代表性的、较稳定的、数量较大的人群，如世界的、全国的、全省的、本地区的、本单位的多年积累的数据。

②分层分析法：分层分析法是指在按混杂因素分层，并且各层的混杂作用程度相同的基础上，分析因果联系。目前，分层分析最常用的方法有两种：一是比较粗略的 OR 值与校正 OR 值；二是采用 M – Hχ^2 检验法计算每层 χ^2 值和综合 χ^2 值。

分层分析法是排除混杂因素最直接有效的方法，也是目前应用最普遍的方法。其优点是计算简单，结果直观、可靠；其缺点是处理的混杂因素不能太多，分层太多则计算麻烦，且所需样本也越多。一般有 n 个分层因素，则资料分成的亚组数为 $2n$ 个，否则将会出现某个亚组观察数为零的情况，不利于分析。

（2）依赖于数学模型的多变量分析法

①协方差分析：协方差分析是将线性回归和方差分析相结合的一种分析方法。它通过回归的方法，剔除混杂因素的效应，以保证在非处理因素（即除处理因素以外的其他影响因素）水平相同的情况下，用方差分析的方法比较几种处理因素的效应。利用协方差分析的方法，可减少随机误差，提高比较结果的精度。协方差分析方法常用于例数不多的研究。

②多元回归分析：多元回归分析是多变量分析中的主要方法，主要解决以下三方面的问题。第一，用一般回归方法，确定诸多研究因素与结果间的关系。利用这种回归方法，可同时调整几个混杂因素，通过建立回归方程，确定每个混杂因素对结果的作用大小。第二，通过逐步回归，建立逐步回归方程，来剔除非重要的和无关的因素，确定主要的影响因素，建立反映因果联系的最优方程。第三，根据已确定的最优关系式，对一定条件下的结果给予估计。

利用多元回归方法排除混杂作用的效力在一定程度上取决于所选回归模型是否合适。目前国内外最常用的回归模型包括多元线性回归模型、Logistic 回归模型、COX 模型、Poisson 模型等。这些模型各有不同的特点及适用条件。在对资料进行多元分析时，如果选择的回归模型不正确，将会使结果产生更大的偏倚。

③判别分析：判别分析是在同时考虑多种因素的条件下，对结果按其属性进行分类，确定因素的综合作用与其属性间的关系，以达到病因学分析的目的。

④多变量混杂分数分层分析：这是一种将多变量分析与分层分析相结合的一种方法。该法将混杂因素的作用以分数的形式给出，用于打分的分数函数通常用曲线性判别函数。对研究个体所得的混杂分数，按其分数相近则混杂作用的程度相近的原理进行分层分析，其结果直观、可靠。多变量混杂分数分层分析法避免了分层分析和多变量分析这两种方法的弊端。

第六节　因果联系的判断标准及评价原则

因果联系的推断是一个非常复杂的过程，不仅要求研究者有扎实的医学专业知识，还要求研究者熟悉医学统计学、逻辑推理等方面的知识。只有合理地选择研究方案，并注意混杂因素对结果的影响，才能正确确定病因。因果联系的判断标准及评价原则主要有以下几个方面。

一、因果联系的结果是否来源于真正的人体试验

这里所说的人体试验是指研究者利用 RCT 设计方案，主动地将致病因素作用于人体，并与未接受致病因素作用的个体进行随机对照研究，比较两组间致病效应出现的差异，以此评价因果效应。对于人类病因学的研究，最可靠的结果应该是来自 RCT，动物实验和模拟人体内环境的实验室研究均不能代表人体试验。通过动物试验及模拟人体试验所得出的结论只能作为因果联系的一种佐证。

在前瞻性队列研究中，由于研究对象是否接受致病因素的作用不是研究者人为控制的，所以也不是真正的人体试验。回顾性的病例对照研究、临床病例总结、个案报道等均不属人体试验。

二、因果联系的联系强度如何

联系强度愈大，说明该联系属于因果联系的可能性也就愈大。在前瞻性研究中，通常用 RR 值与 AR 值及它们的 95% 可信限作为衡量联系强度的指标；在回顾性研究中，则常用 OR 值及其 95% 可信限。不管是 OR 值，还是 RR 值，当其 95% 可信限不包括 1，且 P<

0.05 时，认为联系有意义；否则，认为没有意义。通常 RR 值（或 OR 值）为 0.9～1.1 为无联系，0.7～0.8 或 1.2～1.4 为弱联系，0.4～0.6 或 1.5～2.9 为中等度联系，0.1～0.3 或 3.0～9.9 为强联系，小于 0.1 或大于 10 为极强联系。

三、因果联系的时间顺序是否合理

一般来说，总是有某种因素作用于人体，经一段时间（潜伏期）后发生疾病，即先有因后有果，不可能先有果后有因。如果某可疑病因作用于个体确实是在发病之后，则可以否定其为该病的病因。这一先后顺序在前瞻性研究较容易确定，而在回顾性研究则较难。

四、因果联系的一致性如何

联系的一致性是指在不同时间、地点、人群的情况下，不同研究者可以得到相同的结论，即多次研究得到同样结果。如果研究者用不同的设计方案也得到相同的结论，则更支持此种联系为因果联系。但是，如果多次研究没有得到一致结果，并不能排除因果联系的推断。因为暴露水平不足或其他情况可能在某些研究中减弱了此种联系。例如，有人在伦敦观察到工人在烟囱里扫灰与阴囊癌有联系，但在英国的另一地区利兹却未发现这一现象，有人就予以否定。后来的研究发现，两地燃料的化学成分及燃烧状况不同。

病因学研究是一项十分复杂的工作，由于研究者专业素质不同，所采用的设计方案不同，以及实验室条件不同，有时对同一问题的研究很可能得出不同的结论，有时候众多一致结论的研究也不一定反映真正的病因，因此在评价因果联系一致性的时候一定要特别慎重。

五、是否存在剂量、时间－效应关系

如果暴露于某危险因素的强度愈严重，时间愈长，出现致病效应的危险性也相应升高，则该危险因素与该疾病存在因果联系的可能性较大。如肺癌的发病随着吸烟的数量增加，吸烟时间的增加而增加，戒烟后逐渐降低，这就是明显的剂量、时间－效应关系。

没有发现剂量、时间－效应关系时，并不能否定因果联系；因为剂量在没有达到发生反应的阈值或已达到饱和时，均不能表现剂量、时间－效应关系。相反，也不能仅凭剂量、时间－效应关系就下因果联系的结论，因为有时两种毫不相干的现象，也可以表现为剂量、时间－效应关系，但是并无科学道理。

在临床研究中，利用药物治疗疾病时，一般都存在剂量效应关系。

六、因果联系是否符合流行病学规律

流行病学是从群体的角度，研究疾病的病因，常能提供重要的发现和有力的证据。它克服了临床研究在时间、空间、研究对象上的局限性。所以，临床医生对疾病的病因进行研究时，要对流行病学的规律给予高度重视。

七、因果联系的生物学依据是否充分

联系如果有生物学理论的支持，有细胞水平、分子水平等方面的证据，或在发病机制上能言之有理，那么这种联系作为因果联系的可能性就较大；否则，如果联系得不到生物学理论的支持，则其作为因果联系的可能性就较小。对某种联系能否提供生物学依据，很大程度上受到当前生物学知识和检测技能水平的限制。但生物学理论是不断发展的，今天不能解释的，不等于明天仍然不能解释。

八、联系的特异性如何

因果联系的特异性表现为：①所研究的病因只与某病有联系，或只与疾病的某型有联系。如吸烟与肺癌的鳞状细胞癌和小细胞癌的联系明显，与腺癌联系不大。②疾病只与所研究病因的特定暴露有明显联系，如怀孕初 3 个月感染风疹病毒与先天性白内障有联系。特异性的存在，可以帮助建立因果联系。如果一个因素，并不限于与所研究的疾病有关，而与另一些疾病也有关，则因果联系的可能性变小。联系没有特异性，也不一定就能否定因果联系。这是因为许多疾病是由多种因素引起的，有时一种因素也可以引起多种疾病。如果一种疾病病因的数目越多，或同一因素引起的疾病种类越多，联系的特异性就越差，这时，就不能因为联系的特异性差而排除作为病因的可能。

九、对所研究的因果效应，有无类似的因果联系的证据

如果存在类似的研究证据，对因果联系的建立可以提供一定佐证。

病因学的研究是一项十分复杂的研究工作。上述九条原则可以作为分析评价病因学研究论文的参考，对不同的具体研究做具体分析时不能生搬硬套。很多疾病是多因素相互作用的结果，所以一定要综合应用上述评价原则，并注意在不同性质和方法的研究中，上述九条评价原则还有不同的侧重。一般来说，如果能满足上述条件，则联系作为因果联系的可能性极大，但必须注意，即便条件不够，也不能轻易否定因果联系存在的可能。

第十章　如何正确开展疾病的预后研究

在临床工作中，病人和家属都对疾病最终的结果非常关心，他们往往会向主管医生提出一系列问题，例如，这种疾病有没有生命危险？能否治好？需要治疗多长时间？有后遗症吗？治疗要花多少钱？等等。临床医生考虑的问题更多，要对不同治疗方案的各种后果进行估计和比较，本着对患者、家属和社会三方面负责的态度，做出适当的选择。上述问题便是疾病的预后问题。

疾病的预后是指对疾病的结局所做出的事先估计。疾病的结局包括痊愈、缓解、复发、恶化、伤残、并发症及死亡等。事先估计有两种情况：一是对个别患者的结局估计（临床应用）；二是某疾病群体的结局估计（临床研究），后者为前者提供理论指导。本章着重介绍如何正确开展疾病预后的临床研究，以及预后分析方法和注意事项等。

第一节　常见的预后因素

影响疾病预后好坏的有关因素因疾病而异，常见如下几种

1. 患者的一般情况

一般情况是指家庭经济、文化程度、生活习惯等。经济困难的患者就诊时可能病情较重，难以接受价格较贵的新的诊疗方案，医治稍有好转即要求出院等，因而影响疾病的预后。患者的文化程度与医学知识的认知程度有关，对于一般的急性疾病，文化程度高的往往医治较及时和彻底，不易转为慢性；但对肿瘤等恶性疾病，文化程度低的患者可能因不知疾病的恶性程度，很少心理负担，反而可活更长的时间。生活习惯也是影响预后的不可忽略的因素，不良的生活习惯可直接影响患者摄入的营养成分结构和休息时间等，从而影响预后。

2. 患者的机体情况

对预后影响最大的机体因素是性别和年龄。对于大多数疾病，新生儿、婴儿和老年患者的预后比少年和青壮年差；肿瘤的预后与性别和年龄的关系都十分明显。营养状况、体质类型及精神心理素质也是重要的预后因素。此外，神经系统、内分泌系统和免疫系统的状况均会影响疾病的预后。

3. 病变的类型

对于感染性疾病，除机体状况外，侵入机体的病原体的数量和类型对预后有不同的影响。侵入的病原体数量大时，发病较急且病情较重，即使同一类型的病原体，其亚型不同时，在毒力大小、侵袭能力、繁殖能力和定位部位等方面都有所不同。这些致病力的差异

与疾病的预后有密切关系。

4. 治疗措施

指为改善患者预后所从事的一切活动，包括医院治疗、病休疗养和家庭医疗护理等。医院治疗如药物治疗、手术治疗、物理治疗、体育治疗、针灸按摩、临床护理、临床心理疗法和营养疗法等。治疗措施恰当与否对疾病的预后有很大的影响，因为每一种措施都有利和弊，某种措施对疾病的不同类型的作用亦不尽相同，因而预后也就不同。对于肿瘤及其他慢性病，医疗措施对预后的影响尤其明显，许多疗法都有待进一步的评价和研究（临床研究的主要课题）。

5. 对医嘱的依从性

指医护人员、患者和亲属对医嘱的依从程度。依从性一般对患者而言，分三种情况：①完全依从性，即医护人员严格地按医嘱护理病人，患者不折不扣地遵医嘱接受治疗，加上亲属的通力合作，其预后常可达到预期效果；②部分依从性，即医护人员、患者或家属未严格执行医嘱，如患者未按时服药等，使患者的预后受到一定程度的影响；③拒绝医嘱，主要指病人拒绝治疗，其预后最差。住院治疗一般是完全依从的，但对肿瘤等慢性病，患者出院后的依从性差异很大，不少患者乱求医，严重干扰既定的治疗方案，患者的预后往往达不到预期的结果。

6. 医院内感染

指患者在住院期间发生的感染。院内感染一般分为三种：①交叉感染，即由其他住院病人、探访者和医院职工互相之间直接或间接接触传播引起的感染；最常发生的疾病是呼吸道传染病，其次是皮肤传染病如丹毒和化脓症等；第三位是肠道传染病如肠炎、痢疾和病毒性肝炎等。②自家感染，是指应用免疫抑制剂或广谱抗生素等，使机体免疫力降低，导致体内菌群平衡失调而引起的感染，如大肠杆菌尿道感染、葡萄球菌肠炎等。③医源性感染，指因消毒不彻底、病房环境差、滥用广谱抗生素或免疫抑制剂等引起的感染。医院内感染是直接影响预后的因素之一。

第二节　疾病预后研究常用的研究方案及评价指标

从方法学上讲，疾病的预后研究方案与临床病因学的研究方案基本相同，包括描述性研究、病例对照研究、回顾性队列研究、前瞻性队列研究等其中队列研究是疾病预后研究的最佳研究方案。

对于一项具体的预后研究来说，通常是先从回顾性的临床资料中进行筛检，然后通过病例对照研究，及进一步的前瞻性的队列研究加以论证，从而确定是否为预后因素。由于影响疾病预后的因素在大多数情况下不止一个，各因素影响预后的程度又不相同，因此，分析方法可先从单因素方法开始，然后进行多因素分析。

进行单因素预后分析时，实际上就是对一批知道随访结果的病人，按随访结果的不同，分成两组，用检验或 χ^2 检验，探讨影响预后的因素。进行单因素分析时，一定要注意所选出的预后因素是否具有临床上的重要性，否则会导致错误的结论。在单因素筛查的基础上，常根据临床工作的需要，对其中主要的因素进行前瞻性的队列研究，以进一步论证该因素与结果的关系，即对一组有该预后因素的某病患者和另外一组没有该预后因素的同种疾病患者进行随访，观察两组病人在随访期内结局事件的发生是否有差异。

　　疾病的预后常是多种因素共同作用的结果，各种因素可能互相影响，它们对结果的作用大小也各不相同。因此，为了更真实地揭示疾病的预后规律，在预后研究中常用多因素分析方法，如多元线性回归、Logistic 回归、COX 比例风险模型等。通过多因素分析，就可以确定与疾病预后有关的主要因素及这些因素在决定预后中所起的作用大小，即相对比重。在众多多因素分析方法中，近年国内外最为推崇的是 COX 比例风险模型。

　　评价预后好坏的统计指标称为预后指标。预后指标一般分为近期指标和远期指标两大类，近期指标主要用于住院治疗的临床试验，常用频率（强度）来表示；远期指标主要用于治疗后的随访研究，常用累计频率或某种状态的持续时间长短来表示，这类指标最初应用于生存资料的分析，分别称为生存率和生存时间。远期预后指标在后面章节专门介绍，本节仅介绍几个常用的近期预后指标。

　　1. 治愈率

　　表示受治病人中治愈的频率。

$$治愈率 = \frac{治愈病人数}{受治病人数} \times 100\%$$

　　"治愈"的标准要有明确而具体的规定，只有在标准相同的情况下才可以互相比较。此外，还要考虑病情轻重、病程长短、性别和年龄构成是否一致等可比性问题。

　　2. 有效率

　　表示受治病人中治疗有效的频率。

$$有效率 = \frac{治疗有效病人数}{受治病人数} \times 100\%$$

　　"有效"的标准要有明确规定，否则便难于互相比较。

　　3. 显效率

　　表示受治病人中效果显著的频率。

$$显效率 = \frac{治疗显效病人数}{受治病人数} \times 100\%$$

　　"显效"的标准要特别明确和具体，这样才可用于比较。

　　4. 某病病死率

　　表示某病患者中因该病死亡的频率（威胁生命的强度）。

$$某病病死率 = \frac{观察期间某病死亡人数}{同期某病病人数} \times 100\%$$

　　式中分母的情况不同，指标的概念和意义也就不同。例如，住院病人的病死率以住院病人数为分母，反映住院病人的疗效；若以某地区某病病人数作分母，称为某地某病病死率，反映某病的严重程度。

　　5. 治愈时间中位数

　　治愈时间一般呈偏态分布，不宜计算算术平均数，可用中位数表示平均水平。

　　治愈时间中位数＝时间从小到大排序位次居中者的时间（时间单位）

　　此指标适用于可治愈的疾病，治愈标准必须明确、具体和规范化，否则不能用于比较。类似的指标还有住院时间中位数等，因干扰因素很多而实际意义不大。治愈时间的变异程度用四分位数间距表示，当数据较多时可用频数表法计算中位数及其四分位数间距。

第三节　疾病预后研究的注意事项

疾病预后研究不同于其他临床研究，有一定的特殊性。在开展疾病的预后研究时要注意以下几点。

一、研究对象应处于其病程早期的同一起始点

预后研究采用队列设计时，开始纳入观察的病程的起始点称为零点时间。在开展一项队列研究时，首先就要明确零点时间，即两个队列中的每一个研究对象都要在同一个起始点开始追踪随访，这一点相当重要。零点时间最好处于病程的早期，如首次出现明确的症状或接受某一治疗后，以便使早期死亡或痊愈者获得与疾病持续者相同的随访机会。零点时间不同，可能会过高或过低估计预后因素的作用。

二、确定研究对象的来源

从不同医疗单位收集到的同一疾病的病例，其预后可能会有较大差别。各医院病人的预后，与医院的服务质量、专科技术水平、辅助科室设置情况、医院的声誉、病人的信任程度等都直接相关。在研究一开始，就要确定研究对象的来源。如果病例来源于三甲医院，可能会因病人病情较重，病程接近后期，而使预后较差。因此，如果病人来源于某一特定医院，结论外推时就要注意。一般这种结论不能扩大到疾病的所有患者群。如果研究对象来自某地区各种级别不同医院的该疾病患者，通常包括各种类型的病例，这种病例来源就有较好的代表性。

三、随访要力争完整

任何一项预后研究都是在随访的基础上完成。在疾病的预后研究中随访工作相当重要。在经验医学阶段，随访研究并没有像在循证医学里那样得到充分的重视。循证医学相当重视疾病的远期效果，即随访结局。

随访工作看似简单，但其组织和实施的难度却不小。对每一项预后研究来说，得到的随访率越高越好。一般来说，失访率最好控制在10%以内，当失访率大于20%时，对研究结论的真实性就会有较大的影响。

此外,随访时间也要足够长，一般要足以使结局事件发生。随访时间短就极可能出现假

阴性结果。随访过程中结局事件的判定也要有统一的标准,并且要在研究设计时就定好。

要想提高随访率,必须加强组织工作和宣传工作,让患者和家属都了解随访的重要意义,同时要建立严格的随访管理制度。

对失访病例的处理可建议采取以往统计学书籍的处理方法,即按死亡处理。此外,我们还可以通过比较最高率和最低率来估计失访对研究结论的影响。例如,随访 71 名病人,以疾病复发为结局事件,随访结束时 39 人复发,6 人失访,失访率为 8%;1 人病死,病死率为 1/65 = 1.5%;最高复发率为 (39 + 6) / (65 + 6) = 63%,最低复发率为 39/ (65 + 6) = 55%,两者相差不大,结果可取;最高病死率为 (1 + 6) / (65 + 6) = 10%,最低病死率为 1/ (65 + 6) = 1.4%,两者相差 7 倍,结果不可取。

四、盲法评定结果

理想的评定者应该是不让知道病人其他临床特征的医师去判断结果。不采用盲法时,如果评定者已经知道病人有某一预后因素,他就可能在判断过程中多次仔细地去搜索阳性结果,从而人为地增加预后因素与结果的联系。当然,如果评定结局的事件是生存及死亡,可不采用盲法。

第四节　随访资料的生存分析

疾病的预后情况,一方面要看结局好坏,另一方面还要看出现这种结局所经历的时间长短。资料一般通过随访收集,常见的随访起点是确诊日期、治疗日期等;最明确的阳性结局是死亡,此外还有复发、致残、痊愈等。随访资料常因失访等原因造成某些数据观察不完全,要用专门的方法进行统计处理,这类方法起源于对寿命资料的统计分析,故称为生存分析 (Survival analysis)。生存分析还适用于现场追踪研究 (发病为阳性)、临床疗效试验 (痊愈或显效为阳性)、动物试验 (发病或死亡为阳性) 等。本章以较小例数的寿命随访资料为例,以此类推。

值得一提的是,在临床疗效评价中常用痊愈率、有效率、病死率和致残率等百分率指标,其统计效能很差。例如,某医师分别用中草药和得乐冲剂治疗胃溃疡病人各 50 例,以 X 光片显示胃溃疡龛影消失为痊愈,两组的痊愈率都是 90%,因而认为这两种药物的疗效相同。同时还发现,中草药组胃溃疡龛影消失时间平均 30 天,而得乐冲剂组平均 20 天,可认为得乐冲剂的疗效比中草药好。由此可见,仅用百分率来表示疗效是片面的、粗糙的,必须将时间也考虑进去,采用生存分析方法才能全面和精确地评价疗效。

一、随访资料的记录 (数据结构)

记录的项目包括开始观察日期、终止观察日期、结局,以及协变量 (研究因素与混杂因素）。常见形式有记录卡片和一览表等。

这类数据的特点为：①因变量有 2 个，即生存时间（天数）和结局（死亡与否）；②生存时间存在观察不完全的数据。此类资料不宜简单地计算死亡率，更不能简单地计算生存时间的平均数，必须将两者结合起来分析才能准确地反映预后的好坏程度，即必须用生存分析方法作统计分析。

二、生存时间（完全数据、截尾数据）

生存时间（Survival time）是指观察到的存活时间。生存时间有两种类型：

（1）完全数据（Complete data）：指从起点至死亡所经历的时间，即死者的存活时间。

（2）截尾数据（Censored data）：由于失访、改变防治方案、研究工作结束等情况，使得部分病人不能随访到底，称之为截尾。从起点至截尾点所经历的时间，即尚存者的存活时间，称为截尾数据。

完全数据提供了病人确切的生存时间，是生存分析的主要依据；截尾数据也提供部分信息，说明病人在某时刻之前没有死亡，一般用于确定暴露人口。

例 10.1　手术治疗 60 例肺癌病人，术后 5 年中每年死亡数 10 例，无截尾。试求其基本的生存分析指标。

解：首先将资料整理成表 10 - 1 的第 1 ~ 4 列，接着计算年平均观察例数，列于第 5 列，然后按下述方法计算有关指标（表 10 - 1 第 6 ~ 9 列）。

表 10 - 1　生存分析基本指标的计算表（$N = 60$，无截尾）

术后年数	年内死亡例数	年内删失例数	年初例数	年平均数	死亡率	死亡概率	生存概率	$t + 1$ 年生存率
$t \sim$	d	c	n_0	$n = n_0 - d/2$	$m = d/n$	$q = d/n_0$	$p = (n_0 - d)/n_0$	$S(t+1) = (n_0 - d)/N$
(1)	(2)	(3)	(4)	(5)	(6)	(7)	(8)	(9)
0 ~	10	0	60	55	10/55 = 0.182	10/60 = 0.167	50/60 = 0.833	50/60 = 0.833
1 ~	10	0	50	45	10/45 = 0.222	10/50 = 0.200	40/50 = 0.800	40/60 = 0.667
2 ~	10	0	40	35	10/35 = 0.286	10/40 = 0.250	30/40 = 0.750	30/60 = 0.500
3 ~	10	0	30	25	10/25 = 0.400	10/30 = 0.333	20/30 = 0.667	20/60 = 0.333
4 ~	10	0	20	15	10/15 = 0.667	10/20 = 0.500	10/20 = 0.500	10/60 = 0.167

注：死亡率与死亡概率的分子相同，但分母不同，生存概率与生存率也是分子相同分母不同。

三、死亡率、死亡概率、生存概率

（1）死亡率（Mortality rate or, Death rate）；记为 m，表示在某单位时间里的死亡强度。年死亡率的计算公式为：

$$m = \frac{某年内死亡数}{观察人年数} \times 100‰$$

式中分母的单位是人年数，通常用年平均人口数近似地代替观察人年数。年平均人口数有多种估计方法，常用年中人口代替，或按下式估计。

$$年平均人口数 = 1/2（年初人口数 + 年底人口数）$$

年初人口数是指该年起点的人口数（包括恰好在起点处死亡或截尾者，下同）。

（2）死亡概率（Mortality probability）；记为 q，是指死于某时段内的可能性大小。年死亡概率的计算公式为：

$$q = \frac{某年内死亡数}{某年年初观察例数}$$

若年内有截尾，则分母用校正人口数，例如，

$$校正人口数 = 年初人口数 - \frac{1}{2}删失例数$$

死亡率与死亡概率的区别在于计算公式中分母不同。

（3）生存概率（Survival probability）：记为 p，与死亡概率相对立，表示在某单位时段开始时存活的个体到该时段结束时仍存活的机会大小。某年生存概率的计算公式为：

$$p = 1 - q = \frac{某年存活一年人数}{某年年初人口数}$$

分子部分即年底尚存人数，若年内有截尾，则分母用校正人口数。

四、生存率、生存曲线

（1）累积生存概率（Cumulative probability of survival）：习惯上简称为生存率，记为 $S(r)$，是指病人经历 t 个单位时间之后仍存活的概率。若无截尾数据。则为

$$S(t) = P(T \geq t) = \frac{t 时刻仍存活的例数}{观察总例数}$$

其中 T 为病人的存活时间。上式的定义和意义都很明确，但如果含有截尾数据，分母就必须分时段校正，故此式一般不能直接应用。

生存概率与生存率在名称上仅为一字之差，但在意义上差别很大，前者是单个时段的概率，后者是从 0 至 t 多个时段的累积结果。

（2）累积生存概率估计的概率乘法原理：假定病人在各个时段生存的事件独立，各时段的生存概率为 p，则应用概率乘法得累积生存概率估计的公式为

$$S(t_k) = P(T \geq t_k) = p_1 p_2 \wedge p_k$$

式中 p 可用校正人数估计，可处理截尾数据。

上述两个计算累积生存概率的公式计算结果相同（理论上全等），但后者不能处理截尾数据，而前者可用校正例数方法处理截尾数据。此外，后者中的 p 可根据应用背景给予不同定义，还可引入协变量作多因素分析。

从应用概率乘法得累积生存概率估计的公式可知，3 年累积生存概率是第一年存活，第二年也活，第三年还存活的累积结果。但习惯上仍称之为 3 年生存率。

（3）生存曲线（Survival curve）：是指将各个时点的生存率连接在一起的曲线图或表。

五、半数生存期

半数生存期又称中数生存期（Median survival time），即寿命的中位数（计算方法不同于普通的中位数），表示有且只有 50% 的个体可活这么长时间。

第五节　生存率及其标准误

一、乘积极限法

乘积极限法（Product - limit method）直接用概率乘法原理估计生存率（不分组），故称乘积极限法，由 Kaplan - Meier 于 1958 年提出，故又称 Kaplan - Meier 法（记为 KM 法）。这是一种非参数法，主要用于小样本，也适用于大样本。

例 10.2　一组病人的存活时间（天数）如下，试用乘积极限法估计生存曲线。

90，150，210，540，150，270$^+$

计算步骤为：

（1）数据列表：①将存活天数的完全数据（t）从小到大排列并列出序号（k），重复数据只列一次（如"150"），截尾数据（如"270$^+$"）不列入；②用划记法或分卡片法将死亡（d）和截尾（c）人数记录到各时刻，截尾时刻介于 t_k 和 t_{k+1} 之间者，记录在 t_k 时刻截尾人数一栏中，如 $210 < 270^+ < 540$，截尾数记录在 210 时刻上（第 1~4 列）。

（2）求 t 时刻期初例数 n_0：本例最后时刻期初人数 $n_{04} = 1$，其他时刻由下往上累计获得，例如，

$n_{03} = n_{04} + d_3 + c_3 = 1 + 1 + 1 = 3$；$n_{02} = n_{03}$；$n_{02} = n_{03} + d_2 + c_2 = 3 + 2 + 0 = 5$（第 5 列）

（3）求 t 时刻死亡概率：$q = d/n_0$（第 6 列）

（4）求 t 时刻生存概率：$p = 1 - q$（第 7 列）

（5）计算生存率及其标准误

生存率的标准误（Greenwood's Method，1926）为

$$SE\left[S\left(t_k\right)\right] = S\left(t_k\right)\sqrt{\sum_{j=1}^{k}\frac{q_j}{p_j n_j}}$$

乘积极限法根据死亡时点分段，逐个估计死亡时点的生存率，其图形是左连续的阶梯形曲线，间断点的纵坐标值在下一个台阶处，如图 10-1 中 S（90）= 0.83333（不是1.0），当最后一个时点病例全部死亡时，曲线与横坐标相交（缺点）。当样本量较大及死亡时点较多时，这个生存曲线的阶梯形就不明显了。

表 10-2 乘积极限法估计生存率计算表

序号	存活时间	t 时刻死亡数	截尾数	t 时刻期初例数	死亡概率	生存概率	生存率	标准误
k	t	d	c	n_0	$q = d/n_0$	$p = 1-q$	$S(t)$	$SE[S(c)]$
(1)	(2)	(3)	(4)	(5)	(6)	(7)	(8)	(9)
1	90	1	0	6	$t/6$	5/6	(5/6) = 0.833	0.152
2	150	2	0	5	Z/s	3/s	(5/6)(3/5) = 0.500	0.204
3	210	1	1	3	1/3	213	(5/6)(3/5)(2/3) = 0.333	0.193
4	540	1	0	1	1/1	0/1	(5/6)(3/5)(2/3)(0/1) = 0.000	0

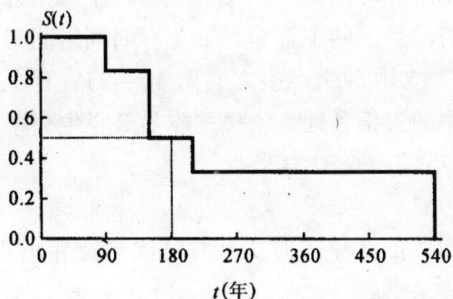

图 10-1 乘积极限法生存曲线（阶梯形）及其半数生存期（m_d = 180 天）

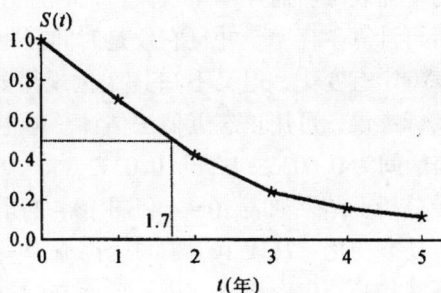

图 10-2 寿命表法生存曲线（折线）及其半数生存期（m_d = 1.7 年）

二、寿命表法

当样本例数足够多时，乘积极限法可按时间分组计算，这就是寿命表法（Life-table method）。寿命表法优于乘积极限法，但实质上是乘积极限法的一种近似（频数表法）。寿命表法有现时和定群之分，这里用的是定群寿命表法。

例 10.3 某恶性肿瘤随访资料如表 10-3 中第 1~3 列所示，用寿命表法估计生存率。

参照表 10-3，计算方法和步骤为：

表 10 – 3　寿命表法估计生存率计算表

序号 A (1)	术后年数 $t \sim$ (2)	期内死亡人数 d (3)	期内删失人数 c (4)	期初观察人数 n_0 (5)	校正年初人数 $n_c = n_0 - c/2$ (6)	死亡概率 $q = d/n_c$ (7)	生存概率 $p = 1 - q$ (8)	$t + 1$ 年生存率 $S(t+1)$ (9)	标准误 $SE[S(t+1)]$ (10)
1	0 ~	68	8	233	229.0	0.2969	0.7031	0.7031	0.0302
2	1 ~	61	7	157	153.5	0.3974	0.6026	0.4237	0.0332
3	2 ~	38	3	89	87.5	0.4343	0.5657	0.2397	0.0293
4	3 ~	16	1	48	47.5	0.3368	0.6632	0.1589	0.0254
5	4 ~	8	0	31	31.0	0.2581	0.7419	0.1179	0.0226

(1) 数据列表：①按术后年数从 0 开始列出时段（$t \sim$）及其序号（k）；②用划记法或分卡片法将死亡和截尾例数分配到各时段组（第 1 ~ 4 列）。

(2) 求年初人数：本例存活 4 年及 4 年以上者 31 人，即最后一组年初人数 $n_{05} = 31$，其他时段年初人数由下往上累计获得，例如，

$$n_{04} = n_{05} + d_4 + c_4 = 31 + 16 + 1 = 48,$$

$$n_{03} = n_{04} + d_3 + c_3 = 48 + 38 + 3 = 89 \ （第 5 列）$$

(3) 求校正年初人数：$n_c = n_0 - c/2$（第 6 列）

(4) 计算死亡概率：$q = d/n_c$（第 7 列）

(5) 计算生存概率：$p = 1 - q$（第 8 列）

(6) 计算生存率及其标准误

因为寿命表法所需样本量较大，而且通过利用生存时间区间内死亡数和样本数估计生存概率后再计算生存率，并且它仅是时间区间的右端点上的生存率，而生存时间区间两点间生存率肯定有变化，但又不知其变化规律如何，故用直线连接之（图 10 – 2）。有了生存率及其标准误，可用正态近似法估计总体生存率的置信区间。本例手术后 2 年生存率的 95% 置信区间为 $0.6026 \pm 1.96 \times 0.0332$，即（0.5375，0.6677）。

结果分析：结果如表 10 – 4 和图 10 – 2 所示。

(1) 动态变化：从表 10 – 3 的死亡概率一栏看，前 3 年各时段死亡危险性逐年增加，然后呈下降趋势；生存概率一栏从反面支持了这一结果。

(2) 累积情况：从表 10 – 3 的第 10 列可见，生存率的标准误都很小，说明生存率具有代表性；再看第 9 列的生存率，半数以上的病人术后生存不到 2 年。

三、k 年生存率与半数生存期估计

获得生存曲线后，可用内插法对 k 年生存率和半数生存期（Md）作近似估计（图 10 – 1 和图 10 – 2），并进一步求得生存期的四分位数间距（Q）。使用寿命表法时，应用百分位数法估计半数生存期和四分位数间距。但当使用乘积极限法时，必须注意生存曲线是阶梯形的，并结合图形来插值，如图 10 – 1 中 150 ~ 210 天的生存率都是 0.50，因而半数生存期 Md =（150 + 210）/2 = 180 天；k 年生存率的估计也用类似的方法。

四、生存资料的基本要求

生存资料的基本要求：①样本由随机抽样方法获得，要有一定的数量；②死亡例数不能太少（≥30）；③截尾比例不能太大，否则结果将存在较大偏倚；④生存时间尽可能精确到天数，因为多数生存分析方法都是在生存时间排序的基础上作统计处理的，即使是小小的舍入误差，也可能改变生存时间顺序而影响结果；⑤缺项要尽量补齐。

第六节　生存曲线比较的假设检验

本节着重讨论两组比较的检验方法，其零假设 H_0 为两总体生存曲线相同，但检验过程一般不估计生存率，而利用死亡数和死亡率函数作统计推断。

例 10.4　两组儿童横纹肌肉瘤治疗后复发时间（月数）列于表 10 – 4，对照组为"摘除 + 放疗"，处理组为"摘除 + 放疗 + 化疗"。问：在"摘除 + 放疗"基础上附加"化疗"是否可提高缓解率（相当于寿命资料的生存率）？

表 10 – 4　两组儿童横纹肌肉瘤治疗后复发时间（月数，"+"表示未复发）

对照组	2	3	9	10	10	12⁺	15	15⁺	16	18⁺	24⁺	30	36⁺	40⁺	45⁺
处理组	9	12⁺	16	19	19⁺	20⁺	20⁺	24⁺	24⁺	30⁺	31⁺	34⁺	42⁺	44⁺	53⁺	59⁺	62⁺

现假设 H_0：两总体缓解曲线相同，H_1 = 两总体缓解曲线不同，$\alpha = 0.05$。

将未删失的复发时间混合排序后可整理成表 10 – 5 第 1～5 列，它由多个四格表组成。约定每个四格表中两组合计的暴露数为 N_j，复发数为 D_j，未复发数为 S_j，其中一组的暴露数和复发数分别为 n_j 和 a_j（本例约定对照组，如果换为处理组也是等价的）。在 H_0 成立的条件下，每个四格表中的 a_j 均为随机变量（其余 3 个量本身不是独立变量，只是随 a_j 变化而已），其理论数与方差为

$$e_j = n_j \frac{D_j}{N_j} \qquad v_j = \frac{D_j S_j n_j \,(N_j - n_j)}{N_j^2 \,(N_j - 1)}$$

当这些四格表足够多时将它们合并，得实际数合计 Σa_j，理论数合计 Σe_j，方差合计 Σv_j，用正态近似法检验。

一、log – rank 检验

log – rank 检验统计量为

$$\chi_L^2 = \frac{(\Sigma a_j - \Sigma e_j)^2}{\Sigma v_j^2}$$

在 H_0 成立的条件下，此统计量服从自由度为 1 的 χ^2 分布。

例 10.5　对例 10.4 资料作 Log – rank 检验。

参照表 10 - 5 其计算步骤为：

(1) 检验假设：H_0：两总体缓解率曲线相同，H_1 = 两总体缓解率曲线不同；$\alpha = 0.05$。

(2) 时间排序：将两组非删失时间混合从小到大排序，整理成表 10 - 5 的第 (1) ~ (5) 列。

(3) 求理论数及其方差：分别计算 a 格的理论数及其方差，列于第 6 与 7 列。

(4) 求统计量：从表 10 - 5 合计行得 $\sum a_j = 8$，$\sum e_j = 4.252$，$\sum v_j = 2.506$，代入 log - rank 检验统计量计算公式得：

$$\chi_L^2 = \frac{(8 - 4.252)^2}{2.506} = 5.605$$

表 10 - 5 两组儿童横纹肌肉瘤资料 Log - rank 与 Breslow 检验计算表

j	复发时间（月）	对照组	处理组	小计	$e = a - nD/N$	$v = \dfrac{DSn(N-n)}{N^2(N-1)}$	Na	$Ne = nD$	N^2v
(1)	(2)	(3)	(4)	(5)	(6)	(7)	(8)	(9)	(10)
1	2	1(a, e)	0	1(D)	0.469	0.249	32	15	254.976
		14	7	31(S)					
		15(n)	17($N-n$)	32(N)					
2	3	1	0	1	0.452	0.248	31	14	238.328
		13	17	30					
		14	17	31					
3	9	1	1	2	0.867	0.474	30	26	426.600
		12	16	28					
		13	17	30					
4	10	2	0	2	0.857	0.472	56	24	370.048
		10	16	26					
		12	16	28					
5	15	1	0	1	0.375	0.234	24	9	134.784
		8	15	23					
		9	15	24					
6	16	1	1	2	0.636	0.413	22	14	199.892
		6	14	20					
		7	15	22					
7	19	0	1	1	0.263	0.194	0	5	70.034
		5	13	18					
		5	14	19					
8	30	1	0	1	0.333	0.222	12	4	31.968
		3	8	11					
		4	8	12					
合计		8 ($\sum a$)	3		4.252 ($\sum e$)	2.506 ($\sum v$)	207 ($\sum Na$)	111 ($\sum Ne$)	1726.630 ($\sum N^2v$)

（5）确定 P 值并做出结论：据自由度为 1 的 χ^2 分布求得 $P = 0.0179$，按 $\alpha = 0.05$ 水准拒绝 H_0，接受 H_1，故可认为附加放疗可使患者尽早缓解。

二、Breslow 检验

如果随机变量 a_j 以四格表的例数为权重，便可获得 Breslow 统计量为：

$$\chi_B^2 = \frac{(\Sigma N_j a_j - \Sigma N_j e_j)^2}{\Sigma N_j^2 v_j^2}$$

在 H_0 成立的条件下，此统计量服从自由度为 1 的 χ^2 分布。

作 Breslow 检验。

解：参照表 10 - 5，其计算步骤为

（1）~（3）步同上的 Log - rank 检验。

（4）求统计量：从表 10 - 5 合计求得 $\Sigma N_j a_j = 207$，$\Sigma N_j e_j = 111$，$\Sigma N_j^2 v_j = 1726.630$，代入上式得：

$$\chi_B^2 = \frac{(207 - 111)^2}{1726.630} = 5.338$$

（5）确定 P 值并做出结论：据自由度为 1 的 χ^2 分布求得 P = 0.0209，按 $\alpha = 0.05$ 水准拒绝 H_0，接受 H_1，故可认为附加放疗可使患者尽早缓解。

三、注意事项

（1）方法选择：本例上述两种检验的结果一致，相差甚微，但在应用上是有差别的。Log - rank 检验将所有四格表一视同仁，因四格表例数是逐渐减少的，所以它实际上相对重视了远期效应；而 Breslow 以四格表的例数为权重，则相对重视了近期效应。要根据对近期效应和远期效应的重视程度来选择方法。

（2）应用条件：除了生存资料的基本要求之外，还要求各组生存曲线不能交叉：这种交叉提示可能存在混杂因素，应采用多因素方法来校正混杂作用或分段分析。

（3）效应大小：当假设检验有统计学意义时，可从以下几方面来考察效果的好坏：生存曲线图（或表）目测判断、半数生存期比较、相对危险度比较。

第七节　COX 回归分析

一、COX 回归简介

COX 回归是生存分析中最重要的方法之一，其优点是适用条件很宽和便于做多因素分析，它主要用于肿瘤和其他慢性疾病的预后分析，也可用于队列研究的病因探索。

1. 模型结构

设有 p 个因素（协变量），时间为 t，定义病人的死亡危险率函数公式为

$$h(t) = h_0(t) \, exp(b_1 x_2 + b_2 x_2 + \cdots + b_p x_p)$$

其中 $h(t)$ 为危险率函数（Hazard function），x、b 分别是自变量及其回归系数，$h_0(t)$ 为基准危险率函数，是与时间有关的任意函数。这个模型又称为比例危险率模型（Proportional hazards model），意指各人的死亡危险率与 $h_0(t)$ 成正比，比例系数是 $exp(b_1 x_1 + b_2 x_2 \cdots b_p x_p)$，由各自的自变量数值决定。

图 10 - 3 左侧是 4 例肝癌患者资料，其危险率用 COX 回归描述如右侧图示。从"危险函数"栏可见 4 位患者的危险函数各不相同，从"危险率"栏可知同一患者（如"李四"）在不同时刻的危险率亦不相同。由此可见，COX 回归既反映了危险在病人与病人之间的差别，又反映了危险随时间变化的情况，而且不必知道这些差别和变化的具体分布（因 $h_0(t)$ 未定义）。

病人 姓名	处理 组号 x_1	性别 （男=1） x_2	生存 天数 t	结局 （死=1） d	危险率函数 （因人而异） $h(t)=h_0(t)e^{b_1 x_1 + b_2 x_2}$	危险率（随时变化）		
						36 天	99 天	180 天
王某	1	1	36	1	$h_0(t)e^{b_1+b_2}$	$h_0(36)e^{b_1+b_2}$		
黄某	0	0	99	1	$h_0(t)$	$h_0(36)$	$h_0(99)$	
张某	0	1	140	0	$h_0(t)e^{b_2}$	$h_0(36)e^{b_2}$	$h_0(99)e^{b_2}$	
李某	1	0	180	1	$h_0(t)e^{b_1}$	$h_0(36)e^{b_1}$	$h_0(99)e^{b_1}$	$h_0(180)e^{b_1}$

图 10 - 3　COX 回归结构与原理示意图（4 例肝癌）

COX 回归因其危险率函数公式中 $exp(b_1 x_1 + b_2 x_2 \cdots b_p x_p)$ 含有参数，而 $h_0(t)$ 却完全未知，故属于半参数模型（Semi - parametric model）。

2. 回归系数的估计与检验

因模型未定义 $h_0(t)$，故不能用一般的方法估计回归系数。英国 COX DR 提出用各时刻出现死亡者的条件概率建立部分似然函数（Partial likelihood），并证明在多数情况下可借用经典的完全似然法估计和检验参数。类似于 Logistic 回归的情形，这里回归系数常用的检验方法也是 Score 检验、Wald 检验和似然比检验。

二、COX 回归因子筛选

例 10.7　某医药公司与中山医科大学协作，研究天花粉注射治疗绒癌的疗效。将 16 只体表接种绒癌成功的裸鼠随机分为四组，其中一组作空白对照，其余三组分别注射天花粉、甲药和乙药，实验数据如表 10 - 6 所示。试作 COX 回归分析。

1. 数据结构

如图 10 - 1 和表 10 - 6，可将数据分为四类：①开始日期；②终止日期；③结局（生存或死亡）；④各种协变量。其中前三类是必不可少的基本数据，第 4 类的协变量数目不限，连续型或离散型均可。生存时间由电脑计算，一般以天数为时间单位。

2. 因子初步筛选

模型中的变量称为因子，当因子数目较多或资料质量较差时，在建立多因素模型之前，必须对因子作初步的筛选。①一般方法：剔去缺失数据较多或变异程度几乎为 0 的因子（如表 10 - 7 的维生素 C）。因这种因子不但信息量微小，而且易造成计算失败。②单因子模型方法：本例结果如表 10 - 7 所示，其中 tr2，$P = 0.9238$，可将 tr2 剔除，后续的计算不再考虑 tr2。剔除这类因子几乎不丢失信息，却可减少计算量和提高计算成功率。

表 10 - 6　裸鼠绒癌治疗效果观察数据

| | 自变量登记（因子） | | | | | 观　察　记　录 | | | 整　理 |
编号	带瘤天数 Td	瘤体大小 v0	天花粉 tr1	甲药 tr2	乙药 tr3	维生素 C	开始日期 date0	终止日期 date1	结局（死 = 1）	生存天数（天）
1	19	25	0	0	0	1	1989 - 05 - 20	1989 - 05 - 28	1	8
2	17	16	0	0	0	1	1989 - 05 - 20	1989 - 05 - 29	1	9
3	19	37	0	0	0	1	1989 - 05 - 20	1989 - 05 - 28	1	8
4	16	19	0	0	0	1	1989 - 05 - 20	1989 - 05 - 28	1	8
5	14	25	1	0	0	1	1989 - 05 - 20	1989 - 06 - 07	0	18
6	13	18	1	0	0	1	1989 - 05 - 20	1989 - 06 - 06	1	17
7	16	25	1	0	0	1	1989 - 05 - 20	1989 - 06 - 03	1	14
8	9	10	1	0	0	1	1989 - 05 - 20	1989 - 06 - 04	1	15
9	9	22	0	1	0	1	1989 - 05 - 20	1989 - 06 - 04	1	15
10	10	25	0	1	0	1	1989 - 05 - 20	1989 - 05 - 31	1	11
11	14	25	0	1	0	1	1989 - 05 - 20	1989 - 06 - 02	1	13
12	12	37	0	1	0	1	1989 - 05 - 20	1989 - 06 - 01	1	12
13	17	37	0	0	1	1	1989 - 05 - 20	1989 - 05 - 29	1	9
14	14	29	0	0	1	1	1989 - 05 - 20	1989 - 06 - 01	1	12
15	13	13	0	0	1	0	1989 - 05 - 20	1989 - 06 - 01	1	12
16	17	31	0	0	1	1	1989 - 05 - 20	1989 - 05 - 3e	1	10

有些统计软件未提供成批单因子模型分析的方案，为方便起见常省略单因子模型的初步筛选。但当筛选失败或结果难以解释时，可用前进法筛选因子，取因子筛选第 0 步的 Score 检验结果作为单因子 COX 回归分析结果。

三、拟合多因子模型

1. 规定拒绝 H_0 的水准 α

初步探索性的研究可取 $\alpha = 0.10$ 或 0.15；设计严谨的、证实性的研究可取 $\alpha = 0.05$ 或 0.01。本例是实证性研究，取 $\alpha = 0.05$。

2. 逐步筛选因子

常用前进法或后退法筛选；亦可用优先法，即结合专业知识将某些重要因子优先选入或人为地保留在模型内，这样易获得符合实际的较优模型。当某些因子相关性较大时，可额外生成联合因子参与筛选，例如取 $x_c = x_1 x_2$，以反映 x_1 与 x_2 的交互效应。

本例单因子与多因子模型结果见表 10 - 7 与表 10 - 8，两表中都是 T_d、tr1 两个因子有统计学意义，其余因子无统计学意义。

表 10 - 7　变量的统计描述与单因子 COX 回归分析

变量	统计描述					单独效应(前进法第 0 步结果)		
	例数	最小值	最大值	均数	标准差	χ^2 统计量	自由度	P 值
d	16	0.00	1.00	0.9375	0.2500			
day	16	8.00	18.00	11.9375	3.2139			
td	16	9.00	19.00	14.3125	3.2191	4.7033	1	0.0301
tr1	16	0.00	1.00	0.2500	0.4472	6.6318	1	0.0100
tr2	16	0.00	1.00	0.2500	0.4472	0.0091	1	0.9238
tr3	16	0.00	1.00	0.2500	0.4472	1.1985	1	0.2736
v0	16	10.00	37.00	24.6250	8.2694	1.4238	1	0.2328

表 10 - 8　COX 回归因子筛选结果（前进法）

变量	逐步筛选因子结果						用回归系数公式补充计算	
	回归系数	标准误	χ^2 统计量	自由度	P 值	危险比	标准化回归系数	标准误
td	0.4201	0.1630	6.6467	1	0.0099	1.5221	1.3524	0.5246
tr1	- 2.9399	1.0714	7.5297	1	0.0061	0.0529	- 1.3148	0.4790

四、危险效应指标

1. 变量的回归系数 b 与标准回归系数 b'

这里指的实际上是偏回归系数，习惯上称之回归系数。观察值经过标准化变换后所求得的回归系数称为标准回归系数 b'。可证明 b 与 b'，有如下关系：

$$b' = bs, \quad SE\ (b') = SE\ (b)\ s$$

其中 s 和 $SE\ (b)$ 分别是原始观察值的标准差和标准误，上式为 COX 回归的应用提供了极大的方便。b 与 b' 统计性质相同，但实际意义有差别：在变量相互独立的条件下，b 反映因素作用的实际水平，但不宜直接相互比较；b' 反映标准化的相对水平，可直接用于不同因素之间重要性的比较。本例回归系数 $b = $ （0.4201，-2.9399），似乎后者的作用是前者的 7 倍多，其实这是因为变量的均数值不同引起的；而标准回归系数则 $b' = $ （1.3524，-1.3148），两者相差甚微。

2. 变量的危险比

变量的危险比（Risk ratio，RRt）表示协变量增加一个单位，危险度改变多少倍。

$$RRt = exp\ (b)$$

例如因子 tr1 = 0.1，$b = -2.9399$，RRt = 0.0529，表示因子水平 1 与 0 比较，前者的危险度是后者的 0.0529 倍（或 5.29%），提示 tr1 是有利因素。实际上，当协变量为 0~1 数据时，RRt 就是相对危险度 RR（Relative risk）。但当协变量非 0~1 数据时，例如 t_d 因子，$b = 0.4201$，RRt = 1.5221，若 $t_d = 11$ 与 $t_d = 10$ 比较，前者的危险度是后者的 1.5221 倍。一般地，变量值 X 与 （$X-1$）相比较，相对危险度就等于 $exp\ (b)$。

五、COX 回归生存率

COX 回归常用近似法估计生存率，下面介绍 Breslow 法。

设 n 为样本例数，d 为死亡例数，t_i 为死亡时刻，m 为死亡时刻数目，则本例 $n = 16$，$d = 15$，$t_i = 8$、9、10、11、12、13、14、15、17 天，$m = 9$；t_i 时刻基准生存率的估计式为

$$S_0\ (t_i)\ = \prod_{j=1}^{i}\left(1 - \frac{d_j}{\Sigma_j exp\ (b_1 x_1 + b_2 x_2 + \cdots + b_k x_k)}\right)$$

式中 Σ_j 表示对 j 时刻暴露人群求和。$S_0\ (t_i)$ 代表所有自变量均为 0 的病人在 t_i 时刻的生存率。一般病人在 t_i 时刻的生存率为：

$$S\ (t_i)\ = \left[S_0\ (t_i)\right]^{exp(b_1 x_1 + b_2 x_2 + \cdots + b_k x_k)}$$

COX 回归生存率实际意义较大的有以下几种：

（1）样本生存率：以每个病人的协变量值分别估计生存率（n 个），用以绘制生存率与生存时间的散点图，反映样本生存率的变动情况。

（2）平均生存曲线：以协变量的平均值估计 t_i 时刻的生存率（m 个），反映样本生存

率的平均水平。

(3) 按协变量分类生存曲线：以指定的协变量水平估计 t_i 时刻的生存率（每类 m 个），用于协变量不同水平组之间的比较。

(4) 预后指数分类生存曲线：记 x_1，x_2，…，x_k 为经标准化变换的自变量，b_1，b_2，…，b_k 是 COX 回归的标准化回归系数，称为预后指数（Prognostic index，PI），或称预后得分（Prognostic score）。PI = 0 代表危险率处于平均水平；PI < 0 表示危险率低于平均水平；PI > 0 表示危险率高于平均水平。由上式可求得全部病人（生或死）的预后指数。

$$PI = b_1' x_1' + b_2' x_2' + \cdots + b_k' x_k'$$

将所有预后指数作等级化变换，例如 PI = − 1，0，1，以 PI 为分类变量作 COX 回归，并估计生存率，便获得预后指数分类生存率。

第八节　预后研究的评价原则

(1) 病例来源是否交代清楚？这些病例的临床特征能否代表该病的总体？

(2) 纳入对象的零点时间是否相同？

(3) 研究对象的诊断是否有误？是否都用当前能获得的最佳诊断方法确定为有病？

(4) 因果的时间顺序是否肯定？

(5) 暴露时间与程度是否明确，与对照组是否一致？

(6) 有无时间 – 效应梯度，有无剂量 – 效应梯度？

(7) 评价结局的指标是否过硬？敏感性、特异性如何？

(8) 是否随访了全部纳入的病例？

(9) 随访时间是否足够？

(10) 判断结局是否采用了盲法？

(11) 样本量是否足够？

(12) 研究结果的实用性和重要性如何？是否有助于对病人及家属进行解释？

(13) 是否校正过影响预后的其他因素？

第十一章　临床经济分析

第一节　概述

在经济改革中，医疗服务工作不仅要注重社会效益，而且必须注重其经济效益，这样才能让医疗工作和医院改革不脱离整个社会的改革。对于每一项医疗或预防措施，包括诊断试验和治疗措施，只有对其投资和效率做出比较，从对社会是否有利的角度做出经济分析，提出经济学上的依据，才能合理地利用卫生资源，为患者提供优质的医疗服务。临床经济分析（Clinical economic analysis）主要是研究经济资源在临床工作中的最优使用，以及分析医疗保健方案在经济上的合理性、可行性；并结合医疗卫生事业的特点，运用技术经济学的原理与方法，如费用效益（Cost - benefit）和费用效果（Cost - effectiveness）等基本方法对医疗保健方案进行比较分析，也即它们的费用与结果的比较分析。其基本任务是确定、测量和估价所有备选方案的费用与结果，然后进行比较分析，选出最佳方案，从经济学的角度为决策者提供信息，提高医疗卫生工作的效率。其基本目的是从整个人群来考虑资源的使用是否使人群获得更大的效益。

一、进行临床经济分析的必要性

1. 费用与结果

费用与结果也即投入与产出。在企业生产管理中必须计算费用与效益，但在卫生事业中，此点似乎还未引起重视。争论的焦点是卫生事业作为社会福利，要不要讲究经济效益。但随着医疗体制改革的深入，医院将逐渐分为非盈利性医院和盈利性医院，讲究经济效益也将越来越受重视。

2. 选择性

由于一些原因，如资源缺乏、需求面广以及不易得到令人满意的结果，资源的利用与方案的选择显得特别重要，而这种选择又依赖于合理、明确的判断根据。经济分析即是寻求、确定和产生判断根据，用来进一步做出正确的决策。

临床经济分析中的费用与结果有其本身的特点。在利用某一资源实施某项卫生保健治疗方案之前，需弄清楚几个问题：①与其他方案（利用同一资源）比较，这个方案值得做吗？②它的效益大于费用吗？③它的可行性与社会效益如何？

二、临床经济分析的重要性

目前我国经济有了一定的发展，但用于卫生事业的资源——人力、资金、时间、设备以及知识都是很有限的，如何利用有限的资源以取得最大经济效益，这是人们十分关心的问题，为此必须重视、研究和利用临床经济分析。

1. 没有系统的临床经济比较分析，在众多的方案中就难于做出取舍。

例如，在青光眼的筛检中，有人认为电筒侧照法廉价、方便。经过费用－效果分析，发现效果相同时，此法费用高于前房深度测定和周边前房深度测定。

2. 缺乏定量的分析，不确定性将影响决策的正确选择。

3. 病人、医生和社会及研究机构、卫生单位等从不同角度进行经济分析，其结果各异。

如某方案对医院收益好，对病人却不一定合适。如检查治疗费是医院的收益，费用却是病人支付的。因此，临床经济分析应从社会的角度出发，研究的结果才有可比性。

三、临床经济分析的局限性

1. 目前临床经济分析的技术和方法还不完善，一些指标还难以定量，如生存质量等，因此其应用受到限制。

2. 为决策者提供的信息比较单一。常单从经济上考虑，而现实中有些投资不能只看暂时的经济效益，如对边远地区的投资、对肿瘤基础研究的投资等。

3. 由于经济分析活动本身也要消耗资源，也有提供错误信息的可能，因此有必要分析这种活动的费用－效果。

四、临床经济分析的类型

临床经济分析的类型主要有①费用最小分析（Cost minimization analysis）：如果有证据表明两个方案的结果是一致的，所要寻求的便是最小费用了。它与下面介绍的费用分析不同，尽管技术上类似，后者只是单纯地考虑费用；②费用效果分析（Cost－effectiveness analysis）；③费用效益分析（Cost－benefit analysis）；④费用效用分析（Cost－utility analysis）。

以上均为完全经济分析，即同时分析了各方案的费用与结果，如只单纯地对费用或结果进行描述或分析是部分分析。

五、临床经济分析的条件

1. 费用和效果

临床经济分析首先要确立效果，再计算费用，这样就能进行效率的比较。单独比较费用大小，不考虑其产生效果的差别是没有意义的，同样，如只注意效果大小，不管其费用的大小，亦是没有意义的。效果与费用是临床经济分析的首要条件。

2. 备选方案

临床经济分析是比较和选择最佳方案，它需要有两个以上的备选方案才能进行，这样就能在利用资源的不同形式间进行选择，这是临床经济分析的另一条件。

第二节　临床经济分析的基本方法

一、费用分析

资源的消耗最终转化为费用。临床经济分析首先要求精确地计算费用，费用分析对所有临床经济分析来说都是最基本的。那么，费用分析时应考虑哪些费用呢？

1. 费用的形式

（1）卫生资源的消耗：如专业人员的时间、物质供应和一般管理费用等。

（2）患者及其家属的开支与损失：如诊断、治疗的费用；住院费、交通费、营养费等；疾病造成的误工时间或劳动力降低、丧失；陪伴者的误工时间等；以及其他无形费用，如疾病带来的疼痛、焦虑等精神、心理上的创伤。

（3）额外的费用：额外的费用指由于某方案实施所致生产过程或人的行为改变而造成的费用上升或效益降低。

2. 费用的类型

（1）直接费用（Direct cost）：指由某一医疗措施直接耗费的资源。一般将其分为医疗费用和非医疗费用，前者为防治疾病而直接投入的费用，常包括住院费、药费、诊疗费、实验室检查和影像学检查费、手术费、家庭病房费、康复费用等；后者包括病人的饮食费用、求诊时的住宿费、交通费等。

固定费用（Fixed cost）：指不随病人数量的变化而变化，并与产出量无关，且在一定时间内保持不变的费用，如医院的建筑、病房设置、大型设备等的费用。由于在相当长时期内是没有一种费用是固定的，因此固定费用只是相对而言。

可变费用（Variable cost）：指随着病人数量的增减变化而接近直线形式变化的费用，如试剂和药物的消耗和医务人员的劳务费等。

平均费用（Average cost）：每一产出单位的费用，为总费用/病例数。其计算可以判断一种医疗措施是否值得实施。

边缘费用（Marginal cost）：每增加一个产出单位的额外费用，等于增加的费用/增加的病例数。从边缘费用的分析可选择出最节约人力、物质和设备的措施。

为什么要区别平均费用与边缘费用呢？请看下面的例子。

例 青光眼筛选 A、B 方案的费用 – 效果比较（表 11 – 1）。

在开始投入 1000 元时，从平均费用来看，A 方案优于 B 方案；当投资增加至 2000 元时，两方案的平均费用相等，但 B 方案的边缘费用低于 A 方案；如再增加 1000 元投资，B 方案的费用远远低于 A 方案，边缘费用也进一步减少，A 方案的边缘费用达 500 元。可见，在开始时，A 方案被选中，资金会进一步投入，在投资到 2000 元时，如仅看平均费用，还看不出两方案有什么不同。而从边缘费用发现投资 B 方案有更大的潜力。从这个例子可了解平均费用与边缘费用的不同，以及边缘费用分析的重要性。

表 11 – 1 青光眼筛选方法的费用效果比较

方案	费用(元)	效果(检出例数)	平均费用(元)	边际费用(元)
A 方案	1000	5	200	200
	2000	8	250	333
	3000	10	300	500
B 方案	1000	4	250	250
	2000	8	250	250
	3000	15	200	143

必须指出的是，收费的多少不等于实际费用。对病人收费的多少是根据市场来决定的，并不一定真实地反映其实际费用和价值，它常包括医院一般的管理费和交叉补偿其他手续所花的费用。

（2）间接费用（Indirect cost）：指因疾病而造成社会、患者家庭的经济损失。包括以下两种：①与病残有关的费用：由于病假和疾病引起工作能力减退或长期失去劳动能力所造成的损失。②与死亡有关的费用：由于病死所造成的损失。

间接费用的计算方法为：人均收入，用工资率、失业率、期望寿命和退休年龄等计算由于病残或死亡引起的收入减少；自愿支付和绝对估计等。

（3）无形的费用：如因疾病所受的痛苦及死亡所致的悲痛等都是无形的费用。

机会费用（Opportunity cost）：是一方案的费用用于另一最佳替代方案的潜在效益。

经济分析应是机会费用与经济效益的比较，也即多个方案消耗同样资源所得效益之间的比较，效益最大者为优。由于机会费用在账本上是查不到的，也不易估计，常被忽视。常用的方法是比较两个或两个以上的方案的利用利率来计算。例如投资 10 000 元于某方案，5 年后所得效益为 12 000 元；如这 10 000 元存入银行，5 年后存款将是 12 763 元，则机会费用是 12 000 – 12 763 = – 763（元），这就是机会费用比较，净效益为负数。

资本费用（Capital cost）：是方案所需资产的费用，或者说是使用一段时间的财产的投资。大多数财产如仪器设备、建筑物随时间延长而逐渐消耗或折旧，但地皮是不折旧的财产，这些也称为固定资产。它在许多方面不同于营业费用（Operating cost），在时间上表示单个点的投资，常在方案的开始整体投入，逐渐消耗，而不像营业费用是年度的总和。在账户或预算中常未列出，列出的多是营业费用，有时列出折旧费。资本费用包含两部分：一是机会费用；二是资产的折旧。如果资本费用被用于几个方案，则需要考虑如何合理分配至各个方案。与其他多方案共享的资源，如行政管理、后勤供应等费用一起称为一般管理费用。目前尚无很好的方法来分配这些费用，常被忽视，或在许多情况下应用平均费用。如计算每个病人每天的住院费用，然后乘以住院天数与病例数，这是不正确的：第一，病人在医院的各项费用不尽相同；第二，存在主观判断的因素，某些类型的病人，如门诊病人可能未被包括在内；第三，常忽视了资本费用。

有些较为准确的方法，其基本思想是：确定病人的消耗服务量（如住院天数、实验个数、手术次数等）；确定单位服务量的完全费用（Full cost），即包括资本费用，然后服务量乘以单位服务量的完全费用，最后把各项类型的费用相加起来。

同一（或不同）方案可以有不同的费用与效益的时间断面，称为贴现，这就得考虑时间的先后对费用与效益的影响。即使通货膨胀率和银行利率为零，谁都希望早日得到收益，迟些投入费用，因为这样有更多选择的余地。经济学家称为"时间优先"（Time pref-erence）。

固定资产随时间而磨损消耗，其价值转入到产品里面称为折旧。计算折旧，首先要确定固定资产的原价，这包括固定资产本身的费用、附件、运费及安装费等；然后确定固定资产的使用寿命以及残值。固定资产的原值（K）减去 n 年后贴现之残值（S）等于固定资产的净原值（NPV）：

$$NPV = K - S / (1 - r)^n$$

如需计算第 n 年的折旧费，应考虑其机会费用；如需计算每年相同数额的折旧费（Equivalent annual cost），公式为：

$$NPV = E / (1 + r) + E / (1 + r)^2 + \cdots + E / (1 + r)^n$$

二、效果分析

1. 临床效果

临床效果包括疾病的治愈率、由于某项预防措施减少了某种疾病的发生率、或某种治疗性措施减少了某种疾病的病死率，延长病人的寿命和增加存活率等，大部分较为具体，较易衡量；部分临床效果，如疼痛等自觉症状的缓解、因病致残的程度或治疗后功能恢复的情况等衡量较困难，有关其临床量化的指标已开始探索。

2. 社会效果

社会效果更准确的表达应是某种效果产生的社会效益，在临床经济分析中又称效用。具体是指在临床工作中挽救病人生命后，还要看其健康恢复的程度，即对其生活的能力及质量进行评价。

三、费用－效果分析

费用－效果分析（Cost－effectiveness analysis，CEA）是目前应用最多的一种卫生经济评价方法，它同时分析费用消耗后与产生的结果，因而是一完全经济分析方法。其具体方法是将两种不同的医疗措施的费用和效果的比值来进行比较。

效果是卫生保健方案实施后所特有的一种临床结果，它不用货币表示，而用健康水平的改善作为衡量指标：①患病率、病死率等的减小；②生命延长、并发症的避免等；③有时采用一些中间结果如早期诊断出多少病例；其表示方法为每一单位结果所花的费用；每一单位费用得到的结果或每一个增加的效果所需要的费用等。这就使两种不同的医疗措施在进行比较选择时，有了相同的评价单位。因此，CEA 是比较获得相同结果时不同措施的费用。

由于费用与效果的衡量单位不一致，单个方案的费用与效果很难比较。

例　投入 10 000 元用于慢性肾炎病人透析可延长 1 年生命。即 10 000 元/1 生命年，你认为值得吗？如果不投入这 10 000 元，病人将死亡，那么病人的生命不值 10000 元吗？如果把这 10 000 元挪用到另一方案，其结果可使两个病人的寿命延长 1 年，即 5000 元/1 生命年。至此，如何应用这 10 000 元似乎清楚一些，实质上费用效果分析是基于机会费用的概念。10 000 元用于透析延长一个病人的生命，但失去了用于另一方案拯救两个病人的机会，相对于透析来说，其机会费用便是 2 个生命年，当 CEA 用于单个方案分析时，不易估计其机会费用，因此，CEA 常是多个方案的比较分析。还需强调的是，这种比较必须是直接的，各方案的衡量单位要一致。例如，A 方案，费用 500 元，使 10 例高血压患者得以早期诊断，B 方案，费用 1000 元，使一个白血病患者生存期延长 1 年，对此如何进行比较？

CEA 分析的基本步骤：不同的分析者有不同的经验、知识构成和分析习惯。可从不同的地方入手分析，不必强求按一定的模式，但列出几个步骤，可帮助理清思路：①确定研究的范围、内容和目的；②考虑所有的备选方案；③对每一方案有意义的费用与结果进行测量、估计；④确定最优方案；⑤对结果进行解释。

在 CEA 中，容易忽视可用货币表示的间接效益（Indirect benefit）。例如，由于某方案的实施，病人住院费用和误工减少等。某些情况下，间接效益并不次于效果本身，因此多数人主张把间接效益作为负费用计算到费用中去。

关于效果是否要像费用那样贴现，争论仍然很大。一般认为，效果发生在较短的时间内或为中间结果可不必贴现。CEA 没有反映出生存质量的变化。

有关效果资料的可用性对 CEA 是至关重要的。如何获得这些资料呢？一个主要的来源是医学文献的报道，这些资料的采用会带来两个问题：质量与关联性（Relevance）。研究质量的分析，最好的是来自随机对照试验；至于关联性，应考虑你面临的情况是否接近文献中报告的临床研究，其中重要的因素包括：患者的状况与数量、研究人员的素质以及设备情况；第二个来源是设计一个能获得所需效果资料的临床研究，从科学的角度，这是最佳方案，但在实际工作中会有困难，如来自医生的阻力以及耗费时间和资金等。

例　为了早期发现闭角型青光眼病人，某医院曾同时采用三种方法（表 11 - 2）：裂隙灯中央前房深度（DAC）测定、手提裂隙灯周边前房深度（DPAC）测定和电筒光侧照法（LⅠ），在 40 岁以上人群中调查了 13 122 只眼睛。主要费用与结果分析如下：根据调查情况，用三种不同方法，每位医生每天可分别检查 80、200 和 300 只眼睛，行 DAC 测定时，每两位医生需一位护士协助，专业人员工资：平均每人每天以 5 元计，如每次派出四位医生，每次交通费约 10 元，设备折旧费按使用 10 年计算，残值与机会费用略去不计，青排费每只眼睛费用 5 元，电源按每天 2 度计算，LⅠ法使用电池，每人每天 1 元，本次调查半年内完成，贴现可不考虑，其他杂费如纸张等，每只眼睛的费用相同，故不包括在内。

表 11 - 2　用三种方法早期发现闭角型青光眼病人的 CEA 分析

项目	DAC	DPAC	LI
工资(元)	1230	328	219
交通费(元)	410	164	109
电费(元)	66	25	44
折旧(元)	1200	60	
青排费(元)	1396 × 5 = 6980	810 × 5 = 4050	1969 × 5 = 9845
总计(元)	6886	4628	10217
检出病眼数(人)	30	28	28
费用(元/每例)	330	165	365

从每例的费用来看，DPAC 最低，原认为"价廉、简易"的 LI 法，其费用却最高。

在治疗费用效果分析的研究中，经常需要计算每治愈 1 例患者的平均费用，即参加研究的患者的总医疗费用/治愈的患者数，作为评价两种治疗方案的费用效果分析的主要指标。借用生存分析的方法，将"医疗费用"视为生存分析中的"生存时间"，"治愈和未治愈"视为生存分析中的"死亡和仍活着"。治愈 1 例患者的平均费用的显著性检验可以采用指数分布均数检验法进行分析，但要求资料近似服从指数分布；非参数方法 Log - rank 方法也可以分析和比较两种治疗方案每治愈 1 例患者的期望费用。

四、费用 - 效益分析

在比较完全不同的医疗措施产生的结果时，互相的差异可能完全不同，虽然用 CEA 可作比较，但在它们间比较的准确意义却难以定论，这时必须用一个共同的结果来比较不同的方法，效益是某方案实施所得的收益，分母（费用）和分子（即得到的收益）均用货币表示，这就是费用 - 效益分析（Cost - benefit analysis，CBA）。效益是指在医疗卫生工作中主要是因实施方案而达到资源消耗减少节省开支的金额。相对于费用来说，也可分为直接效益、间接效益和无形效益，有时还出现额外效益（Extra benefit），指原计划以外的收益。

CBA 与 CEA 一样，也是一种完全经济分析方法，主要的分析步骤也差不多，不同主要在于：CBA 的结果与费用一样，用货币来衡量，效益与费用之间存在通约性，可直接比较——确定效益是否大于费用；也可像 CEA 那样，用于多个方案的比较——确定哪个方案效益最好，而且可以比较各种类型的方案，只要其结果可用货币作为衡量单位。CBA 为分析结果提供了绝对信息，在评价时常可用效益/费用（B/C）或净效益（贴现后的效益减去贴现后的费用，B－C）来计算。

在比较两个方案时，如果两方案的费用或效益相等，可根据效益/费用来判断结果，否则，情况就不同。

例　A 方案的费用是 2000 元，效益为 4000 元；B 方案的费用为 200 万元，效益为 300 万元。如用效益/费用来衡量，A 方案优于 B 方案（2:1 与 1.5:1）；如看净效益，A 方案为 4000－2000＝2000 元；B 方案为 300 万－200 万＝100 万元。哪个方案更优呢？另一方面，在 CBA 分析中，有些作者把间接效益看成是负费用，效益/费用就会发生变化，例如，某方案的费用为 1000 元，效益为 1500 元，医疗费节省 500 元。如把医疗费节省看成是效益的一部分，效益/费用；（1500＋500）:1000＝2:1；如作为负费用，效益/费用 1500:（1000－500）＝3:1，可见效益、费用没有变化，而结果却不同；相反，净效益在这两种情况下均不变：（1500＋500）－1000＝1000；1500－（1000－500）＝1000，因此建议不要单纯使用效益/费用。

然而，在医疗卫生研究中，不少结果很难用金钱来衡量，如寿命多一年值多少钱？死亡的损失如何估计？在伦理学上存在争议。

（一）效益分析的几个方面

1. 人身健康效益

卫生保健的基本功能是增进人的身体健康，如延长寿命、避免疾病和减少残疾，从而使疾病带来的损失减少。多数情况下，分析者是针对某一特殊问题，因而，效益的估计就集中在某一个结果上。如估计一项免疫措施减少了多少死亡人数、发病例数和致残人数等。

2. 卫生资源效益

卫生保健工作都有不同程度的资源消耗，如某方案实施使这种资源消耗减少，这便是一种正效益；如资源消耗增加，那就是负效益了。例如，电筒光侧照法筛检青光眼病人，如在现场进行，可节省人力、设备等，资源消耗减少；但由于检验特异性不高，假阳性病人增加，使复查人数增多，又加重了病人和医院的负担，资源消耗增加。

3. 其他经济、社会效益

健康的改善，可增加劳动产出，避免事故发生率，个人收入增加，对社会也是一种贡献。这是一种间接效益，不能忽视。

4. 中间结果

在尽可能的情况下，效益的确定应针对最后的结果。但许多诊断试验的结果都是一种中间结果，它可减少不确定性，帮助医生做出正确的决策，但不是医生、病人要达到的最终目的。这种中间结果对病人是利还是弊，在某些情况下往往是模糊不清的，要看诊断试验提供信息的价值如何，诊断出的病例并不一定是愈早、愈多愈好，在确定这类结果的效益时应特别小心。

5. 无形效益

在估计其他效益的同时，不能忽视无形效益，有时它可以影响根据以上效益而做出的决策。

(二) 效益估计方法

1. 市场价格

可用于估计资源的节省以及间接效益，如节省的药品可按药品价格来估计。

2. 人类资本

常用于估计人身健康效益。实际上，人类也是一种资本投资，其目的是生产输出。而卫生保健方案通过避免疾病，使个人维持劳动生产能力，其价值就是劳动收入。计算方法是总的劳动损失和可避免之死亡、疾病及残疾所造成的损失。劳动损失依年龄、性别和职业而不同，工资在一定程度上反映了生产能力的价值。但不是没有争议，问题是人类资本并没有测量生命的价值，而是生活的市场价值，个人的生产潜力只代表了社会价值的一部分，它既不是个人生命的自我价值，也不是社会价值的全部。

3. 支付意愿

为弥补上述方法的不足，一些分析者提出一种估计生命本身的方法。估算个人为降低死亡或患病危险的投入量，或为了容忍某种危险而准备接受的补偿量，认为这样包含了躯体和精神的因素。具体方法有直接法和间接法，前者是询问当事人依危险性的减少程度而决定的投入量，例如注射乙肝疫苗可预防乙型肝炎，否则有 2% 的可能性染上此病，疫苗注射的费用是 X 元，询问当事人是否愿意投入这笔钱，这是最常用的方法；间接法是观察比较当事人对某种危险的态度、行为。如一位马术师额外接受 2000 英磅而进行一项较危险的表演，死亡概率为 0.01，那么他的生命价值是 2000/0.01 = 200 000 英磅。这种例子很多见，但这种估算方法也有问题，有些人对危险性认识不清，或对于死亡概率的细微差别根本就无法察觉；贫穷的人为生活所迫；再说也不适用于儿童和老年人。人们往往不习惯于因这种小的危险概率来左右自己的行为，但对"六合彩"，尽管概率很小，也乐此不疲，这种心理，使支付意愿方法的结果偏差很大。

4. 来自其他方面的间接估计

这种估计不是根据当事人的意愿，而是从其他方面如政府部门做出的决定来间接估计。如，一位飞机驾驶员因飞机坠毁在海上失事，空军曾派出 8 名飞行员用 4 天时间，海军曾用 3 艘舰日夜寻找飞行员，搜索中所使用的人员、装备的费用，解释为挽救生命的最小价值。在英国，强迫农场拖拉机安装驾驶室的立法，提供了一个更具体的例子。拖拉机每年销售量为 100 000 台，每台平均寿命为 5 年，如果 5 年内，全部拖拉机都安装驾驶室，每年可挽救 40 人的生命，5 年可挽救 200 人，总费用为 2 亿英磅（每台拖拉机 40 英磅），那么，每位驾驶员生命的间接估计为 100 000 英磅。

5. 其他方法

一种方法是依据法庭对民事案件的判决。如一位小男孩在美国加州某医院出生时，由于难产而行剖宫产术，医生不慎碰伤了他的脑神经，两岁半的智力只相当于两个月的婴儿，不能正常地说、听、看和动。通过调查审理，仲裁团裁定，这是一起医疗责任事故，医院应向这位小孩提供终生赡养费 259 万美元。但是法庭的判决从一个案件到另一个案件变化很大。另一种方法是参照寿命保险的做法。寿命保险的估计是凭感觉由他人做出的，保险公司也绝不会增加自己的危险，另外参加保险的不在于本人得到赔偿。

尽管存在一些局限性，在 CBA 中，人类资本和支付意愿仍是常用的方法。近年来，结合 CBA 和 CEA 的优点，一些分析者保留非货币的效果，也包含货币衡量的效益，并视其为负费用，这是一种折衷的办法，但应用上更为方便、可行。

五、费用 – 效用分析

简单评价一种医疗措施挽救病人生命是不够的，还应注意进行生活质量的评价，其内容包括有无后遗症、恢复健康的程度、能否正常生活或工作等。由于每个病人所延长的生命年的生命质量不同，故产生了费用 – 效用分析（Cost – utility analysis，CUA），它以健康日和矫正质量的生命年为单位，使其结果与社会价值联系起来，可以用来比较两个性质完全不同的项目。CUA 是一种注重生存质量改善的完全经济评价方法，它与 CEA 有许多相同的地方，效果是由社会效益来衡量，有人把 CUA 看成是 CEA 的特例，或者是其发展的更高阶段。

1. 费用效应分析与费用 – 效果分析的不同点

（1）CUA 的结果的衡量单位是矫正质量的生命年（Quality adjusted lifety year，QALYs）或健康日（Health days），通常表达为：成本/QALY 或费用/健康日（d）；

（2）CUA 只能评价最后结果，中间结果则不适用，它不能转化为 QALYs；

（3）CUA 同时考虑生存时间与生存质量的变化。

但目前，CUA 在具体实施时尚有不少方法学上的问题有待于解决。

2. 应用 CUA 的情况

（1）当生存质量是惟一的重要结果时，例如两个方案的死亡率无差别，而主要考虑患者的躯体功能、社会功能和心理状态时；

（2）生存质量是主要结果之一时，如在肿瘤治疗过程中，手术、放疗和化疗常有较大的不良反应，不但要计算患者的生存时间，还要考虑生存质量；

（3）当比较众多方案的许多不同的结果，需要一共同的衡量单位以便比较时；

（4）与另一应用 CUA 评价的方案进行比较。

3. 不宜或不必应用 CUA 的情况

（1）只能得到中间结果的时候；

（2）两个方案具有相同结果时，只需进行成本最小分析；

（3）当结果应用一简单的单位足够时；

（4）CUA 不会改变 CEA 的结果时。

进行 CUA 的关键是如何正确地测量生存质量，以便得出可靠的效用（Utility）值。从目前的知识水平，主要依靠下述三种方法来获得：①最简单的方法是利用判断来估计效用值或一组可能的数据，然后进行敏感性分析，常由分析者或数名临床医生来估计；②某些情况下，可利用文献中已有的效用值，当然，必须确定其研究对象和健康状态等与你的研究相适应，测量方法可靠；③就自己的研究来说，获得效用值最准确的方法是自己来测量。

总之，运用费用－效果或费用－效用的分析等临床经济分析方法的重点是解决成本与效果间的效率关系，效率是临床经济分析的核心。进行临床经济分析的目的，就是以一定的资源消耗，争取得到最理想的医疗卫生技术的经济效果，或者为取得同样的医疗卫生技术的经济效果，而把人力、物力和财力的消耗降低到最小的限度。上述分析就是运用经济学的观点和方法，对医疗卫生政策、措施和方案的经济效果的评价。

六、临床经济评价综述

临床医师需要不断总结自己的临床实践经验，这就需要具备临床流行病（临床科研设计、测量与评价）的知识，在临床实践中更需要借鉴别人的经验，这就需要我们阅读大量的文献才能掌握某一领域的最新、最可靠的知识，并正确地应用在自己的病人中，这便是循证医学。

循证医学（Evidence－Based Medicine）即认真、慎重地将在临床研究中得到的最新、最佳的证据用于处理各个个别的病人。提供的医疗服务是建立在目前所能获得的证据基础上。

临床研究中最佳最新资料主要包括用系统回顾（Systemic review）或荟萃分析（Meta analysis）方法获得经过评价和综合的资料。

实施 EBM 的步骤包括以下四部：①从病人存在的情况提出临床要解决的问题；②收集有关问题的资料；③评价资料的准确性和有用性；④在临床上应用这些有用的结果。

临床上要解决的问题很多，如何正确解释从病史、体检得到的资料？如何确定疾病的原因？如何根据疾病发生的可能性、严重性对临床病变可能原因进行排序？如何选择、决定诊断试验？如何估计病人可能产生的临床过程及并发症？如何选择对病人有好处而无害处的治疗手段，从效果和花费来看，是否值得应用？如何通过确定和改变危险因素降低疾病发生的机会，如何通过筛检早期诊断疾病等等。

如何保持知识更新，改进医疗技术，更好更有效地进行临床实践，即如何获得有效的临床证据是实施循证医学的关键。制定检索策略，进行全面、系统的检索和收集文献。证据的来源可以是研究原著、系统评价报告、实践指南、其他针对治疗指南的综合研究证据或专家意见。收集证据的途径包括期刊、电子光盘检索，参考文献目录，与同事、专家、药厂联系获得未发表的文献，如学术报告、会议论文、毕业论文等。直接可以应用的临床证据来源包括 ACP（American college physician）Journal club（1991～），系根据内科问题从世界上主要临床杂志中按照科学标准评价总结的摘要（光盘）；EBM 杂志（1995－）系 ACP 与 Bri Med J 合办，包括内、外、妇、儿、心理等；Cochrane 图书馆光盘 CDSR

（Cochrane Database of Systematic Reviews）；DARE（Database of Abstracts of Reviews of Effectivenes）等。通常证据说服力前瞻性研究大于回顾性研究；有对照研究大于无对照研究；随机化分组研究大于非随机化分组研究；大样本研究大于小样本研究；当前对照组研究大于历史对照组研究；双盲法研究大于非盲法研究。

　　临床研究不同于基础研究，有其特殊性一面，临床研究的论文由于临床医师掌握医疗技术的差别；观察对象的随心所欲（如退出观察和更换观察组等）；各种其他因素的影响等质量不一，在应用到自己的临床实践之前需要进行科学的评价。通常，临床研究的论文包括病因学研究、诊断试验评价、疗效评价和预后研究等。

　　在评价有关临床研究的文献时，通常需要评价：①文献结果的真实性；②结果是什么；③结果是否有助于处理我的病人三方面。

　　临床医生每天接触的是病人，较关注的是所提供给病人的诊断措施是否能获得正确的诊断，治疗手段是否能取得明显的疗效，相对而言较少注意在这一诊疗过程中的费用问题。而病人要求医生提供的就不仅是正确的诊断和有效的治疗，还包括很好的生命质量并且能承担这一医疗过程的费用。实际上病人、病人家属、医院、医疗保险机构、政府、以至整个社会都一直在关注医疗费用问题。

　　卫生资源是有限的，由于健康服务对象中老年人口所占比例增加，医疗技术向高科技发展，新药不断出现，高级仪器设备投入使用，以及病人对医疗保健的期望值不断提高，使各国卫生总费用不断上升，导致医疗保健的预算远远跟不上医疗费用上涨的速度，出现医疗卫生的经济需要与提供资源之间的矛盾。

　　临床经济评价是临床医生应用经济学的原理和方法评价临床诊断、预防和治疗技术与措施的经济学效果，找出影响合理利用有限资源的因素，指导临床医生在临床实践中作出决策。临床医生在选择一项医疗措施的时候，不仅要注意其临床结果，如有效率、治愈率、敏感性、特异性，更需要注意提高病人的生活质量以及所花费的医疗成本。

　　首先，成本通常包括三大类。直接成本为卫生服务成本，指将资源用于直接提供预防、诊断、治疗、服务等时所花费的成本。包括直接医疗成本和直接非医疗成本。前者指卫生服务过程中用于治疗、预防、保健的成本，包括住院费、药费、诊疗费、实验室检查费、X线检查费、手术费、家属病房费、康复费、假肢费等。后者常用于属于非医疗服务的病人因病就诊或住院所花费的个人成本，如病人的伙食、交通、住宿、家庭看护、由于疾病所要添置的衣服、病人住院后家属探望的往返路费、外地病人家属的住宿费用等。无形成本，是指由于疾病所致疼痛和死亡给家属带来的悲痛等疾病和医疗上非经济的结果。

　　一项完整的经济分析必须是对二种或者二种以上方案的临床疗效和成本同时进行比较，仅比较临床疗效，或者仅比较的成本都不是完整的经济评价。经济学评价方法包括最小成本－分析、成本－效果分析、成本－效用分析、成本－效益分析四种类型。

　　最小成本分析也可称为成本最小化分析或成本确定分析。测定不同医疗措施的成本如果这些措施的效果基本相同，成本低的措施经济效果好。

　　成本－效果分析是通过分析成本消耗后得到的效果来确定最有效地使用有效资源的一种方法，也是目前在医疗保健领域中最常用的一种经济评价方法。成本－效果分析的结果通常表示为每一效果单位所消耗的成本（成本效果比）或每获得一个增加的效果所消耗的增量成本（增量比）等。这就使两种不同的医疗措施，在进行比较选择时，有了相同的评价单位，从而为临床决策单位提供科学的依据。在成本－效果分析的研究中，通常采用的指标是成本效果比和增量成本效果比。成本效果比即每个生命年或每治愈一例病人、或每诊断出 1 例新病例或所花费的成本。成本效果比值越小，就越有效。通常单一的成本效果比值是没有意义的，主要用于两个或两个以上的项目比较，并且是比较有相同结果单位的两个项目。

成本效用分析是成本效果分析的一种特殊形式。成本效果分析只能用于比较同一疾病或相同条件所采用的不同措施或方案，分析所用的效果指标应相同，如均用延长生命年或治愈率为指标。这时还应考虑所采用的手段是否改善了生命质量，但在一些情况下，就应该采用既能衡量数量（生命年），又能衡量质量（生命质量）的方法，这就是成本效用分析。例如一种措施延长了生命，但没有损害或反而损害生命质量，另一种措施比前一种措施延长了生命时间，但降低了生命质量。这两种措施之间的比较就需要采用成本效用分析。成本效用分析的结果测定是以病残和病死为结果的综合指标，最常用的以生命质量调节年（QALY）来表示。

在比较不同项目的完全不同的医疗措施时，由于所得到的临床结果完全不同，必须有一个共同的单位来比较，除上述用 QALY 为单位外，将某一项目及医疗服务的所有成本和效果均用货币量为单位来表示，就是成本效益分析。不同的干预措施所得到的效益，如减少死亡及发病而节约的资源转化为货币量表示其经济效益。测定方法可采用人均收入或支付意念法。在临床经济评价中，较少使用成本效益分析，其主要作用可为领导部门分配资源作决策时提供经济学依据。

经济分析的文献评价也包括三方面内容，即经济分析的结果是否正确，结果是什么，结果是否适用于我的病人。

结果是否正确：这一问题强调经济分析是否真实地反映了其中某一项临床措施可能提供更好的成本效果。与其他类型的研究一样，卫生经济评价的真实性取决于使用的方法是否合法。首先，该分析是否提供了完整的经济评价。完整的经济分析是比较 2 种或 2 种以上治疗，诊断或其他医疗措施，并且同时从临床结果和成本两方面评价。其次，目的是否明确，经济评价是站在何人的立场上。经济分析可以从不同的角度进行，如病人，医院，医疗费用提供者（如保险公司）或者全社会。从不同的角度或立场进行的经济分析其成本和结果的评价常常是不同的。因此经济分析的目的是否明确，立场是否得到广泛认同，对评价结果的真实性起很大作用，也决定了你能否将这一经济评价结果应用于你的临床实践。第三，是否比较了所有相关的临床措施。第四，成本和临床效果是否都得到正确的测量和评价。在经济分析中，首先要建立正确的临床结果。临床结果的来源包括单一的随机对照临床试验，一系列临床试验的系统复述，临床试验的合成资料（Meta 分析）等。上述三种资料的来源都可以应用。重要的是要保证临床试验的结果与实际临床工作尽可能相似。第五，成本和效果资料是否进行增量分析。在两种措施进行比较时，由其新措施在增加了临床疗效的同时也增加了成本时，尽管单位效果的成本新措施比老措施少，但决定是否采用新措施还需要进行增量分析。第六，是否进行了敏感性分析，这是因为经济分析的结果常常受很多因素的影响。第七，是否估计了治疗人群的基线成本效果。

结果是什么：如果第一个问题的回答是肯定的，那么，经济分析产生一个无偏倚的临床结果和成本，这样的结果才值得进一步分析。这一问题考虑从采取的最有效措施中获得期望的好处和成本的大小，以及在结果中不确定部分的水平。在临床经济分析中，我们所关注的并不是某种药物的费用或者疗效，通常关注一项措施的实施与另一项措施成本效果的比较。我们也不仅仅关注一项措施比另一项措施更有成本效果这一结果，我们更关注一项措施在多大程度上优于另一项措施。首先，每种措施的增量成本和效果是多少。其次，在不同亚组人群中增量成本和效果是多少。第三，不确定因素对结果的影响有多大。

结果是否能用于临床实践：在得到了两种措施的经济分析结果以及经济分析的精确性评价之后，我们需要回答的是，我们的病人是否适用这一结果，我们给病人选择何种治疗更合理。有两点可以帮助你作出选择：一是成本效果分析的增量比，二是你的病人在多大程度上与经济分析中的病例人群相似。

临床经济分析能帮助临床医生在临床诊疗过程中作出更合理的选择。应用循证医学的方法首先确定我们需要解决的问题，然后进行文献检索，而更重要的是评价这些医学文献，从结果是否真实可信，到列出具体结果，再确定是否适用于自己的病人。值得提出的是，国内在这一领域的研究开展很少，而且药物及医疗收费的标准变化很大，而国外文献报告的资料与国内存在很大差别。同时国外资料的病例人群与国内也存在很大差别，国内外人们对生命价值的取向不同等等，我们需要更加谨慎地应用临床经济分析的研究结果。

第十二章　循证医学的应用

第一节　循证医学在诊断中的应用

临床医师每天接触大量的病人，在为病人诊治中需要解决的一个重要问题是病人是否有病、患的是什么病，在肯定和排除诊断中，就需要合理地选用诊断试验；另外在筛检无症状的病人、随访疾病、判断疾病的严重性、估计预后和对治疗的反应都需要根据诊断试验的精确性、准确性、病人的可接受性、安全性和花费等方面对其进行选择，还要合理地解释试验的结果。这些都是临床实践中最易碰到的问题，在实施有关诊断试验的循证医学（evidence based medicine，EBM）时可参照下述步骤。

一、提出临床上需要解决的问题，寻找最恰当的相关资料

首先将临床实践中有关的诊断试验问题以一个可以回答的方式加以提问。例：一位十二指肠溃疡病人，胃镜检查已证实溃疡并发现幽门螺杆菌阳性，在给予一周三联的抗菌治疗后，病人又来求诊，并问医生幽门螺杆菌是否已经根除。考虑到病人并不一定需要再做胃镜了解根除情况，一位医生提出了做呼吸试验，另一位医师了解到在粪便中检查幽门螺杆菌抗原更方便而且价格便宜。根据这个临床问题，可以提出这样的问题"用呼吸试验和粪便幽门螺杆菌抗原的检测来诊断幽门螺杆菌感染哪一个更有效？它们的敏感度和特异度各是多少？"

二、用恰当的主题词进行计算机资料的检索

大多数教科书都是 3~4 年出版一次，从教科书上常常不能发现最新的资料。对于上述例子，在教科书上虽然已提到 ^{13}C 呼吸试验可用于检查幽门螺杆菌感染，但尚未提到检查粪便中幽门螺杆菌抗原的试验。因此可以到 Internet 上去查找，输入的关键词为"H.pylori 感染"和"诊断试验"和"人类"。在诊断试验一项中可进一步输入"^{13}C 呼吸试验"或"粪便检测幽门螺杆菌抗原"来进一步限制找到的文章数。

三、评价文章的科学性

当收集到了相关的文章及资料后必须按照下述标准对文章进行评价。符合这些条件的文章才可被认为在设计上合理，具有科学性，其结果才是可信的。

1. 该试验是否与金标准试验进行"盲法"比较？

判断诊断试验真实性的最好方法，是将所考核的诊断试验结果与"真实"情况进行比较。真实情况是由当前为临床医学界公认的诊断疾病最可靠的标准诊断方法来确定的，又称为"金标准"。常用的金标准有病理学诊断（组织活检或尸体解剖）、外科手术发现、特殊的影像诊断（如冠状动脉造影诊断冠心病）。长期随访获得的肯定诊断也可作为参照标准。因此，当找到相关文章后，首先要检查文章的作者是否对每一位被研究对象在进行所考核的诊断试验时，都采用了合适的金标准。上述例子中金标准应该是胃镜时取的胃黏膜活组织进行病理切片及幽门螺杆菌培养的结果。

2. 是否每个被检者都经过金标准试验检查？

研究者常常将被考核试验结果阳性者，都送去做金标准试验，而阴性者只抽一部分人去做金标准试验，再根据这样的结果计算试验的敏感度和特异度，结果夸大了试验的敏感度，使其正确性受到影响，这样的文章其科学性就会受到很大的影响。

3. 所研究病人的样本是否包括临床实践中将使用该诊断试验的各种病人

即被考核的诊断试验中所检查的疾病谱是否与目前待测该试验的对象疾病谱相同。病人的样本应包括病变轻的、重的、治疗过的和未治疗过的。众所周知，终末期病人检查时，试验结果常有明显的异常，因此被考核（或新的）诊断试验很容易将晚期病人与正常人区分开来。但是诊断试验实际上最有价值的是区分有病变的早期病人和易与该病混淆（症状、体征相同）的其他病。因此，对照组往往包括正常人及临床表现与该病相同需要与该病作鉴别诊断的其他病人。如不按照此标准报道的新的诊断试验，往往会夸大其敏感度和特异度，在开始时被寄予较大希望，经过多年临床实践后被冷落。

4. 诊断试验的精确性

诊断试验的精确性（precision）又称可重复性（reproducible）。是指诊断试验在完全相同条件下，进行重复操作获得相同结果的稳定程度。为了增加诊断试验的可重复性，作者应详细介绍诊断试验的具体实施操作方法，使达到相同的实验。

四、估计临床应用的指标

1. 估计疾病的验前概率

验前概率是指病人在作该项试验或检查前，患这种病的概率，即患病率。不同患者不同情况下的验前概率是不相同的，医生对验前概率的估计是根据病人的病史、体格检查和他们的临床实践中遇到此类病人的概率来确定的。

2. 说明和应用关于敏感度和特异度的资料

　　寻找、应用诊断试验中有关敏感度和特异度的资料在循证医学实施中是十分重要的一步。敏感度和特异度是用来说明诊断试验准确度的两个基本特性。临床医师常常在临床上应用敏感度和特异度，有些医师用一个敏感度很高的试验去肯定疾病，而用特异度高的试验去排除疾病，这种用法是不正确的。敏感度高的试验不能用作肯定或划入（rule in）疾病的诊断，因为敏感度高时虽然有病的病人大多数为阴性，而没有病的人也有许多人试验结果阳性（假阳性率也高）。特异性高的试验常用于肯定某病的存在。特异度高的试验在没有病的人群中几乎是阴性的，因此高特异度试验在试验结果阳性肯定疾病诊断时最有意义。

　　Sackett 教授制定的高敏感度阴性结果排除疾病和高特异度阳性试验可诊断疾病有利于临床医师做床边决策。

　　4. 应用似然比

　　似然比（likelihood ratio，LR）表达了在患某种病的病人中进行某项诊断试验所得到的数值的范围。似然比的含义是试验的结果使验前概率提高或降低的多少，似然比为 1，表示验前与验后概率相同，没有必要做此试验。似然比 > 1 表示在做试验后，患该病的可能性增大。似然比越大，患病可能性越大。

五、将临床研究结果用于自己的病人

　　在我们找到一篇有科学性关于诊断试验的系统综述或报告后，又经过上述标准评估认为其有足够的正确性可供使用。下一个问题就是我们如何将它与我们碰到的病人的验前概率结合起来考虑应用于我们自己的病人。具体应从以下三个方面去实施。

　　1. 试验结果是否适用于并可提供给我的病人

　　首先要确定在本单位是否已开展或能开展该项检查，"可供使用"这是在将试验用于自己病人时首先要解决的一个问题。因此，在将文献上的试验用于自己病人前，应该先考虑到本单位是否具备开展该项试验的条件，包括仪器、设备、试剂、人员的配备。还要考虑将该试验搬过来用于自己病人的测定时，是否会产生相同的结果即准确性和精确性的程度。

　　在考虑寻找到的系统综述或文献报道的研究结果是否适用于我的病人时，要考虑到所报道的病例组病人的地理位置、文化背景、个人人口统计学上特点是否与我所在单位病人的情况相同。两者的情况越接近和相配，在应用该文章结果时，就会得到与所报告文章相同的准确性。如果两者研究对象中病情的严重度不相同，或临床情况的分布不同，诊断试验的特性也会发生变化。当被检查对象都是重病人时，试验的敏感度会增加，似然比会远远大于 1（向 > 1 的方向偏离）；如果轻病人较多时，试验的敏感度降低，似然比会向 1 靠近。

　　我们可以根据个人临床经验、地区性和全国性流行病学统计资料合理估计自己病人的验前概率，也根据以前见到的具有相同临床症状和体征、相同临床问题的病人得到的临床经验，从最后确诊情况回顾性地估计其验前概率。

　　2. 验后概率的结果是否改变了对病人的处理

确定了验前概率，了解某项诊断试验的似然比，根据试验结果，可以计算出验后概率，然后决定是否需要做进一步的试验，是否需要立即进行治疗，还是基本上排除了该病的可能性，既不需要进一步检查，也不需要治疗。验后概率如在诊断阈值以下（也就是当诊断试验的结果为阴性，或者似然比接近 0.1）此时临床医师将否定该病诊断，并不再对这病人做进一步检查，当然也不需要对病人进行治疗。验后概率如大于治疗阈值，（也就是诊断试验结果为阳性或者似然比十分高）即验后概率十分高，据此可以肯定诊断，并不再对这患者做进一步试验，而开始对病人进行治疗。如果验后概率落在诊断阈值与治疗阈值之间，我们要考虑作进一步检查来决定排除或肯定诊断，则需要做联合试验。此时前一个试验的验后概率就是下一项试验的验前概率。通过一系列试验计算总的验后概率，我们就能做出肯定的或否定的诊断帮助决策。

只有当某一项诊断试验能使验前和验后概率发生较大变化，而且这种变化会对是否要继续进行另一项检查或对治疗计划的改变有影响时，才能认为这项诊断试验的确对病人是有帮助的。因此一项诊断试验的实用价值在很大程度上受到研究对象中 LR 很高或很低者所占比例的影响，具有这种 LR 值的诊断试验结果将使患者的验后概率移动幅度超过诊断阈值和治疗阈值。我们进行诊断试验的目的是为了决定对病人的治疗，因此不仅要了解该诊断试验的有效性，更重要的是评估通过该项试验的确诊或否定带来的对病人治疗方案决策的结果如何。如果做了该试验后，能增加已有的信息导致治疗措施的改变，从而最后给病人带来益处，这项试验就是有价值的。

综上所述，循证医学在诊断试验方面的实施包括① 为了肯定或排除某一诊断提出临床问题；② 文献检索；③ 评价该试验的科学性；④ 将试验用于临床实践。在应用后评估总结该项试验对诊断、治疗和健康结局的影响，以改进临床实践或在此基础上提出新的问题。有资料表明，目前循证医学在诊断试验范围内的应用仍不够广泛，较突出的例子是对于同一种临床表现在各个不同医院采用的诊断步骤和检查项目各不相同，差异很大，其中有许多是由于诊断试验应用不当或选用不合理，因此必须注意合理选用诊断试验。总之，我们在开出医嘱做某项试验前应考虑① 验前概率是多少？对病人诊断还有多大疑问？是否需要做这项检查？② 该项检查如果漏诊或误诊会对病人带来多大危害？③ 这项检查的似然比能否改变进一步临床决策。当然还应考虑到做该项检查的危险性、费用以及做该项检查的迫切性。循证医学通过实施上述步骤使医生对病人的处理更具科学性。

第二节　　循证医学案例分析

循证治疗决策就是根据病人的具体情况，临床医生将自己的临床治疗经验、专业知识与当前最佳的干预证据结合起来，将有效、安全、经济的治疗措施用于自己的病人。具体方法分为 4 个步骤，提出临床治疗问题；找出最恰当的相关的研究文献；评价治疗文献的真实性和临床及统计学意义；结合病人的具体情况，考虑病人的价值将研究结果用于自己的病人。下面就结合实例进行说明。

男性，73 岁，高血压 10 多年，近 1 年出现活动后胸闷气短，2 个月前开始出现阵发性夜间呼吸困难，并伴有心前区疼痛，入院后查体 BP150/70mmHg，双下肺湿性啰音。超声心动图示左室肥厚，射血分数 50%，ECG 示前壁心肌缺血，窦性心律伴频繁室性早搏，胸片示肺部淤血，肾功：血肌苷 180mmol/L。临床诊断：原发性高血压 2 级，非常高危；冠心病、慢性左心功能不全、心功 III 级；慢性肾功能不全，氮质血症期。入院后经过抗心衰治疗，夜间呼吸困难消失，患者仍有间断心绞痛发作。

主管医生面临的问题：目前使用的 ACEI 制剂，有无可能加重病人肾功损害，使肌苷和血清钾水平进一步升高？病人应该进行冠状动脉造影，造影剂会加重肾功损害吗？

1. 提出临床问题，转变成可以回答的格式

虽然提出病人的治疗问题对临床医生来说并不难，但这是循证的第一步，也是关键的一步，因此，提出一个恰当的问题十分重要。问题范围不要太宽，如果医生提出的"哪种降压药治疗高血压最好？"这种问题通过一般的教科书、专家综述性文献可以在一定程度上予以回答，但是非常笼统，并不能解决具体病人的问题，因为我们不知道这一病人的年龄、高血压程度、有无任何并发症或合并疾病、对药物有无特殊反应、经济承受能力如何等等。然而有时临床问题的范围也不要太窄，如"ACEIs 可以降低 70 岁女性患者合并心功能不全和肾脏损害的高血压的死亡率吗？"可能因为这类局限问题的研究非常少，难以获取资料，获得的往往是亚组分析结果，假阳性和假阴性出现的机率较大。因此，需要花时间来组织一个来自具体病人的明确问题，一个好的问题可以帮助临床医生缩短检索时间，快速找到恰当的答案，并且易于评价和应用。如上述病例的问题应该是"转换酶抑制剂能降低高血压心功能不全患者的死亡率吗？"，"ACEIs 对高血压肾功不全者具有肾脏保护作用吗？"一般理想的临床治疗性问题可以包括 4 个要素。

(1) 何种疾病或患病人群（高血压合并心功不全）；

(2) 干预措施（转换酶抑制剂）；

(3) 对比因素，一般是与安慰剂或其他治疗对照（此处是与安慰剂对照）；

(4) 与患者相关联的结果事件，如死亡率、并发症等（安全性、降压效果和死亡率）。

2. 寻找回答临床问题的最佳证据

首先弄清楚提出的临床问题是否就仅仅是治疗问题，或涉及到其他方面。如"他汀类降脂药可以预防上述血脂正常的冠心病病人发生急性心血管事件吗？"这可以是治疗性问题，从检索治疗证据入手；也可以是预后问题或成本–效益问题；"造影剂可加重肾功不全患者，血清肌苷水平升高吗？""如何预防造影剂对肾功不全患者的进一步损害？"等等，其检索的资源可以完全不同。

其次是要了解提供治疗证据的研究设计有哪些，所提供的证据等级有何不同。治疗性干预的研究设计有多种，其得到的证据强度亦不同。在人体干预试验中，设计方案的强度依次为大样本、多中心、双盲随机对照试验；小样本随机对照试验或交叉试验；半随机对照试验；前瞻性临床对照试验；历史性对照试验；观察性研究（分析性队列研究和描述性的病例分析）；专家委员会报告、观点或权威人士的临床经验，如评述或综述性文章。目前全世界又将同类 RCTs，经过严格筛选后再进行 Meta 分析，提供更强的治疗证据，由 Cochrane 图书馆制作的系统评价是当今最佳的治疗性证据。因此，证据的检索应该从最强的研究设计开始，如果未查到，再依次降级寻找。比如我们以"angiotensin – converting – enzyme inhibitors and heart failure"关键词，限定"clinical trial"进行检索，仅 MEDLINE，从

1975 – 2002 年，就可以得到 666 篇有关 ACEIs 治疗心衰的相关文献，限定于"Randomized clinical trial"，可得到 523 篇，如果限定于"Meta – analysis"仅有 5 篇相关文献，将花极少时间获取最佳信息。

接下来是确定检索资源。临床医生可以采用各种手段如图书馆检索、CD – ROM、更新快（每年更新一次）且能提供研究证据来源的教科书寻找证据。对中国医生来说，目前最简单和经济的方法是使用循证医学网上信息资源。提供治疗证据的资料库有 Cochrane 图书馆（www.cochranelibrary.com），它集中了全世界经过严格筛选出来的 RCTs 所进行的系统评价；Bandolier（www.jr2.ox.ac.uk/bandolier）为临床提供诊治证据，可免费获取全文；Evidence – Based Medicine（www.acponline.org/journals/ebm/）；Evidence – Based healthcare（www.harcourt – international.com/journals/ebhc）；ACP Journal Club（www.acponline.org/journals/acpjc/jcmenu.htm）从 100 余种生物医学刊物中，按循证医学文献要求选择论著，对其进行摘要，并对其文献的临床应用价值进行评论；SumSearch（http://sumsearch.uthscsa.edu）和 TRIP Database（www.tripdatabase.com）等均可提供大量的治疗信息，最后两种三级资料库可同时显示来自教科书（默克手册）、治疗指南、PubMed 和 Cochrane 图书馆的 Meta – 分析、PubMed 中原始研究的相关文献数量，并可直接与这些资料库进行链接，得到摘要或全文。

最后需要制定检索策略：第 1 步：对所提出的临床问题进行细致分析，将其分解为几个独立的词汇；第 2 步：参考要检索的数据库词典，选择与已分解的独立词汇最相适应的词汇进行转化；第 3 步：根据需要，采用 And、Or 或 Not，对词汇进行最佳组合后进行检索；第 4 步：根据需要进行检索限定，如出版年限、出版类型、语言、性别、年龄等。检索策略确定后开始检索，通过初次检索结果，可以了解检索策略的敏感性和特异性。特异性高的检索得到的参考文献较少，准确性高，但可能丢失部分有价值的信息。敏感性高的检索可得到大量的相关文献，但需要用大量时间去剔除部分不适用的文章。因此，应该根据检索目的适当调整敏感性与特异性。提高特异性可通过减少自由词和增加主题词及检索限定来实现。提高敏感性则可通过增加自由词和同义词或"＊"号截断来实现。

3. 评价证据的真实性、可靠性、适用性（作用大小和临床有用性）

将收集的有关文献，应用临床流行病学及 EBM 质量评价的标准，从证据的真实性、可靠性、临床价值及其适用性作出评价，并得出确切的结论以指导临床决策。现在许多研究者正在陆续收集同类研究的随机对照试验，进行 Meta 分析（或系统评价，SR），再最后得出结论，这样的研究证据更可靠。Cochrane 图书馆产出的 SR，对所纳入的 RCT 进行了严格的筛选，其结论最可靠，因此，如果能够在 Cochrane 图书馆找到相关的 SR，其文献评价过程可以简化许多。目前为节省临床医生查找证据的时间，临床实践指南 National Guideline Clearinghouse 集中了全世界不同国家所制定的治疗指南，直接将证据应用于指南中，并对证据进行了评价定级。根据证据强度，分为 A、B、C 和 D 四个等级。A 级为随机对照试验或系统评价；B 级为半随机对照试验或交叉设计、队列设计、前后对照的试验；C 级为病例 – 对照试验及横断面试验、非随机对照试验；D 级为描述性研究及专家评论。如果查到的相关指南，标有证据级别，可以省去文献评价。例如血管紧张素转换酶抑制剂对慢性心衰的治疗效果，从 CONSENSUS – 1，1987；SOLVD，1994；Clarke，1994；Mair，1996；ATLAS，1999 到 Flather，2000 等，已经有多个大型试验和大量的临床随机对照研究（达10 000多例患者）显示 ACEI 可以降低慢性心衰病人的死亡率。从 Garg，1995年以后的多篇 Meta 分析进一步证实了这一事实，而检索中已发现在循证指南中，已经采用了这些证据。检索 National Guideline Clearinghouse 可以得到 "Heart Failure Society of America guidelines for management of patients with heart failure caused by left ventricular systolic dysfunction: pharmacological approaches." 和 "ASHP therapeutic guidelines on angiotensin – converting – enzyme inhibitors in patients with left ventricular dysfunction." 等 3 篇指南，这更方便了临床医生使用。结合本病例，转换酶抑制剂对心衰的疗效是无可非议的，而且主管医生也知道 ACEIs 对无论合并糖尿病与否的高血压性肾损害具有一定的保护作用，但对已使用的 ACEIs，还是没有足够的信心，担心病人血清肌苷和血钾水平会进一步升高，促使肾功恶化。针对这一问题，从多个资料源到数篇相关文献。其中一篇是 Bakris 于 2000 年发表的 Meta 分析 "Angiotensin – converting enzyme inhibitor – associated elevations in serum creatinine: is this a cause for concern?" 纳入了 12 个随机对照试验，为双盲、多中心、安慰剂对照，随访肾功时间最短 2 年，平均 3 年，病人血清肌苷在 124 μmol/L 或以上（31.4 mg/dL），用 ACEIs 后危险度降低了 55% 至 75%，证实了转换酶抑制剂对肾功损害具有一定保护性，研究进一步提出，如果用 ACEIs 2 个月内，血清肌苷水平继续升高超过 30%，或血钾上升 35.6 mmol/L，需停用 ACEIs。在循证指南中也提到，ACEI 对没有禁忌证的心衰病人可以作为一线用药（A 级）。其禁忌证包括妊娠、双侧肾动脉狭窄、血管性神经水肿和其他的过敏反应及低血压、严重肾功能不全等的耐受不良表现。推荐剂量为卡托普利 50mg tid。对血肌苷高于 3.0 mg/dL（264mmol/L）或肌苷清除率低于 30 ml/min 的患者，剂量应减半，同时进行密切监测（A 级）。在老年病人中，ACEI 应当谨慎使用，并且进行仔细、长期的监测（B 级）。

有关造影剂问题，用关键词 "prevention and renal insufficiency and contrast" 从 Tripdatabase 中，检索到数十篇临床试验，研究均提示，对以前有严重肾功能损害的病人，冠脉造影后发生肾衰的可能性有所增加，肾功损害越重者，危险性越大。但有许多方法可以预防肾功能加重。如对有发生肾衰可能的病人，使用非离子型造影剂或在造影前补液、用甘露醇或速尿有一定的好处。一项研究发现 0.45% 的盐水预防造影后肾功恶化效果最好。因此该患者如果进行冠状动脉造影，可采用一定的预防措施防止肾功能进一步损害，目前的血肌苷水平将不是影响该项检查的主要原因。有无法纠正的心功能不全的病人冠脉造影后发生严重并发症的机会也会增加，故应在冠脉造影之前控制心衰。控制造影剂的量以及使用非离子型的造影剂，都将减少造影剂对左心功能不全病人血流动力学的负性影响（B 级证据）。

4. 整合临床专业知识与病人的期望

用最佳证据指导临床决策并结合专业知识，同时考虑病人的意愿。当收集到证据，通过评价证据是真实可靠，并具有临床意义时，就须考虑该证据是否适用于自己面对的具体病人，比较病人是否与研究证据中纳入的病人特征相似（考虑诊断标准、纳入和排除标准、临床特征等)？研究中的干预措施在当地可行性如何？是否受到条件限制（技术、经费、观念)？如果不治疗病人会有什么后果，治疗又会带来什么副作用？治疗后是否利大于害？病人和家属的态度如何？等等，将这些信息整合后再制定出临床决策。

通过上述证据的检索，主管医生对病人的下一步治疗心中有数，继续使用依那普利，前 2 个月密切监测血肌苷和血钾，同时建议病人进行冠状动脉造影，向病人及家属讲明原因、危险和可以预防的措施，最后因为病人及家属担心手术中的危险而放弃了这一检查。但是病人十分感激医生带给他的所有这些信息，通过这一循证过程，主管医生自己也在临床知识上有所提高。

附录Ⅰ 循证医学信息资源

循证医学资源中心——Cochrane Library

一、概述

Cochrane Library 是电子出版物，每年 4 期。旨在为临床实践和医疗决策提供可靠的科学依据和最新信息。可免费获取部分系统综述摘要。Cochrane Library 主要资源如下：

1. The Cochrane Database of Systematic Reviews（CDSR）该库收录由 Cochrane 协作网系统综述专业组在统一工作手册指导下完成的系统综述，包括系统综述全文（Completed Review）和研究方案（Protocols）。Cochrane 现有系统综述专业组 50 余个，几乎涵盖临床医学各专业。

2. Database of Abstracts of Reviews of Effectiveness（DARE）由英国 York 大学国家卫生服务系统（NHS）评价与传播中心建立的疗效综述文摘数据库。它提供结构式摘要，即对以往发表的高质量系统综述作概括性摘要，并提供系统综述参考文献的索引。

3. The Cochrane Controlled Trials Register（CENTRAL/CCTR）该库向系统综述者提供医疗卫生领域干预效果研究的随机对照试验（RCT）和对照临床试验（CCT）的信息。

4. About the Cochrane Collaboration 有关 Cochrane 协作网系统综述专业组和各中心的简介。

5. Health Technology Assessment Database 该库提供卫生技术评价信息。

6. NHS Economic Evaluation Database 国家卫生服务系统（NHS）经济评价数据库。

二、检索方法

该库提供 4 种检索途径：分类检索、简单检索、高级检索和主题词检索。通过主页栏目可进行分类检索，点击主页左栏"Search"按钮则进入其他检索途径。

1. 分类检索

在 Cochrane Library 主页中，点击欲获取的资源类型，逐层点击直至检出所需信息。

2. 简单检索（Simple Search）

点击"Simple Search"按钮，在检索框内输入检索词，检索词间默认逻辑关系为 AND。词组加双引号，系统将其作为特定短语检索。系统支持 AND、OR、NOT 逻辑运算。

3. 高级检索（Advanced Search）

提供更友好的检索界面，可编制较精确的检索式。在检索框内逐一输入检索词进行检索，然后选择屏幕右侧 AND、OR、NOT 运算符进行逻辑组配，并可对检出结果作进一步限定：

（1）Restrict search to（字段限定）：Title（标题）、Author（著者）、Abstract（文摘）、Key – words（关键词）和 Source（来源）。

（2）Restrict date range to（时间限定）：Publication date（出版时间）、Date last updated（最近更新时间）、New this issue（本期更新记录）。高级检索还通过 Display Word List 显示与检索者输入检索词有关的其他词，起到选词推荐作用。

4. 主题词检索（MeSH Thesaurus Searching）

点击"MeSH"按钮，使用美国国立医学图书馆编制的医学主题词表的主题词进行检索，其检索方式与 Medline 光盘相似，不再赘述。

循证医学期刊

1. Bandolier

Bandolier 是英国 Oxford HS R&D Directorate 于 1994 年创办的期刊，网络版始于 1995 年，为月刊，可免费获取全文。Bandolier 使用循证医学技术，对原始实验论文的综述进行系统综述，为医学专业人员或患者提供有关疾病，特别是治疗方面的科学依据。资源来源于 York 疗效分析公报，以及近年来 PubMed 或 Cochrane Library 收录的系统综述、Meta 分析、随机对照试验、高质量的病例对照、队列研究等。

Bandolier 提供两种检索方式：

●Specialist Subsites：浏览学科专题目录，逐层点击，直至所需文献。

●Search Entire Site：输入检索词，可检索到 Bandolier 的所有文献，并以星级表示检出文献的相关度。

2. ACP Journal Club

ACP Journal Club 由 American College of Physicians 和 American Society of Internal Medicine 于 1991 年创办。它从 100 余种生物医学期刊中，按循证医学文献要求选择论著，对其进行摘要，并对该文献临床应用价值进行评论。双月刊，可免费获取全文。该网站包括 3 种网络版循证医学期刊：

●ACP Journal Club（1991 年至今）

●Evidence – Based Medicine（1995 年 11/12 月至今）

●Annals of Internal Medicine（1994 年至今）

3. Journal Club on the Web

Journal Club on the Web 由 Michael Jacobson 于 1995 年 11 月创办，是一种交互式医学"期刊俱乐部"，定期对最新医学文献进行概述和评论，并附有读者的评论，每周访问数达3000人次。文献主要来源于 4 种刊物：New England Journal of Medicine、Annals of Internal Medicine、JAMA 和 Lancet。该期刊俱乐部提供 3 种检索方式：

Articles：文献标题按时间顺序由近至远排列，点击标题可浏览相关内容。

Search：输入检索词检索所需文献（可进行布尔逻辑组配）。

Subjects：浏览学科专题目录，逐层点击至所需内容。

循证医学网络资源

一、CMA CPG Infobase

CMA CPG Infobase：Canadian Clinical Practice Guidelines Online 加拿大临床实践指南数据库于 1995 年由加拿大国家、州或地区医学卫生组织，专业协会，政府机构和专家小组共同主办并认可。它提供多种检索途径：

Keyword Search：输入关键词或短语进行检索 ；也可选择 Basic Search 或 Advanced Search 方式检索：

● By developers：从创建 guideline 的机构名着手进行检索。

● Recent additions：最近新增加的 guideline.

● Current health topic：从最新卫生专题着手检索。

● In the news：新闻。

● For developers：机构的信息。

● Other CPG databases：其他国家则临床实践指南数据库。

● FAQs：常见问题解答。

二、National Guideline Clearing house（NGC）

NGC 是由 Agency for Healthcare Research & Quality、American Medical Association 和 American Association of Health Plans 主办的循证医学临床实践指南数据库。它提供两种检索途径，并可对收集的 guidelines 进行比较。

1. Search NGC

可进行 Basic Search 或 Detailed Search 方式检索，其检索规则与 PubMed 相似，支持布尔逻辑组配 AND、OR、NOT，短语加 "" 号，截词符用 " * " 号。

2．Browse NGC

分为 3 个栏目，可通过浏览目录，层层点击直至所需指南。

（1）Disease/condition：Disease 列有 784 个指南，按临床学科分成 22 个专题，几乎涵盖临床医学所有学科。Mental Disorders 列有 88 个指南。

（2）Treatment/Intervention（治疗与干预）：Chemicals&Drugs 列有 230 个指南。Analytical，Diagnostic，Therapeutic，Techniques and Devices 列有 510 个指南。Behavioral Disciplines and Activities 列有 72 个指南。

（3）Organization：创建 Guideline 的机构。

3．Compare guidelines

选择欲比较的指南：选中欲比较的指南前的方框。

●Add to Guideline Collection：将选中的指南加入至指南集合中。

●Compare Selected Guidelines：对选中的指南进行比较。

●View Guidelines Collection：浏览当前指南集合。

●Edit Guidelines Collection：对已选中的指南进行修改，产生新的指南集合。

●Remove Selected Guidelines from Collection：选中欲去除指南前的方框，去除选中指南。

●Remove All Guidelines in Collection：去除指南集合中所有指南。

三、Pediatric Evidence – Based Medicine

Pediatric EBM 由 University of Washington 于 1998 年创建。它提供有关儿科方面的循证医学资源，有两种检索途径：

●Critically Appraised Topic：浏览专题，层层点击至所需内容。

●Search For A CAT：检索引擎，可直接检索。

此外，Pediatric EBM 还通过 Related Links 链接至其他 EBM 和相关资源。

四、Medical Matrix

Medical Matrix 由 American Medical Informatics Association 主办，并由它评价、精选网站。Medical Matrix 收录以美国为主的临床医学网站 3800 余个，共分为八大类：Specialties；Disease；Clinical Practice；Literature；Education；Healthcare and Professionals；Medical Computing，Internet and Technology；Marketplace。再按资源类型细分成上百个小类。检索前需免费注册，可浏览目录查询，也可输入检索词查询。若在检索框内输入"Evidence Based Medicine"，即可获得经美国医学信息协会评选的循证医学网站。

附录Ⅱ　循证医学名词术语中英文对照

以首字的汉语拼音为序

A

安全性　Safety

B

半随机对照试验　quasi－randomized control trial，qRCT

背景问题　background questions

比值比　odds ratio，OR

标准化均数差　standardized mean difference，SMD

病例报告　case report

病例分析　case analysis

病人预期事件发生率　patient's expected event rate，PEER

补充替代医学　complementary and alternative medicine，CAM

不良事件　adverse event

不确定性　uncertainty

C

Cochrane 图书馆　Cochrane Library，CL

Cochrane 系统评价　Cochrane systematic review，CSR

Cochrane 协作网　Cochrane Collaboration，CC

COX 比例风险模型　Cox' proportional hazard model

参考试验偏倚　References test bias

肠激惹综合征　irritable bowel syndrome，IRB

测量变异　measurement variation

成本－效果　cost－effectiveness

成本－效果分析　cost－effectiveness analysis

成本－效益分析　cost－benefit analysis

成本 – 效用分析 cost – utility analysis
成本最小化分析（最小成本分析）cost – minimization analysis
重复发表偏倚 Multiple publication bias
传统医学 Traditional Medicine, TM

D
D – L 法 DerSimonian & Laird method
发生 1 例不良反应所需治疗的病例数
the number needed to harm one more patients from the therapy, NNH
对抗疗法 allopathic medicine, AM
对照组中某事件的发生率 control event rate, CER

E
二次研究 secondary studies
二次研究证据 secondary research evidence

F
发表偏倚 publication bias
防止 1 例不良事件发生或得到 1 例有利结果需要治疗的病例数
number needed to treat, NNT
非随机同期对照试验 non – randomized concurrent control trial
分层随机化 stratified randomization
分类变量 categorical variable
风险（危险度）risk

G
干扰 co – intervention
工作偏倚 Workup bias
固定效应模型 fixed effect model
国际临床流行病学网 International Clinical Epidemiology Network, INCLEN

H
灰色文献 grey literature
后效评价 reevaluation
获益 benefit

J
机会结 chance node
疾病谱偏倚 Spectrum bias

技术特性　Technical properties

加权均数差　weighted mean difference，WMD

假阳性率（误诊率）false positive rate

假阴性率（漏诊率）false negative rate

简单随机化　simple randomization

检索策略　search strategy

交叉对照研究（交叉设计）crossover design

经济学分析　economic analysis

经济学特性　Economic attributes or impacts

经验医学　empirical medicine

精确性　precision

决策结　decision node

决策树分析　decision tree analysis

绝对获益增加率　absolute benefit increase，ABI

绝对危险度降低率　absolute risk reduction，ARR

绝对危险度增加率　absolute risk increase，ARI

K

可重复性　repeatability，reproducibility

可靠性（信度）reliability

可信区间　confidence interval，CI

可信限　confidence limit，CL

L

Logistic 回归模型　Logistic regression model

历史性对照研究　historical control trial

利弊比　likelihood of being helped vs harmed，LHH

连续性变量　continuous variable

临床对照试验　controlled clinical trial，CCT

临床结局　clinical outcome

临床经济学　clinical economics

临床决策分析　clinical decision analysis

临床流行病学　clinical epidemiology，CE

临床实践指南　clinical practice guidelines，CPG

临床试验　clinical trial

临床研究证据　clinical research evidence

临床证据　clinical evidence

临床证据手册　handbook of clinical evidence

零点　Zero time

灵活性　flexibility
临界点　Cut off points
漏斗图　funnel plots
率差（或危险差）rate difference, risk difference, RD

M

Meta - 分析　Meta - analysis
敏感度　sensitivity
敏感性分析　sensitivity analysis
默克手册　Merck manual

N

脑卒中病房　Stroke Unit
内在真实性　internal validity

P

偏倚　bias

Q

起始队列　inception cohort
前 - 后对照研究　before - after study
前景问题　foreground questions
区组随机化　block randomization

S

散点图　scatter plots
森林图　forest plots
伤残调整寿命年　disability adjusted life year, DALY
生存曲线　survival curves
生存时间　survival time
生存质量（生活质量）quality of life
世界卫生组织　World Health Organization, WHO
失安全数　fail - Safe Number
试验组某事件发生率　experimental event rate, EER
似然比　likelihood Ratio, LR
适用性　applicability
受试者工作特征曲线（ROC 曲线）receiver operator characteristic curve
随机对照临床试验　randomized clinical trials, RCT
随机对照试验　randomized control trial, RCT

随机化隐藏　randomization concealment

随机效应模型　random effect model

T

特异度　specificity

同行评价　colleague evaluation

统计效能（把握度）power

同质性检验　tests for homogeneity

W

外在真实性　external validity

完成治疗分析　per protocol, PP

腕管综合征　carpal tunnel syndrome, CTS

卫生技术　health technology

卫生技术评估　health technology assessment, HTA

X

系统评价　systematic review, SR

相对获益增加率　relative benefit increase, RBI

相对危险度　relative risk, RR

相对危险度降低率　relative risk reduction, RRR

相对危险度增加率　relative risk increase, RRI

效果　effectiveness

效力　efficacy

效应尺度　effect magnitude

效应量　effect size

序贯试验　sequential trial

选择性偏倚　selection bias

循证儿科学　evidence – based pediatrics

循证妇产科学　evidence – based gynecology & obstetrics

循证购买　evidence – based purchasing

循证护理　evidence – based nursing

循证决策　evidence – based decision – making

循证内科学　evidence – based internal medicine

循证筛选　evidence – based selection

循证外科学　evidence – based surgery

循证卫生保健　evidence – based health care

循证诊断　evidence – based diagnosis

循证医学　evidence – based medicine, EBM

Y

亚组分析　subgroup analysis

严格评价　critical appraisal

验后比　post – test odds

验后概率　post – test probability

验前比　pre – test odds

验前概率　pre – test probability

阳性预测值　positive predictive value

原始研究　primary studies

异质性检验　tests for heterogeneity

意向治疗分析　intention – to – treat，ITT

阴性预测值　negative predictive value

引用偏倚　citation bias

尤登指数　Youden's index

语言偏倚　language bias

预后　prognosis

预后因素　prognostic factor

预后指数　prognostic index

原始研究证据　primary research evidence

原始研究证据来源　primary resources

Z

沾染　contamination

真实性（效度）validity

诊断参照标准　reference standard of diagnosis

诊断阈值　testing threshold

诊断 – 治疗阈值　test – treatment threshold

质量调整寿命年　quality adjusted life year，QALY

治疗阈值　Treatment threshold

准确度　accuracy

自我评价　self – evaluation

最佳证据　best evidence

附录Ⅲ　循证病案撰写模式

1. 提供病案：

(1) 病例真实

(2) 经过详细地询问病史和认真查体

(3) 病案要求简短，突出主要的病史信息和重要的阳性和阴性体征，主要的实验室检查结果。

(4) 除讨论循证诊断外，一般要给出详细临床诊断。

(5) 如果讨论在治疗中的临床问题，理应交待前期采取的什么治疗。

(6) 有些治疗证据可能涉及到肝、肾功能损害，因此在病史中，应交待病人的肝、肾功能如何。即在撰写中可以不断完善病史。

2. 提出临床需要解决的问题：可以一至多个，分别标以 1、2、3……、。问题要具体，每一个问题范围不要太广。

3. 将临床转换成可以回答的问题：便于确定关键词，利于检索。

4. 针对问题检索证据：

(1) 提供检索资源

(2) 关键词和检索策略

(3) 数据库的时间范围

(4) 检索结果（相关研究的数量）

5. 列出各证据结果：临床意义和统计学意义

6. 评价证据的真实性：针对不同的证据，按照国际临床流行病学的评价原则进行，可以列成表格。

7. 讨论证据对病人的实用性和不适用性的原因，病人和家属的意愿，是否接受该证据，要反映医生和病人或家属的交流。

8. 循证后的方案，与过去传统的方案有何不同，主管医生的收获是什么？

9. 后效评价，经过循证方案治疗后，疗效如何，有何不良反应？病人和家属对治疗有何评价。

总体要求：

1. 凡第一次出现缩写词或英文名，必须先有全拼和简释。

2. 可以对多例相同病例同时循证。病案形式可以多样。

3. 中英文摘要。

4. 没有高质量证据时，也包括检索低质量证据及其评价。